U0200950

生命的温度

临终关怀志愿服务"口述史"

吴庆红　马晔丹◎编著

中国社会出版社

国家一级出版社 · 全国百佳图书出版单位

图书在版编目（CIP）数据

生命的温度：临终关怀志愿服务"口述史"/吴庆红，马晔丹编著.—北京：中国社会出版社，2021.6

ISBN 978-7-5087-6575-4

Ⅰ.①生… Ⅱ.①吴… ②马… Ⅲ.①临终关怀—普及读物 Ⅳ.①R48-49

中国版本图书馆 CIP 数据核字（2021）第 124880 号

书　　名：	生命的温度：临终关怀志愿服务"口述史"	
	SHENGMING DE WENDU	
	LINZHONGGUANHUAI ZHIYUANFUWU KOUSHUSHI	
编　　著：	吴庆红　马晔丹	
出 版 人：	浦善新	
终 审 人：	李　浩	
责任编辑：	陈　琛	
出版发行：	中国社会出版社	邮政编码：100032
通联方式：	北京市西城区二龙路甲 33 号	
电　　话：	编辑部：（010）58124835	
	邮购部：（010）58124848	
	销售部：（010）58124845	
	传　真：（010）58124856	
网　　址：	shcbs.mca.gov.cn	
经　　销：	各地新华书店	
印刷装订：	天津中印联印务有限公司	
开　　本：	170mm×240mm　　1/16	
印　　张：	22.5	
字　　数：	400 千字	
版　　次：	2021 年 6 月第 1 版	
印　　次：	2021 年 6 月第 1 次印刷	
定　　价：	68.00 元	

中国社会出版社天猫旗舰店

中国社会出版社微信公众号

让生命在陪伴中"温暖"谢幕

死亡是痛苦的，但死亡又是每个人的必由之路。能否在死亡前少一些痛苦，多一些祥和与温暖，这是临终关怀可以达成的目标。

临终关怀的对象是临终者及其家属。对于临终者而言，临终关怀的意义在于最大限度地帮助他们减轻躯体和精神上的痛苦，提高生命质量，安详又不失尊严地走完生命的最后一程；对于临终者家属而言，最重要的是帮助他们树立健康的死亡观，消除他们对死亡的恐惧，让家属能够坦然面对死亡，为亲人的死亡做好心理准备，勇敢地正视生老病死的问题。在中国，临终关怀正被越来越多的人了解和认可。

生命是脆弱的。对于忍受着病痛折磨、处在生与死边缘的人来说，陪伴和慰藉是多么的重要；而有尊严和温暖地离去，又是多么的可贵。在我姐弟仨升学的关键时期，父亲因病离世，在我父亲最需要陪伴的时候，我们却没能一直陪伴在他的身边，成为我一生中最大的内疚和深深的遗憾。2013年9月、2014年3月，台湾地区中山医学大学教授、临终关怀专家、"快乐列车"协会创始人黄俊铭博士前后两度应邀来丽水学院讲座，让我深受感动，萌生了开展临终关怀志愿服务的想法。经过初期筹备，于2014年6月组建成立了"青春关怀"团队，开始带领丽水学院的大学生们开展临终关怀志愿服务，为临终病人及高龄老年人在生命的最后一站送去温暖，服务至今已达7年。在这7年间，一个信念始终支撑着我：用自己的专业所学，用自己的真心、真情，尽可能帮助更多的临终病人及高龄老人有尊严地离去，以此弥补我当年未能陪伴父亲走完人生最后一程的遗憾。

我们服务的病患来自各行各业，既有政府官员、国企高管、富商巨贾，也有穷困一生的孤寡老人和一事无成的无业人员。但无论何种身份与地位，面临死亡，几乎没人能做到面不改色，每个人都有自己的遗憾与心事，在生命的最后一站，他们最需要的就是心灵上的关怀和陪伴，而不是治疗。正如志愿者俞燮艳所说："陪老人聊聊天，倾听他们的故事；根据老人的爱好来开展服务，陪老人唱唱歌……在服务的过程中，我们也会为老人提供一些简单的生活照顾，比如倒水、修剪指甲等，让他们从心里感受到温暖。"

魏文静也是志愿团队的一名成员。她的爷爷在她六年级时去世了，在爷爷最痛苦的阶段她没能陪伴身边，心中难免遗憾，所以她希望自己的陪伴、鼓励、倾听可以让临终患者多一些笑容，少一分悲观。参加每周的临终关怀志愿服务，每次看到爷爷奶奶脸上的笑容，一点点的改变以及被需要的感觉，让她更加坚定当初的选择，她希望更多的志愿者参与这个活动，把这份温暖传递下去。

志愿者马晔丹从小由爷爷奶奶带大，对上了年纪的老人总有一种说不清道不明的情感，"希望通过我们的时时来访，牵着他们的手，带给他们一些慰藉，拭去一些伤痛，留下一些欢愉，陪他们一起慢慢变好……"

以上是我们团队成员临终关怀志愿服务的日常。

我们的团队还会在节日举办一些活动，比如重阳节文艺表演、敬茶，清明节给老人们送上清明果，给服务对象送去生日的祝福……

在刚开始接触服务对象时，我们的团队成员也难免会遇到服务对象的抵触和怀疑。他们会问："你们是做什么的？你们要收费吗？谢谢你们啊，我不会聊天，你们去换个人吧……"团队成员们就用温暖善意的微笑拉近彼此的距离，让他们渐渐地敞开心扉……

有时面对服务对象的离去，压力和恐惧也常带给我们的志愿者以挑战，但坚强和毅力使我们坚持了下来。时常有癌症晚期的病人满脸忧愁地问志愿者："我是不是快要走了？"我们就会在病床边，握住病人的手跟他们聊天。聊病人年轻时的快乐回忆，也聊让他骄傲的儿孙辈，还有他未完成的心愿等。最后承诺协助医生和家属尽力帮他们完成心愿，并嘱咐家属抽空多陪陪病人，让病人不再焦虑、孤独。

临终关怀志愿服务教会我们：当下生命的每一个今天都是此生中最年轻的一天，珍惜、感恩，活在当下。这是团队志愿者冯小丹在参加临终关怀服务后的感悟。

7年来，我带领团队在志愿服务中不断总结经验，形成了较为完善的服务体系，服务项目获浙江省志愿服务大赛金奖、全国青年志愿服务大赛铜奖、浙江省高校思想政治工作质量提升工程实践育人示范载体。指导团队在志愿服务中开展研究，完成《临终关怀志愿服务指导手册》《临终关怀志愿服务成果册》《大学生临终关怀志愿服务研究——基于丽水市的实践》等作品，相关作品荣获浙江省大学生"挑战杯"课外学术科技作品竞赛一等奖2项、全国三等奖1项。项目及相关作品还获得了台湾地区中山医学大学教授、"快乐列车"创始人黄俊铭博士，中国工程院院士、浙江大学外科学教授、时任博士生导师郑树生，浙江大学心理系教授、时任博士生导师许百华等专家的高度肯定和评价。

7年来，我们的团队成员用自己的身体力行感染着身边每一位临终病人和高龄老人，他们也从各种生命故事中获得成长，感悟生命的价值，引发了对"生命的意义"更多的思考。可以说，我们的服务已成为大学生生命教育的"最鲜活的样本"。我们的服务也减少了病人及其家属的生活和情感负担，协调了医患关系，提升了志愿者的服务理念，促进了社会和谐。

本书是我和我的团队近期推出的新作，创意和策划主要来自我多年临终关怀志愿服务的体悟，是我和团队成员在临终关怀志愿服务过程中的原创"口述史"。

本书开篇以图文并茂的形式简要呈现团队成员服务的日常，给读者"临终关怀志愿服务"初印象。

具体内容分三个篇章。

第一篇章生命之悟。本篇章记录临终关怀志愿者在各个阶段对临终关怀服务与生命的体悟。

第二篇章人生之道。本篇章是志愿者经过长期与临终关怀对象的交流，记录下的临终关怀对象的生平故事、生活现状和接受服务的感受。

第三篇章志愿之说。本篇章是通过对临终关怀患者的家属、医学生志愿者和医疗工作者的访谈来反映多群体对临终关怀的理解和认知。

作品最终由我统稿并修改完成。

作品还原临终关怀的现状，将引起读者对临终关怀和生命深层次的思考；从志愿者、关怀对象、当代大学生等角度阐述临终关怀的深刻意义及影响力；真实记录临终关怀对象的顽强意志，是在校大学生"生命教育"的有效载体；用情感伴护的方式为临终关怀对象提供精神上的"拐杖"支持，使之成为该群体在生命最后阶段提高生命幸福感不可或缺的力量。为了保护被关怀对象的个人隐私，作品对服务过程照片进行了技术处理，以手绘的形式真实呈现临终关怀场景，给读者更为温暖的阅读体验。本作品以多元化方式呈现，能够提高读者的阅读兴趣。

本书的出版，有望推进临终关怀事业的推广，吸引社会各界对于临终关怀的关注；同时有利于鼓励更多在校大学生加入临终关怀志愿服务群体，有利于拓宽临终关怀志愿者人群的来源，有利于辅助完善医院的人文关怀体系，有利于满足临终关怀患者"优逝"的情感需求，有利于推进临终关怀事业在我国的发展。

感谢丽水市第二人民医院、丽水市人民医院、丽水市中心医院、丽水市怡福家园、丽水市金晖养护院等医疗机构的领导、医生、护士给予的支持和帮助。感谢丽水学院师生参与到我所带领的临终关怀项目以及对此所作的贡献。

特别感谢志愿者肖夏、李慧玲为本作品绘图；感谢程倩、张婷、董佳佳、张柳婷、徐瑶莹、吴浩洁、邱荷艳子等参与本作品的整理。

吴庆红

2020年12月

Part 01 / 生命之悟

人生若只如初见，情之所起，一往情深，因为遇见，所以我们想要伴你同行

Part 02 / 人生之道

用我们的笔，传递你们的声音

Part 03　/　志愿之说

让世界充满爱

情之所系，望其安康

感悟生命，遇见自己

医怀众生，温暖同行

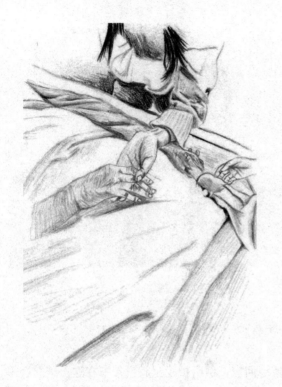

牟奶奶 ✒

我想用我19岁的阳光驱散你93岁的孤独。

93岁的她，听不清了，也看不清了，躺在床上。每次见面，她总是露出笑容第一时间握住我们的手，并不停地说："谢谢你们来看我啊，谢谢，谢谢！"

（图：肖夏）

乖爷爷 ✒

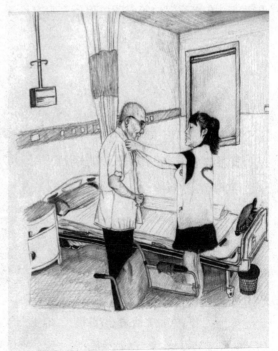

我会帮他整理衣衫，推着他静静地在走廊里散步。都说老人像孩子，他总是十分"乖巧"，好像用这种方式表达着对我的依赖与不舍，一切都是这样顺其自然。

（图：肖夏）

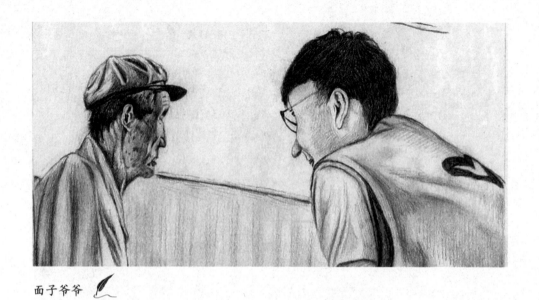

面子爷爷

"早啊，爷爷。""嗯，早。"

他对我的到来总是没有很大热情地回应，但听护工叔叔说爷爷在这一天总会早早起床，在走廊门口等着我，但他总不愿承认。虽然他常带着严肃的表情，但我知道其实爷爷只是比较"爱面子"。

（图：肖夏）

老师奶奶

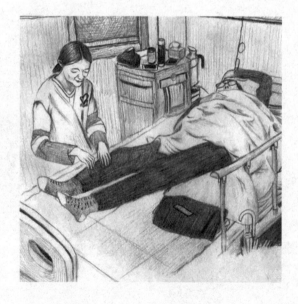

我很喜欢和奶奶聊天，常常一边帮奶奶放松身体，一边和她聊生平经历、生活趣事等等。奶奶还喜欢给我塞吃的。她一边吃力地拿着，一边笑着回应："还多着呢，吃不完哪。"

朴实无华的家常话道出了我们之间浓浓的温馨。 （图：肖夏）

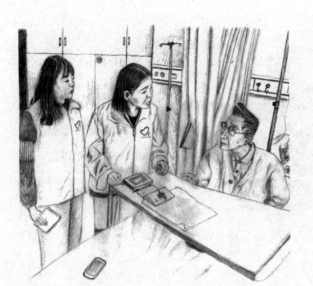

知识爷爷

爷爷学识渊博，对医学也有一定的涉猎。相对其他病患，面对自身的疾病，他显得从容许多。

他总是不自觉地讲解各种知识，而我们就静静地听着。他很坚强但也孤独，需要一个可以让他尽情倾诉的对象。

（图：肖夏）

军人爷爷

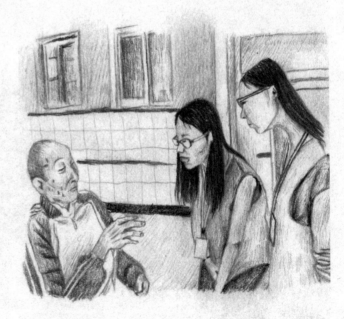

他说："我终于把你们给盼来了。"

还是那句熟悉的话语："你们不要忘了这里有位黄爷爷。"就像是暖流一般流过我的心房，就像是亲爷爷一般。

（图：肖夏）

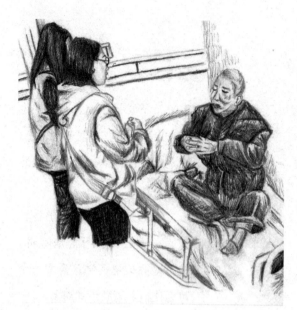

夏爷爷

夏爷爷之前担任过海事局局长，无论是学识还是人生经历都非常丰富。每次志愿者到来，他都会按捺不住坐起来，把他们叫到跟前，手舞足蹈地给他们讲述他的故事。　　（图：肖夏）

笑容奶奶

走廊中，一声呼唤，让我们不禁停下了脚步，她正带着浅浅的笑容注视着我们，招手示意我们过去。我们轻轻蹲在她身边，她笑着问道："你们是学校里的学生吗？来这里看爷爷奶奶们啊，真好。以后能不能也来看看我，陪我聊聊天啊？"　　（图：肖夏）

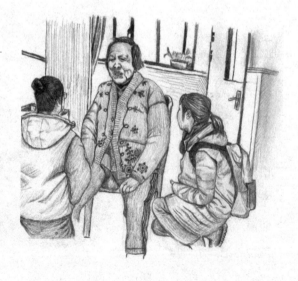

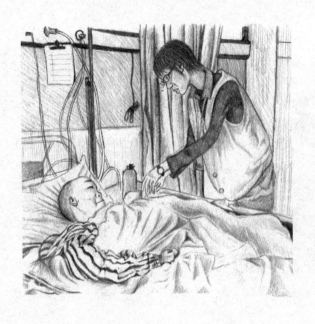

象棋爷爷

一进门，不同往日，爷爷还在睡着。听护工叔叔讲，最近爷爷病情有些反复，夜间睡眠不好，昨晚也是很晚才入睡，便不忍心唤醒他，抬手想将他的被子盖好。爷爷好像感觉到了，睁开眼看到是我，便笑了。那一刻，我们真的就像亲人一般。

（图：肖夏）

留奶奶

一转眼就到了午饭的时间，奶奶一边吃着护工阿姨打来的饭菜，一边跟我们说着多么想念家里的饭菜，医院的饭菜是多么清淡，像个孩子般吐槽着。

（图：肖夏）

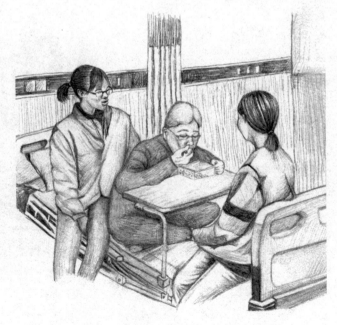

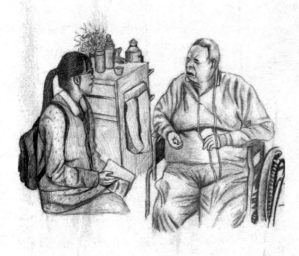

报纸爷爷

"报纸爷爷"很喜欢阅读，经常戴着眼镜，拿着放大镜费劲地看着。所以，我都会带着报纸或书籍朗读给爷爷听。他每次都认真享受地听着，还会时常提问。

（图：肖夏）

帽子叔叔

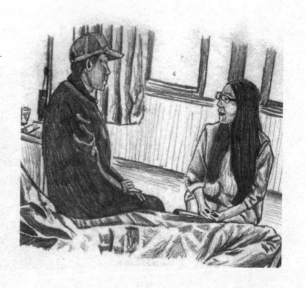

他总是戴着不同的帽子，穿着整齐，即使病痛中依旧有着生活的仪式感。

我们之间更像是朋友，我们会分享彼此生活中的事情。而有时他又像个父亲，会叮嘱我好好学习，注意休息。对我来说，我们不是亲人，胜似亲人。 （图：肖夏）

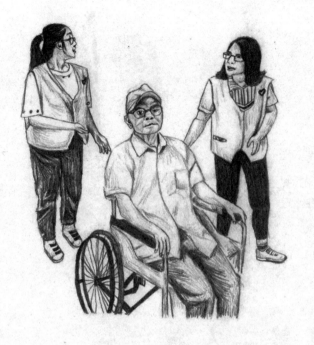

黄爷爷

　　他是一个退伍的老军医，参加过抗美援朝。他拿过枪，站过第一线，曾在零下40摄氏度的冰天雪地里生活了很长时间，成为少数幸存者中的一个。

　　他曾去过许多地方，虽然现在因为疾病双腿不便无法再出远门，但依旧对生活充满了热情。

　　他说："你不快乐的话，你怎么来的健康呢？"（图：肖夏）

无声爷爷

　　他的耳朵不好，听不太见声音。常常一个人静静地坐在窗边，安详中又透出几分落寞。

　　我不禁走到他的身边，拿出纸笔，在纸上写下我们交流的第一句话，"爷爷，我们聊聊天吧。" （图：肖夏）

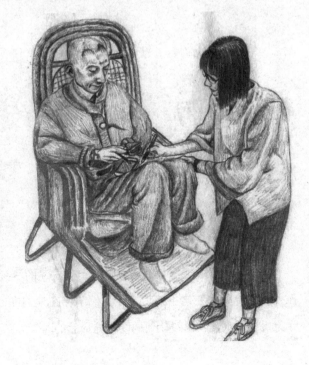

在这个阶段，开心是最简单但又最困难的事情。

虽然她因疾病在记忆等各方面都有减退障碍，但我来了，她会开心；我给她讲故事，她会笑；我每次离开时，她也会不舍。也许，这就是我参加活动的意义。

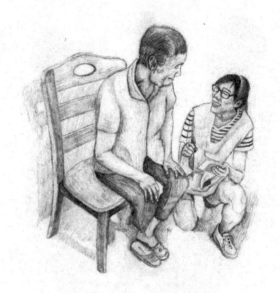

（图：肖夏）

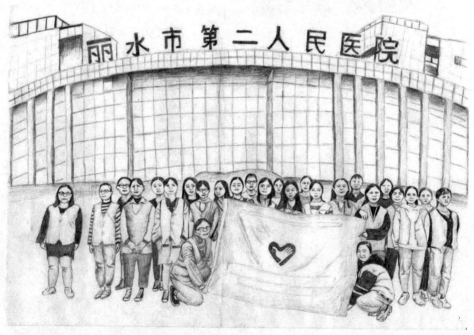

人的一生或长或短，最终总是要走到旅途的尽头。我们不愿看到他们带着恐惧、孤独与冰冷行进在这条路上，让我们陪伴在他们左右，他们不再是孤身一人。我们希望可以用欢笑、温暖让他们度过这最后的时光。

（图：肖夏）

01
PART
生命之悟

悟不透生命的渺小或伟大，只明悉陪伴也是一味药，一味祛除心理疾病的良药。人生若只如初见，情之所起，一往情深，因为遇见，所以我们想要伴你同行。

用热情与陪伴填补生命的空缺

我们活在世上，一生中，金钱、权力、荣誉等其实都不重要，这些如果没有生命作保障，便全等于零，因此生命是每个人所拥有的最宝贵的财富。如果说热情是生命中对他人积极、主动、友好的情感和态度的表达，那么陪伴则是生命中最长情的告白，它是有温度、有内容的爱，它们都是我们生命中不可或缺的、最好的爱。而我们志愿者所要做的便是用这世上最好的爱来填补生命的空白。

我们来到病房前，看到屋内住着两位和蔼可亲的老奶奶。在还没有真正了解这两位奶奶之前，认为她们和正常的老人没有什么差别，不过是生病住院罢了。两位奶奶在看到我们之后脸上露出了慈祥的笑容，在我告诉奶奶们我们是来看望她们的时候，她们脸上的笑容更加灿烂了。

奶奶们躺在病床上开始和我们唠起了嗑，慢慢地对我们讲起了那些独属于她们的故事，而我们安静地坐在病床旁倾听。我们了解到，一位奶奶年轻时是位老师，桃李满天下。可是天有不测风云，可怕的疾病让她早早地躺在了病床上。当我们问起她的儿女时，老人的神情一顿。她说，自己有两个女儿和两个儿子，但是已经十多年没有来探望过她了。因此，我们猜测这位老人已经住了十多年的院，这个猜测后来得到了证实。这位老人的晚年是不幸的，虽然她年轻时是播洒智慧的园丁，获得了一代代学生和来自社会的尊敬与爱戴，却没有得到自己孩子的陪伴。世界上最美好的事情，莫过于一个爱你懂你的人与你一起分享生命的感动。我们为老人点播了她喜欢的电视节目，老人眼里满含着幸福的泪水。

另一位奶奶似乎是长期瘫痪在床，没有刚刚那位奶奶看起来有精神。可怕的疾病使奶奶的头发都掉光了，我第一眼以为那是位老爷爷，差点把她叫成了爷爷，我因此而感到特别愧疚。老奶奶平平地躺在病床上，不动也不发声，异常安静，看得出来她非常虚弱。我突然为这位老奶奶感到难过：在疾病面前，人类总是无能为力！有时候，击败一个人的是其内心深处的孤独感。我们从护士口中了解到，这位老人年轻时也是老师，她也曾意气风发，可终究敌不过岁月的打磨。我想到，人生本就短暂，生命本就脆弱，年轻的我们也难免会有生病、老去的一天，不禁越发因生命的脆弱而悲伤了。病房里，气氛也变得忧伤起来。

我们为了活跃气氛，模仿脱口秀演员表演节目，插科打诨，病房里瞬间热闹起来。我们来探望老人们之前，特地学了几支广场舞，为了让爷爷奶奶们更加高兴，便跳起了舞蹈来。爷爷奶奶们越发开心，甚至开始给我们鼓掌打节拍。大家的脸上都绽放出美丽的笑容。

我们用热情和陪伴走进老人们的心灵世界，在不知不觉中，我们和他们熟悉起来了。也许是我们的热情打动了他们，又或许他们太缺少陪伴，因此对于我们的到来，他们感到格外喜悦。这些宝贵体验让我明白，有些时候老人更需要的是家人的陪伴，而并非儿女的成就有多大。而我们的热情带给老人们的点点快乐也让我们感到欣喜。

我突然有感而发，希望天下的儿女，不仅要多抽出一些时间去陪伴父母，常回家看看，还要帮妈妈洗洗碗，帮爸爸捶捶背，用自己的热情让父母感到儿女的爱！

志愿者：王晓晓

活着是生命的目的

"有时去治愈，常常去帮助，总是去安慰。"这是我作为一个医学生最初感悟到的，我也逐渐了解到生是偶然，死是必然。

每个人的一生都会经历生老病死，遭受疾病的折磨，所以人这一生，免不了要进一次医院。而医院如同一面明镜，照尽世间的人生百态与人情冷暖。

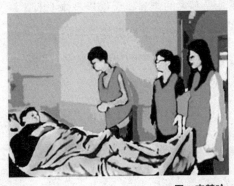

图：李慧玲

我走进病房，空气中充斥着一股难闻的消毒水味儿。在一张床上，躺着一位瘦骨嶙峋的老人，那是一位胃癌晚期患者。虽然饱受病痛的折磨，但他所表现出来的精神气却与正常人无异，甚至更好。我们叫他李伯伯。他是个农民，虽然文化水平不高，却表现出一般人所不曾有的豁达。我们了解到，他是正月里查出来得了癌症，在本该安享幸福的晚年突然横生疾病，这对老人来说非常不幸。刚开始他也感到绝望，但日子久了，他也逐渐豁达了。他对我们说："你看，人就是来这世上走一遭。我活了大半辈子了，酸甜苦辣都尝过，没什么遗憾了。开心也是一天，不开心也是一天，不如开开心心的。"由于是癌症晚期，不能做根治手术，只能做姑息性手术，病痛折磨着老伯，他瘦得皮包骨，苍白的脸上没有一丝血色。老伯跟我说，他年轻时身强力壮很少生病，家里的重活基本都能干，即使到了老年身体也算不错，每天日出而作、日落而息，根本没想到会得癌症，真是造化弄人。

在治疗期间，李老伯的老伴形影不离地陪着他。从他老伴的脸上，我看出了故作坚强。我知道，她肯定很爱李老伯，在他们的身上我看到的是"白首不相离"的忠贞，是共同克服困难的决心，是面对人间疾苦的乐观。虽然她很憔悴，但脸上露出的常常是灿烂的笑容。奶奶除了鼓励李老伯外，还会与他聊一些生活琐事，让他放宽心。"你要好好养病，家里不能没有你。一定会好起来的……"这几句话，饱含着她对老伴的殷切希望。但李老伯只是简短答了句："知道了。"言简意赅，是安慰，也是无奈。

高中时，我熟读余华的《活着》，感触颇深。"活着"，轻描淡写的两个字，却有着难以承载的厚重。你永远不知道噩耗哪天会来临，我们能做的就是珍惜当下，过好每一天。

志愿活动结束，我跟老伯夫妇告别时，老伯多次嘱咐我注意身体，别拿健康的生命来挥霍，健康是无价的。

对于临终病人而言，你远不知道他们要承受多大的苦痛，无论是身体上的还是精神上的。大型纪录片《人间世》里说道："任何生命都是高贵的，我们要思考的是怎样让他有尊严地离开这个世界。医学的干预，以及带来的风险和牺牲，只有满足病人生活的最大目标时，才更合理。"

对于饱受病痛折磨的人来说，活着就是他们的目的，但对于拥有健康身体的我们来说，如何活着才是我们生命的目的。

志愿者：邓琳

陪伴是最长情的告白

志愿者，一听就是一个充满希望与阳光的词汇，因为它带了互助和无私回报的精神来到这个世界。这样一个美好的身份，带着善意与阳光去陪伴一个孤独而忧郁的伙伴，它就是"死亡"。

那天早晨，是我第一次参加"临终关怀"志愿活动。我和朋友们乘坐公交车到达了目的地。医院的空气中弥漫着消毒水的味道，这和其他的医院一样，但它却有特别之处，那就是这里热情的爷爷奶奶们让整个医院洋溢着特别的生机。

在这之前，我没有真正看见过这样一个关于"陪伴"的故事。沈爷爷和林奶奶是一对慈祥和蔼的老夫妇。奶奶行动不便，做过医生的爷爷进进出出，负责照顾奶奶的饮食起居。我们进门时，刚好看见爷爷在给奶奶盖被子，他笑起来布满皱纹的脸上露出小心翼翼的神情，满含深情、静静地凝视着奶奶。阳光从窗户洒进来，定格成了一幅题为"爱"的温馨画面。

爷爷年轻时是一名医生，奶奶是本院护士。结婚以来，两人互相扶持照顾着走过了几十个春秋，从来没有分开过。现在因为奶奶身体没有爷爷好，爷爷便主动担负起照顾奶奶的责任。每天早上爷爷都会问奶奶的身体健康状况。

有一次我去看他们的时候，爷爷正伏在床边，布满皱纹的手正颤抖着写下奶奶的检查报告数据。爷爷的本子上写下了每一次的数据，虽然爷爷写的数字因为手抖而歪歪斜斜的，但是我觉得上面的每个数字都是这世界上最好看的文字。爷爷一边写一边和我说奶奶的某项指标含量偏高、偏低或正常。当爷爷看到不正常的数据时，就会很担心。虽然他很唠叨，但是他的话语中满满的都是关心。

爷爷对奶奶的爱不仅温暖着奶奶，也温暖着我。爷爷奶奶的故事让我懂得了幸福其实很简单，就是老了能和心爱的人相互陪伴、相互关心。哪里有你，哪里就是家。当你老了，走不动了，陪伴你的依旧是我。这就是所谓的陪伴是最长情的告白。

生活中的陪伴无处不在，老师、家人、朋友、恋人。陪伴的时间也是不一样的，就像来到医院的我，听了爷爷奶奶们富有年代感却扣人心弦的故事，对人生有了更深的理解。虽然爷爷奶奶与我并无任何血缘上的牵连，但是他们却让我感受到了家人的温暖，我们就像没有血缘关系的祖孙，真心地关心着对方。

关怀是一首诗，你的陪伴是对诗的歌颂。默默的陪伴，成了世界上最长情的告白。

志愿者：陈颖

知是归期，却也笑迎

人的生命就是从无到有，又从有到无的过程。一生就像从家到一个陌生地方的往返过程，而从有到无就是那个返程。我们都有这样一个感觉——返程的路更短，时间更快。但生命又有些不同，因为并不知道何时是归期的开始，所以会觉得归期更短，一切的发生都像是突如其来。但人生如此，不管活成什么样子，最后都会变成一抔黄土，所以不必恐惧或逃避，应以笑颜相对。

记忆犹新的是，第一次做志愿者时在肿瘤科遇到的一位病人——汪爷爷。那日天气微凉，我们来到肿瘤科病房，这里是大多数肿瘤病人的临终住所。狭长的走廊令人感到十分沉闷，似乎走不到尽头。我们沿着这条走廊走着，好多病人都在小憩，我的注意力却被一位爷爷吸引了。他坐在床上，床上横放着一张小桌子，上面放着几个本子和一份报纸。他手里拿着笔，正低头认真地写些什么。在好奇心的驱使下，我悄悄地走向爷爷。

近些看时，爷爷面带微笑，似乎在享受自己所做的事。爷爷姓汪，这一年81岁，依旧精神矍铄，同我们交谈时也颇为热情。他和我们分享了自己的一点人生经验，同我们说，每个人都应该关心时事。他拿起桌上的笔记本给我们看，上面密密麻麻写着国内、国际政治情况，还有世界各国经济发展水平排名等许多内容。当我们问及这些内容的来源时，他跟我们说，他从住院以来每天都看报纸杂志，这是从上面摘抄下来的。想想爷爷可是住在肿瘤科，想想疾病引起的痛苦，这是何等的信念、何等的勇气才能让爷爷如此"临危"不惧！笔记本上，有一句用小篆字体写的话，令我印象深刻。"闲来以写字为乐，忙时唯读书养性。"这句话就是眼前这位耄耋之年的老人的真实写照。"黑发不知勤学早，白首方悔读书迟。"杖朝之年尚阅书不断，青葱少年更应多读益书。与爷爷比起来，自己活得太过云淡风轻了。这间四四方方的小病房，困住了爷爷病痛的身躯，却束缚不了他关心世界的心。那么，我们是否又替世界给予他足够的关怀了呢？

爷爷不仅喜欢政治、历史，还喜欢诗词，跟我们说书读得多总归是好的。思之，古人有说"不学诗，无以言"，今人也有说"不读书，何以言"。多读书会提升我们的内涵、修养，还会改变我们的思维方式。确实，爷爷就是与其他人不一样，即使备受疾病折磨，依然热爱生活，一如既往地追寻自己的兴趣。或许是因为爷爷书读得多了，学到了一种即使在重病缠身时也能笑着面对生死的生活态度吧！如若在读书之旅中遇到与汪爷爷一样的书友，"以文会友"，又能打开另一个世界。

一位身患癌症的老人如此求知若渴，病魔丝毫没有夺走他的意志，反而更坚定了他去享受所爱的信念。我看到的并不是一位绝望布满脸庞的癌症病人，而是一位精神矍铄、眼神里依旧充满了对未知事物渴望的老人。

人生在世，总避免不了生老病死。可贵的是，总有一些人，用他们的行动告诉我们：在生命回归自然的时期中，在生命看得到尽头的日子里，兴趣爱好与信念还是可以被追寻的。生命归期即将结束，再哀伤也是于事无补，还不如继续对生活笑脸相迎。

志愿者：黄静

用微笑交换眼泪

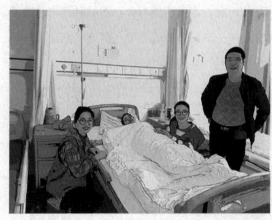

图：李慧玲

生命的到来，生命的离去，对从前的我而言是朦胧渺茫的。参加临终关怀活动前的我，对死亡的了解仅限于文学作品上的解读。在《弗朗西斯·麦康伯短促的幸福生活》中，威尔逊引用莎士比亚的话说道："我们都欠上帝一条命，反正今年死了，明年不会死。"许多文学作品里人们在面对死亡时是积极的，因此我也如此天真地认同。但当我真正靠近死亡，靠近那些在与死神斗争的人，靠近那些败于死神镰刀下的痛哭流涕的人，我渐渐明白了什么是死亡。

第一次看见那些病危的人，泪水无声地流着，眼神空洞而绝望，仿佛全世界都抛弃了他们。我努力想让他们开心，但嘴角的微笑却怎么也挂不住。

我和一位小伙伴在学姐的带领下，来到一位老奶奶的身边。初见奶奶，她笑容可掬，慈祥和蔼，亲热地和我们打招呼，热情地让我们坐下聊天。对于死亡，她坦然面对，微笑着好像没有了病痛。但随着聊天逐步深入，奶奶说起了她的病痛：髋骨脱落。气氛突然变得沉重。看着奶奶的眼睛，我的鼻子慢慢发酸，泪水渐渐涌出，语音语调变得低沉。我突然意识到，我现在面对的是真正的死亡。奶奶说："我一辈子都是吃苦过来的，老了还要遭这个罪。现在孩子们在国外、省外工作，来看我太麻烦了，就不让他们来了。我只能躺在床上等死……"她边说边擦掉抑制不住向外涌的泪水。那晶莹的泪水浸润了那饱经沧桑、满是皱纹的脸颊。

奶奶以前是一位老师，文化素养高，阅历丰富。或许奶奶也希望自己是坚强的，但现实的悲痛还是无法抑制。泪水终会淹没笑容。我看着她无助的双眼，听着她不甘的话语，内心百感交集，无力感油然而生。我渴望做些什么去换回她的微笑，于是我找了一些积极的话题与老人家交谈。奶奶终于停止了哭泣，笑容回来了，似暖阳般温暖。

活动结束后，回想起和奶奶在一起的时间，心里感慨万千。我的脑海中总会浮现老奶奶那初见时坦然、谈及伤心事时悲痛、最后释然的微笑，但这些都让人感到心痛、无助。

人们面对死亡也许是不抵抗的，可能也曾抱着珍惜剩余时光的态度度过每一天。但总有那么一刻，夜深人静的时候泪水打湿衣襟。经历了关怀服务，我开始想成为病人的一个宣泄口，当她一个人无法承受折磨时，递一张纸，静静地听她哭泣和抱怨。当她发泄完了，再慢慢引导她回想起美好的时光，让微笑代替泪水。

文学来源于现实又高于现实。文字描述的死亡是无病无痛的，而现实是眼泪与微笑的交会。面对死亡，人总是懦弱的，哭泣亦是无法抑制的，我们能做的就是让病人舒心。我回想起奶奶的泪水与微笑，心情总会沉重几分。如果说岁月抵不过时间的消磨，那么我希望她接下来的每一天都能够舒心快乐，用喜悦的微笑代替脆弱的眼泪。

志愿者：章晶晶

别把孤独留给老人

　　前世几百次的回眸才能换来今生的擦肩而过，或者说所有的相遇都是久别重逢。我作为一名护理学生，在那个夏天，邂逅了一群可爱的老人。这群可爱的老人，给我的大学时光留下了一抹浓重的色彩。

　　刚刚踏进养老院时，映入眼帘的便是数不清的红色圆球，搭配人造绿色枝蔓，给人一种清新宁静之感。带着一颗好奇的心穿过大堂，一路往前，途经文化礼堂、书画室、棋牌娱乐室等房间，环境舒适自在，安逸清闲，着实是个好地方。待我参观完老人们的居住之地后，老人们已经吃完了早饭，正在做些舒展肢体的运动，元气满满的一天就这样开始了。三三两两的老人坐在一起聊天，分享生活趣事，唯独最旁边的老人一个人默默地坐着，低垂着头，不知在思考什么。我静静地坐到她身旁，并没有出声呼唤她，一直等到她抬起头来。我叫了一声："奶奶。"她有一瞬间的呆愣，仿佛不知道我什么时候坐在她身边的。然而我仅仅坐在她身边，就感受到了她的喜悦。"可能是个孤单的人吧！"我心想。我询问了她的年龄、身体状况等。想必很久没有人陪她聊天了，她竟然和我交流了很长时间。

　　通过交谈，我了解到这位奶奶的老伴几年前就去世了，儿子一家久居国外，女儿女婿在别的城市打拼，身边没有什么亲戚。老人一直住在养老院，只有过年才能和女儿团聚。奶奶脸上的失落令我心疼，我想她一定很孤独。我问奶奶，想念亲人时怎么办？她告诉我，这里有电脑，有时候会用电脑和孩子们视频聊天，看得出来，她已经聊了好几次。还没等我说什么，她立刻拉着我的手放到她手腕的镯子上，自豪地告诉我，这是女儿去年特地帮她买的，说是保平安的，很贵的；自己的女儿可真厉害。她的话语中透露出满满的骄傲与欣喜。可以看出，父母永远为孩子的成就感到骄傲。

我又问她，为什么一个人坐在这里？她说在房间做完运动，坐一会儿就可以吃午饭了，于是便坐在门边靠近洗手间的位置。已经89岁高龄的她，和周围的老人比起来确实老一些，腿脚不便，走得慢，根本走不了多少路。陪她聊了一会儿后，午餐时间到了，看她起身去洗手间，我上去扶她，却被拒绝了。看着她摇摇晃晃的步伐，颤颤巍巍的背影，我仿佛看到了一个蹒跚学步的小孩。学习老年护理时，老师总和我们强调：老人非常敏感，他们的生理和心理功能发生了一定的衰退，他们想依靠自己，怕给家人及别人带来负担。我们尊重老人的想法，每个人都不希望自己的能力被否定，也许他们常常会把"人老了，不中用了"之类的话语挂在嘴边，但是也别忽略那短短的一句"我自己可以"，我们不能以周全的呵护，抹杀自理能力给他们带来的价值。重要的是我们要保护他们的独立，但不要把孤独留给老人，或许他们只需要一个拥抱、一句问候、一小会儿的陪伴。他们的这些想法，那么渺小，又那么令人尊重，但是对这些老人来说却是一件困难的事。

临走之时，我特地去和她道别，看得出来老人很开心，一直拉着我的手，叫我下次再来。或许好久没有人像我这样听她说话，陪她慢慢聊天了吧。在这个敏感的年纪，把一切烦恼与空虚寂寞留给自己，在自己心中挖下一个坑，紧紧捂着不让别人看见自己的脆弱。在她之后，我还陪伴了别的老人。每一位老人都很容易满足，有的老人因为我教他折纸而笑靥如花，有的老人因为我陪他打了一次乒乓球而手舞足蹈，有的老人因为我帮她测血压而一直和我聊生活的新鲜事。愿所有的老人都能老有所养、老有所依、老有所乐、老有所安。学习关爱，生命的最开始，每个人都是懵懂少年；生命的最后，抛去一切风尘与成就，每个人又变成了孩子。周而复始，循环往复，我们需要做的，大概就是给予老人我们的关爱，别让他们一个人面对孤独。

回首望望自己的父母，两鬓已经斑白，来不及感叹他们逝去的光阴，只能默默陪伴他们，别把孤独留给他们，告诉他们那些年我没说出口的爱意以及给予他们陪伴，让他们欢喜地度过每一天；同时也时刻告诉自己学习关爱，一生温暖纯良，不舍爱与自由。别把孤独留给老人，他们需要的或许只是一句温暖的问候或是一段深情的陪伴。

志愿者：洪晔

愿微笑照亮希望

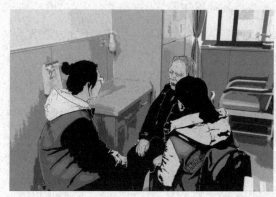

图：李慧玲

医院的病房里永远充斥着一股刺鼻的消毒水的气味。这里，是有些人的希望；这里，亦是有些人最后的一站。

我第一次参加志愿活动，怀着紧张而激动的心情，我走进了病房，遇到了王奶奶，一个拥有一颗年轻活力的心的奶奶。一开始，王奶奶不怎么愿意开口说话，即使是说话，声音也不大，可能是因为与陌生人交流的不知所措，也可能是因为疾病的侵扰。

起初，病房中的沉默让空气都透着一股尴尬的气氛，我们相互之间都不知道应该说些什么。为了缓解这种氛围，我不停地寻找话题。由于我缺乏这方面的经验，效果不是很好，王奶奶并没有像其他的爷爷奶奶那样敞开心扉，但是我从只言片语中发现了奶奶的特别。

她的脸上总有着与同龄人不同的神色，略显年轻。只是，在我们的交流中，她显得不是很自然，手一直扯着被套，目光也一直停留在自己的手指上，或许是因为扯被套的动作比较用力，手指稍稍泛白。大概是初次的交流让她隐隐有点不安吧，奶奶一开始还不能对我们敞开心扉。

渐渐交流下去，会发现奶奶的性格就和她的外表一样。最初，我并不叫她奶奶，因为她看起来很是年轻，在整个聊天的过程中我一直叫她阿姨。她的兴趣爱好和年轻人一样。奶奶是玩具制造厂的员工，或许就是工作让她一直保持着一颗童心吧。平时，她也喜欢看一些战争片和动作片，就和大多数热血的年轻人一般。

奶奶已经当上外婆了，只是不知为何，当说到子女的时候，奶奶的眼眶湿润了，眼角流下了两滴伤心的泪珠。或许是想到了自己的女儿，想到自己那可爱的外孙，正是享受天伦之乐的年龄，却因为病痛在医院度过了一个又一个漫长的日夜。医院毕竟不似家中，女儿们也有着自己的工作，不能时时来看她。又或者，她可能觉得自己的病是一种拖累，增加了女儿们的负担。看到老人潸然泪下，之前她的一些举动也都能理解了。明白了奶奶的心事，我却不知道怎么去安慰、开导她。伤心事说出来或许会好受很多，但并非每个人都会这么想，有些人会把自己的秘密藏起来，不会轻易说与他人听。我静静地陪着她，等她慢慢平复心情。

奶奶的话语中充满着对过往的怀念，以及对于未来的向往。她难免会对陌生人存有一些芥蒂，但心底还是有着与人交往的渴望。尽管有着些许的紧张，她仍旧笑着与我交谈，和我分享她人生中一件又一件的趣事，愿微笑照亮希望。提到伤心的过往的时候，也会让她流下眼泪。

乐观中又略微带有丝丝悲伤，或许这是每个人都会有的情感。但是我相信，生命在，希望就在。带着对未来的憧憬、对生活的热爱，带着微笑，一切就皆有希望。

志愿者：吕泽艳

温暖你我常伴

还记得我参加临终志愿者活动的初心：帮助他人，传递温暖。

每周末前往医院，长长的走廊对我而言是未知的开篇。每参加一次活动都会有不同的心情和收获，不同的爷爷奶奶、叔叔阿姨也都会有不同的感觉。有的热情又温暖，有的不善言辞，有的会拒绝我们的靠近，有的难以走出病痛的阴影……就是这样一个个性格迥异的服务对象，使我们在一次次活动中不断地成长起来。而在医院里与他们一起度过的时光，也是最令人难以忘怀的。

我们总说时光这种东西如指尖的流沙，匆匆溜走，难以抓住。可是我又觉得时光如上了年纪的乌龟，爬过的每一分每一秒都很缓慢，让人度日如年。当爷爷奶奶日日夜夜地躺在病床上的时候，时间一定过得很慢很慢。每一次吊瓶一点一滴滴落，每一顿药片一颗一粒吞入，每一段住院时间一周一月逝去……时间仿佛播放着的卡顿的老胶卷电影，一帧一帧的，却看不到结尾。

我们服务的病区是一个特殊的地方，相比其他科室，更加安静和冰冷。爷爷奶奶鲜有笑容，孤寂的背影令我们心疼。然而当我们尝试走到他们身边时，他们总会打起精神来热情地回应我们。我们的到来对于他们来说是一种陪伴，是一个宣泄口，是黑暗降临后少有的微光。

看到他们，我不禁牵挂起自己的爷爷奶奶。我们常常因为忙碌而忽略了他们，总想着日子还长，等到假期或闲暇之余再去看望和陪伴他们。可是，这个寒假，奶奶猝不及防的离去让我刻骨铭心，成为我心头上无法抹去的痛。也是因为这件事让我懂得了要抓紧现在的时光，好好地陪伴爷爷。牵过我们小手、陪伴我们成长的爷爷奶奶已经老去。他们不太会使用高科技产品，也没有什么娱乐消遣的享受，一年

365天，只盼望着儿女能来陪陪他们。

我遇见过一位奶奶，因为儿子工作太忙走不开，所以从来都是自己只身一人来化疗。我们清楚地感受到奶奶的孤独和遗憾。当我和另外两位同学扶着她去病房，帮她铺好病床、陪她聊天的时候，奶奶激动地抓着我们的手说："你们都是好孩子。"

我深刻地认识到，我们能够给他们带去温暖。在他们一生中最无助孤独的时刻，牵着他们的手，陪伴他们，给他们带去温暖，相信世间最后一抹美好。一个个温柔可爱的老人和我们这些身穿红马褂的"青春关怀"志愿者共同编织出一张名为"温暖"的网，让冰冷的病房逐渐温暖，让心与心的联系更加紧密。

志愿者：吴琼

青春的职责

席慕蓉曾说：繁花落尽，我心中仍有花落的声音。一朵，一朵，在无人的山间轻轻飘落。不知何时，一念起，生服务之心。

——题记

10月末，是个值得纪念的日子。在那天，我看到了许多从激情燃烧的青葱岁月中走来的老人们，他们从书生意气的少年走到成熟睿智的中年，再到寥落淡泊的老年，苍老的面容上依旧带着微笑和淡然。

真：纯粹的爱

第一次参与志愿服务的我，带着懵懂和期望跟随一些学姐来到了服务的目的地。初出茅庐，不知道该做些什么，但从穿上红马甲的那刻起，一种使命感便油然而生。我被负责人派到门口负责迎接老人，再把他们安全护送到二楼。在门口迎接时，有两位老人让我印象深刻，他们年过花甲，走起路来颤颤巍巍，仿佛随时都会跌倒。他们相互搀扶，向我一步步走来。"爷爷，奶奶，我扶你们走吧。"我赶忙上前说。"谢谢你啊，我老伴今天生日，我特地带她来这里和一些老熟人给她庆生，让她开心开心。"老爷爷兴奋地说。我看着奶奶一脸的幸福，瞬间有种此生与你比翼无憾的感慨。静静地将他们引到二楼，心中不由艳羡他们迟暮之时那人还在灯火阑珊处相伴。

穆勒说："青春的朝气和前进不已的好奇心若消失，人生就没有意义了。"在我决定做志愿者时，我便决定了把我的精力投入到这样的服务中去，只有这样，我的青春才不会浪费，我的人生才充满意义。

善：互助的情

将所有老人带到二楼后，庆生活动正式开始。在主持人慷慨激昂的陈词过后，几位庆生活动的主人公纷纷到舞台上就座。他们的面前是一个很大的蛋糕，没有花里胡哨的点缀，简简单单的，老人们都很喜欢。这时，负责人一声令下，我们志愿者开始切蛋糕，蛋糕首先分给今天的寿星老人，再依次分给下面来庆祝的老人。我端着蛋糕，来往于舞台和桌子之间，和其他志愿者相互配合，把我们殷切的祝福寄托在这块蛋糕之中，希望他们可以尽情享受这一刻的惬意，抛开烦恼，只记住此刻的快乐。

雪莱说："唯有你的光辉，能像漫过山岭的薄雾。"这些老人此刻幸福的神情或许就是对我最好的肯定，也是对我的鼓励，让我更有勇气和毅力去坚持做一名无悔的志愿者。

美：无私的心

庆生活动结束，我们开始收拾桌椅，清理桌上的食物残渣，在我们共同努力下，很快收拾好这个给老人们留下美好回忆的地方。临走之际，负责人对我们表示了感谢。在那一刻，我真正领略到了为他人无私奉献是多么愉悦的事情。即便只是一句简单的谢谢我也感到了满满的温情。也是在那一刻，更加坚定了我为他人服务的心。帮助他人，真的可以让自己开心，那种感觉是做任何事都无法体会到的，唯有不求回报的奉献才能真正体会到其中的真情。

之前我从未做过志愿者，这次的经历让我明白了该怎样安排自己的青春，该怎样做才不后悔来这人间走一遭。

有些人，短短几载光阴已历尽人间沧桑浮沉；有些人，漫长的一生都可以过得波澜不惊。从我成为一名志愿者开始，便注定我会经历世事。我相信，历尽人间沧桑后我仍会对生活充满热情。我只希望我能脚踏实地做一名无私奉献的志愿者，履行我作为一名青年志愿者的职责，生如夏花之绚烂，这便足矣。

志愿者：邹慧慧

用心筑温暖

　　还记得第一次参加志愿服务时，满心的紧张与兴奋，我既害怕自己服务不到位受到斥责，害怕患者因病痛折磨而表现出的令人不适的外表，又心心念念地想成为一名为他人服务的志愿者。不能说没有过一丝后悔的念头，只是渐渐地，我发现这变成了我生活中不可或缺的一部分。

　　我服务的地方是丽水市人民医院肿瘤科。是的，第一次听见"肿瘤"二字，我和大部分人一样，都是恐慌的，至少在我印象中，凡是长了肿瘤的人，他们的眼神无不是呆滞、黯淡的。从一间间的病房门口走过，看见一位位痛苦的患者，我想，也许这才是生命最真实的模样。从未想过自己会与死亡这么近距离地接触，近得仿佛胸口被一块巨石压着，沉重得让人喘不过气来。与王爷爷的初遇，是在医院的走廊里。当时，他独自一人静静地站在窗边，好像就是等着我，就如老天冥冥之中安排我们相识一样。王爷爷是一位舌瘤患者，但是在他身上，我看到了患者少有的幸福与快乐，也看到了生命最质朴的本真。

　　王爷爷有着一张被岁月侵蚀、沟壑纵横的脸庞和一双炯炯有神的眼睛。每次过去，爷爷都有说不完的话题，聊不尽的心事。都说是志愿者用心温暖了病患，但那一刻，我更觉得其实是他们在向我们诠释生命的故事，启发、感动、教诲着我们。一句嘘寒问暖的话语，一个披盖被子的动作……也许，我们不经意间的一个举动，对于他们却意味深长，因为对于一个不知来日有多久的人而言，眼前所拥有的点滴便是最珍贵的。在此之前，我一直觉得临终关怀就是简单的倾听与陪伴，但王爷爷的一句话改变了我长久以来的看法。"你的每次陪伴都让我感到很幸福。"他跟我说，"原来世上真的有这么好的人。"就是这么简简单单的一句话让我坚定了我所相信的一切，第一次真切地感受到了被他人需要的认可感，体会到志愿者的价值所在。

临终关怀，所给予的不仅仅是简单的陪伴，更重要的是带给服务对象的温暖感受，让他们真切地感受到社会的关爱。人之一生如同草木之一秋，又有别于草木。来也匆匆，去也匆匆，每个人终会有离世的那一天，而我们唯一能做的就是让他们少一点遗憾，多一点美好。

志愿者：毛开颜

温暖关怀

那是我第一次参加"青春关怀"活动。

在寒假时我看了一部纪录片叫《人间世》，其中有一集就是关于临终关怀的。纪录片中出现的病人命运更为悲惨。基于如此印象，我想象中的此次活动应该是十分哀伤的一次活动。

去二院的路并不远，但是沿途风景的变化却从未停歇。从城市出发，驶向郊区，从中心走向边缘，从热闹驶向安静。

到了二院，我们直奔二楼。在看过一间间病房之后，我们发现老人几乎都是躺在床上的，其中一部分耳朵已经不好了，就算我们讲话，他们也听不到；一部分意识已经不清楚，没法聊天。最终，我和另外一个女孩子分配到一个老奶奶。

这次临终关怀活动并没有想象中悲怆，我们反而在老人家身上看到了一种平和。老奶奶已经91岁了，但是意识还很清醒。她有一儿一女，还有孙子外孙，今年才来住的医院。聊天过程中我们也不敢聊太多其他的，基本上都是聊小孩、家庭什么的，害怕聊其他的事让老人家伤神。在病房里有一台电视机，我们问老奶奶平时会看什么电视。老奶奶和我们说："电视啊，就在我面前，但是我都没法看的。眼睛不好，耳朵也不好。看电视看不清也听不清。"听到这里，感觉有一点心酸。的确，当你老了，看不清，听不见，走不动，被病魔缠身时，居住环境的好坏并无多大意义了。老奶奶的视线经常落在滴液瓶上，看着药液一滴一滴落下来，仿佛在计数，一滴又一滴，是日子，是生命。感觉老奶奶如今的生命，不是用日子计数，而是用滴液瓶，3瓶一天、3瓶一天……

对病痛，比起年轻人的绝望，他们更多是不哭不闹，淡然处之。面对他们，我有很多疑问，想问他们到底是什么病，要做什么治疗，难受吗，痛苦吗……然而真正到他们面前时又问不出来了。

　　到了我们该离开的时候，面对老人，这一声"再见"不知道应该怎么说起。最后我们还是说了"时间不早了，我们不能打扰奶奶太久"。临走前，老奶奶问："你们下午还来吗？"我用微笑回答了她。我不敢直视她的眼睛，因为我希望她可以了无牵挂，我不能给她承诺，害怕会伤到她企盼的心。但是总有人，总有爱，在这或苍白或鲜亮的世间，不散。

志愿者：黄美仪

生命珍贵脆弱，却向死而生

　　生命之所以伟大，是因为生命十分脆弱，是因为生命中过去的不再回来，一直都在往前走，更是因为生命只有一次……生命也许就需有裂缝，阳光才透得进来。也许就因为这样，生命才显得平凡而又伟大。

　　一直害怕自己老去，其实那不是对自己的容颜改变的畏惧，而是害怕年长的家人会因为如此更见衰老。可是人的衰老却又是不得不面对的现实。生老病死，无人能幸免。但也许"生老病死"是一系列的排列组合，演绎着我们的一生。我们可能在未出生之前就死了，也许在未病之前就老了，在未死之前就病了，在未老之前就死了，等等。曾认为睡觉浪费时间，可当面对死亡时，才知道健康无价，生命可贵。

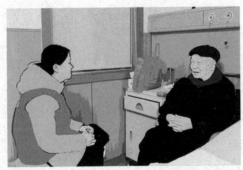

图：李慧玲

　　初次接触这项志愿服务时是非常紧张的，还好结识了一位算是比较健谈的老爷爷，我们聊的话题很宽、很广。爷爷跟老伴住在一个病房，爷爷因中风而偏瘫，现在算是恢复得不错的了，能自己行走。我不知道奶奶的病情，只是见到她是使用了助行器，也是不方便行走。奶奶不怎么爱说话，但当我们和她聊天，她也会和我们聊。他们的儿子女儿周末会来医院陪他们。有一次，我们还和阿姨们一起在病房里和面包饺子吃。每次想到这些场景，我都好羡慕，我羡慕他们还有机会与爷爷奶奶一起吃饭，一起看电视，一起过年……今年之前，每次过年我奶奶都会给我压岁钱，可是从今年之后我再也收不到奶奶的压岁钱了，好想问一句：奶奶你在那边过得还好吗？没有我们的吵闹还习惯吗？好可笑啊！我是多么迷信，我期待有下辈子，下辈子能再与爷爷奶奶一起生活。当我想说的话他们再也听不到了，就让泪水堵住我的胸口，就让沉默回答所有。

人就是这样，拥有时不在意，直到失去了以后才懂得珍惜，这应该是我们的通病。过去的不再回来，长大后我才明白，家人们的健康才是最重要的。我感谢上天把我带到这个缤纷却复杂的世界，让我体验到人生的酸甜苦辣；感谢上天给了我一群可爱的家人，让我体会到家人的温暖与爱，让我体验到幸福。过去的既然不再回来，那就珍惜当下，珍惜家人。趁我现在还能走，就多陪家人走一走，趁我现在还能看，就多陪家人看一看；趁我现在还能听，就多听一些家人的唠叨。生命是短暂的，因为短暂所以可贵。

每过去一天，我们的生命就少一天，我们离死亡就更近一天，就是这样"向死而生"。我们不能因为将来会死掉，就选择不活了。正因为生命中有诸多缺憾，人生才显得珍贵。有了各种各样的裂缝，才使得我们的生命里充满阳光。

志愿者：程倩

美景转瞬即逝，且行且珍惜

冬浅春远，只身在异乡，无依无靠，无亲无故。每次来到二院，来到这群爷爷奶奶身边都会感到无比亲切。他们精力充沛、乐此不疲地对我们说着他们曾经的故事。我其实并不期望他们能牢牢记住我，年纪大了记忆力难免会变差，而且每周一次的志愿活动，来看他们的人很多，或许他们会模糊了我的脸，然而这些都无妨，我是会记住他们的。我出现在他们的生命末班车里，而他们正巧路过了我的青春年少。

虽然只见过一面，但印象非常深刻，因为他的工作是我们很喜欢的。爷爷是一名飞行员，而且爷爷是很开明的，他和我们聊得很有深度。他知道我们是大学生后就对我们说，在大学里不仅要学习知识，还要学会做人。爷爷和我们讲了很多他的人生经历，蕴含着丰富的人生哲理。例如爷爷不愿追究让他亲人出医疗事故的医生，爷爷说他不想再毁了一个人。后来再去时，那张病床上躺着的已经不是爷爷了。我不敢多问什么，一切都发生得太快了。

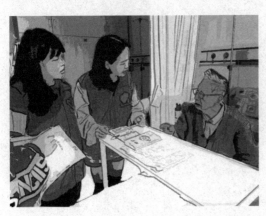

图：李慧玲

我曾看过生命的尽头，也目睹过病痛的折磨。也许只有经历过的人才会懂那时的束手无策与无能为力，只能跟着时间走，想留也不能留。

我知道人都会老去，都是从黎明走向黄昏，从朝阳走向月光。夜空不会因一颗星星的陨落而黯淡无光，地球也不会因谁的离去而停止转动。人来世间一趟，只有自己对自己的记忆最深，或许只有很少的人记得你曾经来过。或许眼前的一切都是气泡，命运玩笑性地一戳，它就会爆炸，生活也会从热闹变成荒凉。来了，走了，一切归于一场空。但也不能因此停止向往生的脚步，停止关怀生命的脚步，即使我不知是他们先离开我们，还是我们先不辞而别。明天和意外谁也说不好哪一个先来，"美景"可能随时消逝，所以应珍惜当下。

就像每次爷爷奶奶督促我做什么事时，我总是会顶嘴，事后又会对自己的行为感到后悔，现在想要他们督促已经不可能了，失去后才想要去珍惜。有好多话流着泪也说不了了。时光如流水，走过的地方都已经留下痕迹。错过的就是永远错过了，我无法使时光逆流改变过去，唯一能做的只是弥补已有的遗憾。俗一点说，世界上有的是你不知道的事，有的是你赚不完的钱，不能坐等尘埃落定，才来珍惜。我就想珍惜现在的一切，尽管没有拥有太多。尽管我知道有一天我也会变成无所谓的模样，变成荒凉的景象。

海洋再广阔，船也有靠岸的时候。再亲的人也有走远的一天，生命不管怎么活都免不了会走到尽头。我们的一辈子与大自然相比连冰山一角都算不上，生命中的美景转瞬即逝，生活应且行且珍惜。

志愿者：程倩

陪伴使你我坚强

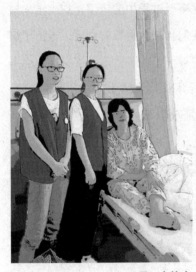

图：李慧玲

第一次见阿姨的时候，已是我这学期最后一次做志愿活动，阳光虽好，但其中夹杂着的冷风仍旧昭示着冬的存在。幸好，病房里因温情而温暖如春。

初次相见时，阿姨和叔叔刚散步回来，叔叔在一旁说着笑话努力逗阿姨开心。从他们那带笑的眼神里我深切地感受到了爱的味道，如果爱有颜色，那一定是粉色吧。生病虽苦，但也是无可奈何的事，我们既然无法改变现实那就勇敢地去面对，爱会冲淡这一切。我相信，这份爱会永远记在阿姨的脑海里。

我和同伴介绍了自己的身份。叔叔笑着向我们问好，招呼我们坐下，表达着自己的善意，阿姨则是点头致意。对比起叔叔的热情，阿姨显得很恬静，只是默默地看着我们同叔叔聊天，偶尔露出含蓄内敛的笑容。

叔叔是个很健谈的人，我们同他聊了各自的家乡以及各种家乡特产。从谈话中我们了解到，叔叔一家是丽水本地人，家里有三个女儿，大女儿在上海工作很少回家，剩下的两个女儿是双胞胎，为了家里都选择在丽水工作。在谈到大女儿的时候，叔叔阿姨的情绪明显低落下来，他们说一年只能看见女儿一次，世上最难过的事莫过于和至亲之人分隔两地，甚至这次母亲生病了她也没能回来。但说到小女儿时他们又从低落中走了出来，脸上洋溢起了幸福的神情。听阿姨的讲述，我们能够感受到两位姐姐都是很孝顺的孩子，每天都跟叔叔轮流照顾阿姨。她们中午在家里做饭，然后给阿姨送来。女儿们的孝心减轻了阿姨的痛苦，阿姨脸上的笑容感染了我，虽然不爱说话，虽然被病痛折磨得十分憔悴，但此刻的她，绽放着光。看到阿姨的笑容，我们都感慨万千。

父母辛苦养育我们一生，大半辈子都在为儿女劳心劳力，他们用无私的爱丰富了我们，并且使我们拥有了面对艰难岁月所需的勇气和力量，所以当我们在向前奔跑的时候别忘了渐渐步履蹒跚的他们，记得停下脚步，牵着父母一起走向我们的目的地。时间转瞬即逝，不知不觉一个半小时又在聊天过程中溜走了，护士进来提醒阿姨要挂盐水了，这意味着我们必须告别了。我们和叔叔阿姨告别后，走出了病房。就在关门时，我们看到叔叔正贴心地为阿姨盖被子，我不得不承认又被他俩平凡的爱情温暖了。真正的感情往往就是这样朴实无华却真挚感人，没有海誓山盟，只有一刻感动，不为如花美眷所动，不畏生活坎坷艰辛，只为伊人与共，情之所属。虽然医院里充斥着消毒水的味道，但细细感受，其中肯定夹杂着爱的味道。

经过这次活动，收获颇多。阿姨和叔叔让我懂得了相爱相守是多么美好的一件事，在爱情与亲情面前疾病并没有那么可怕，也让我懂得了有些爱只能止于唇齿，掩于岁月。阿姨的女儿们也让我知道了应该善待父母，你扶我跌撞，我挽你蹒跚，陪你坚强应对疾病，陪你看尽这世间的花开花落、云卷云舒。

志愿者：钟何瑶

生如逆旅，一苇以航

　　人的一生大致要经历婴幼儿期、青少年期、成人期和老年期四个阶段。每一个人从呱呱坠地开始就注定要走向死亡，所以生得顺利、死得安详，是最朴实，也是最基本的愿望。可是不是每个人都能无所牵挂、无所担忧，坦然地面对死亡。他们放不下孩子，放不下老伴，放不下这鲜活亮丽的生活；他们不敢面对死亡，害怕这无尽的黑暗却又不得不面对。而此次活动的目的就在于尽我们之所能，让老人们能够坦然面对死亡，哪怕这是一件很困难的事情，我们也决不会放弃。

　　"老吾老以及人之老，幼吾幼以及人之幼。"当我面对着年过八旬高龄的老人家时心底不由生出怜爱与尊重之情。老人并不需要你去端茶送水，他们迫切想要的或许只是聊聊天。我陪伴的老爷爷有80多岁且听力严重下降，并有脑神经方面的问题。尽管他听不清我在说什么，但我的微笑和回应都能让他开心地继续交谈下去。大丈夫处其厚，不居其薄；处其实，不居其华。随着聊天的逐渐深入，我了解到老人原本是一位十分优秀的内科医生，甚至去过美国并有机会在那里定居，但爷爷还是选择回到祖国发展，老人家的寥寥数语显露出其知识渊博。作为志愿者，我们仅仅能够记录下与老人们相处的故事，但我们无法记录他们生命的所有轨迹。

　　脚踩在淤泥里，但心要向光明。社会在发展，时代在进步。但老人们需要关怀的心理却永远不会变，医疗技术可以缓解老人们生理上的痛苦，但无法填补他们内心的空虚。临终关怀已经成为社会文明的标志，它通过对患者实施整体护理，用科学的心理关怀方法、精湛的临床护理手段，最大限度地帮助患者减轻身体和精神上的痛苦。

　　"天下皆知取之为取，而莫知与之为取。"这一次的体验使我对生命和生命的交接、衍生、逝去有了更深的领悟。人有生老病死，等我们到了耄耋之年，整个人也会沉淀下来，老人们出于对子女的疼爱与理解，无论是生理还是心理上的痛苦都不会轻易显露出来，甚至有些老人会因为自身的病痛而生出对其他人的愧疚之情。我们应该正视老人的身心需求，提升他们的生命价值和生命质量。

一日生命体验，一生关爱之情。有千千万万的老人翘首以盼，期待那一份关切。我相信将有更多的青年志愿者加入进来，为关爱老人尽一份绵薄之力，展现新时期青年的大好风采与良好风貌。

志愿者：于慧琳

照亮零度以上的风景

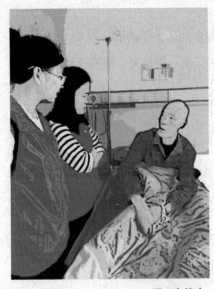

图：李慧玲

著名诗人北岛曾言："是笔在绝望中开花，是花反抗着必然的旅程，是爱的光线醒来，照亮零度以上的风景。"在我看来，这番谆谆之语便是对爱的最好诠释，更是爱之真谛所在。

"世间所有的相遇都是久别重逢。"《朗读者》中的这句话让我印象相当深刻。这一天，我们与原本素不相识的爷爷奶奶之间的邂逅，便是人生最美的遇见。首次与临终关怀的遇见，也很特别，很有意义。临终关怀像是爱的光线，驱散阴霾、照进心窝，诠释着一种爱的真谛。在等到时机的那一刻，恍惚间，照亮了零度以上的风景，温暖了我们的心灵。

坐落在山脚的二院环境宜人，空气清新，很适合患者静养。阳光普照，束束光线温暖着我们，猎猎寒风也成徐徐暖风，时不时拨动着我们的发梢，拂过我们的面颊。来到这里，爷爷一如既往地坐在那儿，很有兴致地与护工阿姨下象棋。他精神抖擞，爽朗的笑语感染着众人。在我印象中，爷爷可算是象棋狂热爱好者，象棋战局一旦开始，便全身心投入。我们和他一起，暖暖的阳光环绕着我们，似爱的光线，空气中弥漫着爱的味道。这儿不再是一个普通的病房，更像是被一道亮丽的光线，照亮零度以上的风景。

无论是象棋战局中还是结束后，爷爷的脸上一直洋溢着喜悦与被陪伴的开心。

他的笑容如此让人心动，像是寒冬里突然出现的暖暖阳光，一点点地融化了小溪里冷而坚硬的冰块，水哗啦啦地开始流淌，弹奏起一曲动人心弦的小调。阳光久久停留在我们之间，一端连着另一端，不知不觉，心与心之间的距离更近了。

掬一颗爱心，撷一缕阳光。雨果说："人生是花，而爱是花蜜。"泰戈尔说："爱就是充实了的生命，正如盛满了酒的酒杯。"此刻，在这间普通的病房里，爱的光线照亮了我最想看到的风景。这次的遇见，让我对临终关怀感触更深。临终关怀不仅是给予老人关怀，还是心与心无隔阂的沟通，在不知不觉中传播爱的种子。种子渐渐地成长，直至长成参天大树。

天空蔚蓝澄澈，寥寥几丝云点缀其间。暖黄色的阳光悄悄地洒下来，藏进每一处衣角、每一根发丝和每一个阴暗的角落。这天，爱一直醒着，照亮这零度以上的风景。

志愿者：张虹芳

让温暖"常驻"生命

特鲁多医生的墓志铭写道："有时治愈，常常帮助，总是安慰。"

在我看来，医院是一个希望和绝望共生的地方。每当我们生病时，就会相信医学，跑去医院，让医生为我们诊断，为我们治疗，相信医生会给我们带来希望。然而，医生不是全能的，而且有的病只能治标不能治本。例如，很多慢性病都不能根治。医生只能尽力帮助患者缓解病情、减轻痛苦。

一些病人走到了生命的尽头。在临终病房里，我们能看到世间百态，我们所表现出的，也是最真实的东西。

第一次参加临终志愿服务的我，无疑是十分紧张和焦虑的，我不知道该和他们聊什么，生怕触动到他们脆弱的心。在去往医院的路上，我脑海中的思绪更是翻涌不止。站在病房前，我依旧踌躇着不敢上前，我的伙伴抢先一步推开房门，拉着我走了进去，没等我们开口，老人们就先与我们打起招呼来，多么热情的两位老人呀！聊天时，林奶奶紧紧握着我的手，轻轻笑着，眼中盈盈的笑意透露出对我的善意，这无疑是对我最好的鼓励。林奶奶的记忆力在不断减退，很多事情她都记不清楚了，有时一个小时都在和我重复同一件事情，但她却不会忘记生命中最重要的东西。

有一次护工阿姨在病房洗脚，林奶奶见了就开始碎碎念着让护工阿姨去天井洗脚。后面我们才了解到：她把医院当成了自己的家。以前的那种老房子，护工阿姨把洗脚水冲在了地板上，是会把家弄脏的，所以一直让阿姨去天井洗脚。后来阿姨对我说，林奶奶的丈夫，也就是隔壁床的沈爷爷，年轻时总在天井里冲脚，所以林奶奶就一直记着这件事。

年轻时生活在一起，老了也是彼此的牵挂。曾经是医生的沈爷爷，每天对妻子的身体状况最为关心，吃的什么药，挂的什么水，都要了解一遍。即使林奶奶失禁，沈爷爷也一点都不嫌弃地亲力亲为。护工阿姨一次提到，沈爷爷是正儿八经的"妻管严"。我想，这应该不是怕，是爱，让沈爷爷迁就。

"陪伴是最长情的告白"，这个道理在病房依旧适用。人生即将走到尽头，他们需要的往往是最简单的，也是最纯净的东西——无言的陪伴与关怀。

医院里尽显世间百态，即将踏入医学行业的我们也应该明白，作为医者不是只有消灭疾病、挽救生命的职责，还要有一颗对生命敬畏的心。因为每个生命都是宝贵的，值得我们珍惜。

志愿者：吴佳仪

只此一生，惜之所有

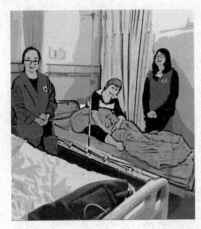

图：李慧玲

相遇，相识，分离，怨别。在青春的剧场里，一些旋律，一些故事，一些感情，在混搭颜色的背景里，缓缓地交错着。细碎的流年，慢慢地收拢起每一片珍藏的过去，逝去的终将逝去，只望惜之。

第一次见到王奶奶，陌生的我们围坐在一起，但于千千万万人中相遇，是缘分。奶奶十分和蔼，浅浅的眉毛，银白的头发，略深的眼窝，她笑起来眼睛便眯成了一条缝，那一抹笑似暖阳，倾入心房。

每次，我们开始聊天都会拉些家常话，虽然偶尔也会陷入片刻的沉默，但这份沉默却因陪伴变得温暖。那日，我刚到病房，就瞧见奶奶正吃力地从比她高出许多的柜子里取放衣物，我连忙过去搭把手。奶奶年纪大了，行动不便，却仍然保持着把衣物放入衣柜前叠放整齐的习惯。她手上一边叠着，嘴里一边对我们说着这种衣服应该要怎么叠，穿的时候才不会有褶子……一条条呀，都说到理上了。我们就这样一边聊着，一边帮奶奶理衣服，时间总是过得很快。在奶奶的指导下，我们很快整理好了所有衣物。奶奶拿出一个又大又红的苹果给我作为奖励，对我说了一句让我暖心的话："今天还好有你在呀！"奶奶拉着我的手坐到了一边，跟我聊起了她的丈夫……爷爷在中心医院外科大楼住院，身体不大好，她经常抽空就从二院赶过去看看，格外珍惜每一次见面的机会。尽管自己的身体不怎么利索，两个医院的距离也很远，要倒好几趟车才能到，可因为心中挂念着丈夫，就算再辛苦，她也甘之如饴。

我和奶奶的故事虽然简单，却难以忘怀，每当想起时，心中便觉得幸福而满足，像一缕清风吹过，像一颗流星划过。后来好多次的活动我都没有见到王奶奶，听隔壁床何奶奶说，她身体不舒服去医院了。那一刻我突然发觉生命是如此脆弱，我不知道自己还能不能再次见到她，如果可以，还能见到她多少次？我不敢再往下想下去，我只想着接下来好好珍惜每一次可以和她见面相处的机会，希望奶奶岁月静好。奶奶的事让我想到一个朋友，她的父亲才40多岁，就患上了肝硬化，后来又查出肺小细胞癌。家人起初并未告诉她，当她得知这个消息后，她崩溃了。我从来没有见到过她这个样子：泪水不住地往下淌，身体紧绷着，紧绷到四肢抽筋，整个大脑都在被这事扯着，面色发青。我们都吓坏了，我知道这无疑给了她沉重一击。作为女儿的她还没开始报答父母，就发生了这样的事。很多时候我们都忽视了父母的感受，没有好好珍惜他们的爱……

生命说短不短，说长也不长。人生有太多的不确定因素。很多时候，很多人，都是在拥有的时候不懂得珍惜，等到失去了才追悔莫及。有太多的例子给我们敲响了警钟。于父母，不要总想着未来等自己赚了钱再好好报答，不要总是把现在能做的事推延到以后。从现在起，多和父母聊聊天，时常给他们打个电话，试着把脚步慢下来，多听听他们的想法；对朋友，或许以后再也见不到，或者不怎么联系了，更要珍惜在一起的时光。而作为临终关怀志愿者的我们，更是要珍惜与爷爷奶奶每次相处的时光。因为有些人，一道别，就是一辈子。

想起北岛的那句话："人在的时候，以为总会有机会，其实人生就是减法，见一面少一面。"我与他们的相遇是种缘分，每次的见面都很开心，虽说每次只有两小时，却带来极大的温暖。不去想未来，就珍惜当下的每一次见面。只此一生，惜之所有，无论是对父母还是朋友，出现在生命中的一切都有其存在的理由，望惜之。

志愿者：张虹芳

另一个世界的不平凡

同样一个周六，不同的人有不同的过法，有悠闲的大学生在上完一周的课后选择在床上慵懒地过着周六；也有那么一群人，选择在周六穿上红马甲，舍弃自己的休闲时光，去帮助和温暖别人，充实地过着周六。我不觉得周六于我而言是一种休息的时刻，至少在大学不是。我想利用大学时期的周末去做更有意义的事情，临终关怀于我而言就是"有意义的事情"。因此，我很庆幸，我是红马甲中的一员。

每个周六，我们在晨曦中，穿上我们的红马甲，带着我们最热情的笑容来到医院。"医院"二字总是让人望而生畏，总是让人从心底里感到紧张，但是这里不一样。这里就像是另一个世界，虽然没有世外桃源那般美好，却也有不一样的风景。这里的老人大多都是长期疗养，所以没有急诊室那边那样浓重的悲伤气息。

我服务的对象是邵爷爷。初见他时，我是很紧张的。虽然有时候我有点自来熟，但是在一个完全陌生的人面前，我内心还是十分忐忑。我与邵爷爷的初识因我的忸怩而显得有些尴尬，幸亏带队的学姐积极调节气氛，让我主动与邵爷爷交流，但是我们之间的第一次相处仍是以沉默为主，我也对自己的状态很不满意。

在之后几次相处中，我和爷爷慢慢地也开始交流起来，但是我仍然无法放松自己的状态，有时候我甚至都想放弃，我总觉得这太艰难了，开始对自己失去了信心。真的有那么一个星期，我因为上课终于可以不用去医院了，心里虽有对周末上课的埋怨，但也轻松了许多，因为我不用再去绞尽脑汁想如何打破尴尬的局面。可当事后学姐跟我提到，邵爷爷问："小谢呢，小谢怎么没来？"我不禁有些感动，又有些愧疚。感动于邵爷爷原来已对我放下戒备，同时愧疚于我之前退缩的想法。邵爷爷的这句话让我有了坚持下去的动力。

又是一个周六，我照例去看望邵爷爷，有所不同的是没有学姐在我身边"保驾护航"了。我只身一人进入病房，和邵爷爷打了招呼，并解释了学姐缺席的原因，之后便坐下安安静静地陪他看电视，中间我们偶尔说几句话。虽然我们之间的话题并不多，但是，我看到了我们心与心之间的距离在一点点靠近。

再见到邵爷爷时，邵爷爷生病了。看见病中的邵爷爷，我越加肯定一个说法：人越老越像小孩子，越需要别人的照顾。我们去时邵爷爷正在休息，我们不便打扰便没有进门去，只是在门外远远地探望。在此过程中，学姐给我讲了许多关于那些老人的故事，听得我温暖极了，原来医院并不是冷冰冰的，它也有不易被觉察的温暖。看见那些老人热情的笑容，我想阳光的耀眼也不过如此吧！

这个世界里的故事是由一群热情的老人和志愿者一同编写的。他们用自己的活力和笑容谱写温暖的篇章，他们用温和的话语和倾听演绎着被叫作"耐心"的乐章，他们用不断的叮嘱和探望描绘关切的图画。这个世界好像很平凡，却又不平凡！

志愿者：谢思源

笃学老叟，请多指教

穿上红马甲，以志愿者的身份走进医院，心情激动又有些忐忑。为自己成为志愿者服务他人而激动，又为不知如何和爷爷奶奶交谈而稍稍有点忐忑。但当我遇到了汪爷爷，我的心情发生了微妙的变化。

一进病房，我的目光就被汪爷爷吸引住了。他银发飘逸，正戴着眼镜俯身在病床上认真地写着字，岁月为其带来丰富人生经历的同时也带来了阅历的积累。棱角分明的侧脸为爷爷平添了几分魅力。"老骥伏枥，志在千里。"桌子上摊着报纸和几个本子。爷爷一本正经地向我们介绍他正在了解的时事。我们认真地听着爷爷的讲解，他和我们强调的是国家大事，每个人都得了解和学习。他用颤抖的手一页页地翻开自己的学习笔记，为我们答疑解惑。或许是爷爷害怕我们无法理解他略带方言的讲话，他一笔一画在纸上写下他要和我们说的话，我们感觉心被击中了。

81岁的爷爷给我们讲了他丰富的人生经历。看清人生需要智慧，看透人生需要阅历，从心所欲而不逾矩，方为大智慧。我不禁被爷爷谈吐的深度折服。

爷爷活到老，学到老，是我们学习的榜样。爷爷一直致力于探索自我，发掘自我，反省自我。医院无法提供的报纸爷爷都自费买来，数不尽的报纸填满了狭小的储物柜。爷爷还喜欢诗歌、书法，他以社会为己任，心系天下事。爷爷的大半生都在为百姓发声。1958年，他从杭大毕业后从事了两年教育工作。改革开放后，他从事商贸和服务性工作。他担任过科协主席、区划主任、环保主任、农业经济委员会副主任、革命老区促进会副主任等职务。他的儿子也在其影响下成为一个学识渊博的人。

第一次关怀活动逐渐进入尾声，爷爷教导我们作为医学生要做好以下几点：学好技术，熟练操作；真诚地对待他人，付出真心去帮助他人；始终坚持学习，不断进步。

学习知识是一种快乐，非学无以广才，非志无以成学。爷爷，谢谢您坚持学习时政知识，让我看到了我所缺少的意识，我会更加努力学习专业知识的。不念过去，面对当下，发愤图强弘扬中华少年之精神。爷爷，谢谢您的谆谆教导。

志愿者：朱紫薇

骄阳似火，温暖你心

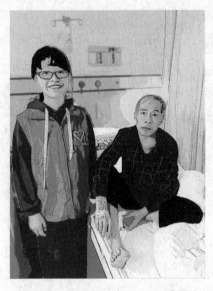

图：李慧玲

　　走在医院的走廊上，看着来来往往的家属和病人，有的面带笑容，但更多的是面带忧愁。我说不清楚那是一种怎样的忧愁，只知道它来自疾病。纵使屋外骄阳似火，冰冷的病房也没有感觉，内心越发感到凄凉。

　　每次与病人见面之前，总会有一种莫名的期待和更多的紧张。与他们只有一墙之隔时，脑中就会开始幻想着接下来将发生的场景，或许彼此之间略有间隙，或许相谈甚欢……

　　迈入病房，见到自己交流的对象——一位清瘦的叔叔。他的面部似乎只剩下一层薄薄的皮，感觉"皮包骨"这个词一下子在叔叔身上得到了很好的诠释。此外还能看到的就是各种肿块了。他的瘦弱已经超出了正常范围，衣服穿在他的身上就像是搭在骨架子上一般，全身上下清瘦得只剩下了骨头，一眼就让人觉得心疼。他，就是叶叔叔。因为肿瘤，他的半边身子仿若失去了知觉，只能稍稍动弹。若是说他全身哪里看起来比较胖的话，就只有那只水肿的手了吧。

　　不知道是生病还是其他原因，叶叔叔的听力也不好，平常人说话的声音他很难听清。和他聊着聊着，就渐渐能感受到叔叔对未来的期盼，对病痛的厌恶，对外面繁华世界的渴望。说到对未来的期许，他的眼睛亮亮的，但神情又时不时地有点恍惚，许是在思考，许是在忧愁吧。护士姐姐为他换药液的时候，他的眼睛总会直勾勾地盯着瓶子，不知道在想些什么。我妄加揣测，看着药液一点一滴地滴落，会不会勾起了叔叔对时间流逝的感慨……

叔叔正值壮年，却无时无刻不忍受着病痛的折磨，只能躺在一张小小的病床上，于是终日望着窗外的大千世界。人在病中会显得非常脆弱，无法摆脱病魔，无法离开医院，更无法实现自己的梦想。曾经很简单的事，到如今竟成了奢望。

"人是不能生病的。"叔叔总是把这句话挂在嘴边。他有时低着头喃喃地说着，看到我们来了就会对我们说。

是啊，人一旦生病就会失去很多。于是有了对过往光阴的感叹，于是更加珍惜当下的每一天。好在我们大部分人都是健康的，或许就是因为这样，我们才会把有些东西当作平常，肆意挥霍，不知珍惜。殊不知这些对于身在医院病床上的人来说已是幻想，已是云烟。就像人们常说的很多东西只有失去了之后才会珍惜，才会明白拥有时曾经有多么美好。

同样的地点，叔叔有所虑，我亦有所思。只愿叔叔能慢慢变好，也望这灼灼骄阳能够温暖你，驱散你心中的阴霾。

志愿者：吕泽艳

九月重阳，温纯我心

冬日暖阳，是您凝望的眼。

——题记

　　九九重阳俗称"老人节"。这个重阳，我是与您一起度过的。

　　光阴似箭，转眼间我已经成为一名朝气蓬勃的大学生了，怀着忐忑与希望，以及勇于尝试的心态，我与他们共同走进了医院。

　　护士长热情的招待，让我迅速融入这陌生而新鲜的环境里。她带我走进您的病房，统一的白色中带有格外的规整感，窗明几净，井然有序。而您给我的第一印象就是"精神"。护士姐姐说您年轻时是一位空军军官，去过很多地方，参加过很多场战役，一双眼睛清澈明亮。而对于您的第二感觉就是"和蔼"，事实上也的确如此。您穿着红黄相间的条纹衣服，笑起来如同一束阳光，明亮而温暖，瞬间冲淡了我们的距离感，耄耋之年的您，如同一位年长的朋友与我交谈。您说："我去过很多地方，祖国的大好河山也领略了许多。西藏高原上成群的牦牛，似是伸手便能触及的云雾缭绕的蓝天，内蒙古广袤无垠的草原，新疆绵延千里的沙漠……"随着您的描述，一幅幅秀美山河的景象从我脑海中掠过，令鲜少外出的我痴迷不已，内心充满羡慕。

　　然后您将床尾的被子指给我看，果真是豆腐块一般，方方正正，整齐的被褥下是一点褶皱都没有的被单。这样整洁、一丝不苟的生活态度，让我心生敬佩。接着您把手机拿出来让我教您怎么打开下象棋的软件，于是我一边拿着手机一边手把手教您："爷爷，先点一下这个，然后这个，这个……"

　　您看得很仔细，还和我说这是您孙子帮您下的软件，毫不掩饰眼中的疼爱和开心。假如我的亲爷爷尚在，应该和您一样坐享儿孙之福了。说着说着，您又开始问我有没有当过兵，我笑着说："爷爷，我眼睛不好，第一关就被刷下来了。"您说那可惜了，然后您说如今的人都拿手机当块宝，走到哪儿也不忘带着手机，好好的一双眼睛，总是盯着手机看，一点也不爱惜自己的身体。我颇感赞同地点了点头。

　　后来您又打开了电视机，里面正播放的是女排的比赛，我看您十分专注的样子，便好奇地问道："爷爷，您是不是经常看体育比赛呀？"您笑了笑，脸上的沧桑难以掩盖，眼角的皱纹如同沟壑一般。我想，您年轻时受过的苦也应该很多，体育精神和军人精神大同小异，忍耐克己，百折不屈。您说："我呀，还看NBA呢。现在是中国女排和巴基斯坦的比赛，看样子我们要赢了，中国女排老争气了。"

　　与您的相处十分轻松，就像我们真的是祖孙俩一般。不知不觉已经到了志愿活动结束的时间，和您告别后我走出房门，漫步在街上。在这个匆忙的城市中，您的生活态度令我钦佩，即使耳朵不再灵敏，眼睛也日渐昏花，但是拥有乐观豁达的生活态度，不问年龄、不问东西，只留纯真于心。

　　您如一束九月暖阳，在这繁华的城市，温暖我心。

志愿者：吕思正

没有人是一座孤岛

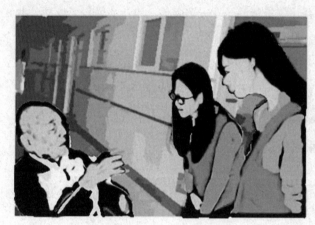

图：李慧玲

　　临终关怀服务和我有着不解之缘，在高中时期曾在一本杂志上看到关于临终关怀的报道。只言片语之间透露出的属于死亡的气息使酸涩填满了我的心房，对临终关怀志愿者的敬畏之情也油然而生。没想到几年后我也有幸为临终关怀贡献出自己的力量。

　　我最初来到丽水市第二人民医院时，感受到的是一片独特的沉寂和压抑的"老人气息"。我的服务对象是一位坐在轮椅上的白发苍苍的老爷爷。他的咬肌与舌肌僵化了，只能用呻吟声表达自己的想法，陪伴是我唯一能为他做的事。他紧紧地握着我的手，模糊不清地叫唤着。昏黄的灯光下，爷爷的眼睛格外明亮，就像会说话一样。此时，经历了几十年沧桑岁月的手，紧紧地攥着青涩的、涉世未深的手。在这一刻，老年与青年的生命力、价值、经验等人生标志在此碰撞。爷爷似乎想告诉我什么，但我什么也没听清，就只静静地陪着他。

　　我去医院要转两趟公交，但每次想到爷爷在医院里翘首盼望的神态，我便不觉得疲惫了。参加临终关怀服务的这些日子里，我和爷爷从不熟悉到每次来医院他亲切地唤我小名，这一点一滴的改变，证明了我们之间距离的缩短。在这所医院的老年区，大多数老人的子女很少有时间来看望他们，纵使是百忙中抽空来了，也没待多久就又匆匆离开。

当我站在一边静静地看着爷爷与他的子女互动，感到非常欣慰，但是脑海中又浮现出爷爷孤独地坐在床边的画面。孤独，有时候看一眼，便能深深感受到。我希望当爷爷的子女不在身边时，我的存在，我的陪伴，能够驱散一部分他的孤单与不安。

临终关怀活动中，一次次简单的陪伴，拉近了我和爷爷的距离，让我有机会将我的温暖带给爷爷，让我有机会代替爷爷的子女去陪陪他，也让我懂得了感恩。我愿意陪着他走完人生最后一段旅程。

没有谁像是一座孤岛，在大海里独居，每个人都像是泥土，连接成整块陆地。人与人之间的社会性在代际的更迭中得以不断地更新与诠释。我们陪伴老人度过了最后的时光，老人则见证了我们的成长。陪伴也使得我和爷爷从陌生到熟悉，使我们像祖孙俩一样。这种陪伴无疑是最长情的告白……

志愿者：李昕红

不负时光，陪伴所爱

当我和同学刚从王奶奶的病房里踌躇着走出来的时候，护士姐姐叫住了我们，告诉我们另一间病房的王阿姨经过化疗后病情并没有好转，肿瘤反而更大了。我一愣，转身便前去探望。在这间病房里，没有电视声，也没有聊天声，甚至连灯也都没有打开，安静，很安静。

王阿姨戴着一顶红色的毛线帽，上身穿着蓝白相间的毛衣，外面套着同样蓝白相间却宽大无比的病号服，静静地躺在床上，双手虚弱地掩盖着双眼。我们多次想上前安慰，但又不知如何开口，其实我们都明白，说再多激励人心的话，也无济于事，最后还是要病人自己勇敢地面对现实。

当你与疾病做抗争，而且离死亡很近时，那种恐惧和无助不是旁人用只言片语就能够安慰的。她看到站在床边的我们后，似乎也想倾诉，迟疑了良久，才吐出几个字，接着又是几个字……隔壁床的爷爷告诉我们，王阿姨曾说："还是这样，还是死了轻松。"顿时，惊慌、无奈、绝望缠绕交织在一起，一下子从心底溢出。隔壁房间里，我们刚才看望过的王奶奶会不会也是这么想的？心里一紧，眼泪就不由自主地在眼眶里打转。其实这位爷爷还有王阿姨都说得很对，其实我们心里也都明白，只是放不下这颗心，割舍不下这段时间里相伴产生出的情感。

王奶奶的两个儿子过40岁了，还没有成家。奶奶的两次化疗耗尽了家里所有积蓄，再者，加上病情的恶化，那种失落、无助一定会随着病痛的发作而侵蚀着她脆弱的神经，当然免不了的，还有对她家庭的影响。

住在同科室里的病人基本上都会得知周围人的情况，一个人的病情好转了，剩下的人也跟着有了信心，觉得自己接受的治疗是有效的，会抱着积极的态度去配合，勇敢地和病魔抗争，打一场持久战；但若是一个人不幸地离开了，跟他患有同样病情的人就会觉得这也许就是我们的归宿。现在，王奶奶就是这种情况，那位36岁、和她身患同样疾病的年轻母亲在一个星期前不幸地离开了这个世界。自那时起，王奶奶便忧心忡忡，无端的猜测使她心中更加恐惧……

这次的志愿活动，老人们都没有告诉我们什么大起大落的人生经历，或是些意味深长的人生感悟，但当我们设身处地地去理解时，那种对生命的敬畏，对命运的无奈，甚至对病痛的束手无策，一次又一次猛烈撞击着我们内心最脆弱的部分。与此同时，我们也不停地反思自己——在家人身体健康的时候，我们是否有好好地陪伴过他们？在他们生病的时候，陪在他们身边的是医护人员还是我们这些家人？是不是到了最后，也会有志愿者代替我们成为他们身边给予积极鼓励和温暖照顾的人呢？

无奈，很多人在忙一些自己认为重要的事情，而忽略了家人。这是为什么呢？是因为他们不重视自己的家人吗？不！终究是因为他们从心里面就作了选择，执着于一种浮于表面的东西。他们把一切对美好生活的希望寄托于忙碌的工作，忽略了更为重要的东西，如亲情和健康。父母含辛茹苦地养育我们，我们渐渐长大，他们逐渐老去。这时候，父母最需要的就是子女的关爱，他们对于物质的要求并不高，只渴求精神上的温暖。我们应该常陪伴他们，别让自己爱得太迟而抱憾终生。

一生很长，可以带着家人爱人一起去看尽这世间的繁华；一生很短，一场疾病就会带走你所有的爱恨情仇。命运不可掌握，我们能做的不过是珍惜当下，不负时光，陪伴所爱。

志愿者：李芳靖

向死而生

人生是一次通向死亡的旅行。古语云："生老病死乃人之常情。"当黑白无常敲响房门时大部分人却做不到平静以对。死亡本身并不可怕，可怕的是死亡所带来的痛苦，而承受痛苦比死亡本身更需要勇气。

我曾设想过死亡会以怎样的方式降临，我到了风烛残年之时会是怎样的场景。年龄的增加会使我不得不去接受身体机能的下降，呼吸困难、动作迟缓……但是疾病只能束缚我的身体而不能束缚我的心灵！即使疾病随时会终结了我的生命，我也是毫不畏惧。

活着，我渴望登山，我渴望触摸星辰，我渴望看那漫江碧透、百舸争流。我的内心充满着冲破牢笼的磅礴力量，我要去选择命运！然而现实却十分骨感，活着不只是单纯的人生经历的增加，伴随而来的还有疾病的缠身，死亡随时随地都在威胁着你。当我躺在病床上时，我不甘就此断绝与外界的关系，我不甘就这样窘迫地了结一生，我渴望有更精彩的方式度过余下的日子。由己推人，我们很愿意为临终关怀对象讲述外面精彩的世界，并为他们的生命注入活力，用生命点燃生命……

何其有幸，参加临终关怀活动。令我印象最深刻的是我的第一个服务对象王爷爷。初见时，在一群精气神很好的老人对比下他显得有些突兀！目光呆滞，瞳孔像是两个黑色的旋涡，深不可测地思虑着，似乎是在为自己的疾病而担心，为不知何时会来的死亡而焦虑。深褐色的皮肤上散布着星星点点的老人斑。无法言语也无法行走，他的世界只剩下病房的方寸之地。语言的闭塞以及肢体运动的困难使我无法知道爷爷想听些什么，只能依据自己所能想到的来和爷爷描述我生活中的事和外面精彩的世界。聊到我的学校生活时，我刚想给爷爷展示在体育课学习的易筋经，但肢体不协调的我，做出的动作是七斜八扭。爷爷嘴角上扬，露出了难得一见的官方微笑，似乎暂时放下了疾病的疼痛与对死亡的忧虑。鼻导管的气流还在传递生命的力量，闲谈的只言片语逐渐温暖了病房的寒冷，窃喜与心酸逐渐占据我的心头。众生皆苦，我仅尽蝼蚁之力，愿爷爷被这个世界温柔以待。

我有幸身为一名临终关怀志愿者见证了许多生命的一段特殊的旅程，有人说："人这辈子会死三次，生命在某种意义上得以延续。第一次是你的心脏停止跳动，那么从生物的角度来说，你死了；第二次是在葬礼上，认识你的人都来祭奠，那么你在社会上的地位就死了；第三次是在最后一个记得你的人死后，那你就真的死了。"我却认为，人总有一死，不必在乎长短，只是你活得越久会对这个世界更眷恋，你活得越久就会有越多的人对你恋恋不舍，所以你害怕死，你希望能够活得更久，或是让生命以某种形式得以延续。

生命注定了就是会死亡的，在你活着的过程中随时都有可能与死亡碰面，只是早点晚点的差异。其实从你成为一个生命之后，你每时每刻都受着死亡的威胁，并逐渐走向死亡，就是这样向死而生。

志愿者：钟轶

改天再忙

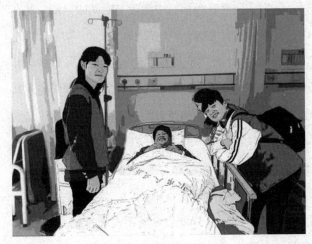

图：李慧玲

医院是一个充满矛盾的地方，每一天都有新的生命诞生，也有人永远地离开这个世界。丽水的二院是个特殊的地方，这里是众多老人的憩息地，他们虽然在这里衣食无忧，但是无人陪伴的他们就像一个个干枯的躯壳等待人们灌注关怀，才能够焕发新生。

　　每次来医院，遇到不同的老人，我总会有这样的感慨：他们拥有不同的人生轨迹，却有着相似的期盼，和晚辈幸福地生活在一起。

　　医院里，我遇到了叶奶奶。第一次见面时，我小心翼翼地找着话题，怕生疏使气氛尴尬，又怕太过热络提及奶奶的禁忌惹得她不开心。所幸奶奶非常随和，一直微笑着倾听，接着我的话。我们聊古今、谈人生，我被奶奶的故事折服。

　　奶奶有糖尿病，必须每天注射胰岛素；爷爷有轻微的老年痴呆。二老年事已高，家人又不能常来陪伴，就家庭情况来看，将他们安置在医院里为上策。儿子一个星期来看她一次，女儿在其他城市工作，不能常常来看她。虽然奶奶能够理解自己的子女，理解他们还有自己的家庭和生活，但话里终究是带着些许惦念和失落。她还打趣说，她跟爷爷和现在照顾他们的阿姨才像是真正的一家人嘞！

"树欲静而风不止，子欲养而亲不待。"老人不想给子女添麻烦，成为他们的负担，子女也为生活奔波而无法全心照顾老人，这是一个不可忽视的社会问题。子女在外努力工作，给父母提供了更好的生活条件、生活环境，父母虽能理解，内心也是空落落的。人类原始的沟通本能似乎随着科技高速发展逐渐地丧失，谁都想晚年的时候子女能每天陪伴左右，儿孙绕膝，共享天伦。

奶奶说得最多的就是，"谢谢你们来看我们，谢谢。""跟自己的孙子孙女都没有讲过那么久的话，真的很开心。"每次听到她说"谢谢"时，我的眼眶就会微微湿润，就会想到自己的外公外婆，我因为一直在外面读书而没有时间陪他们，甚至好久都没有仔细看看他们的容颜。我不禁感到愧疚。

亲亲，仁也。对于老人而言，他们需要的并不是过多的物质财富，而是能够让他们感到舒适和心安的亲情。奶奶在丽水几十年，看着身边的老房子慢慢变成高楼大厦，看着楼梯变成电梯，坚硬的水泥和高墙仿佛使亲情也变得冰冷淡漠。奶奶说，时代发展得太快，她还是喜欢以前住在老房子的时光。其实啊，他们怀念的不只是那段旧时光，更是旧时光里儿女的陪伴，怀念那为他们操心，帮他们洗衣做饭，跟他们嬉笑闲谈的平淡生活。

当然，时代的发展带来的好处更多。平时，奶奶会拿着手机聊聊天、上上网。她笑着说阿姨是教她玩手机的师傅，自己还有个老年朋友群，常常用微信给朋友发语音消息，也能跟晚辈保持联系……在跟爷爷奶奶相处的时间里，我看到了他们的善良，感受到了他们的热情，也嗅到了他们淡淡的孤独。对于这些，我们能做的也就是多去看看他们，带给他们一些笑容和温暖。

我想象过自己有一天老去的样子，是儿孙满堂抑或是一个人在空寂的房间里等儿女归来。我希望子女都多陪陪老人。他们倾注了半生心血养育我们成长，我们也应该在他们晚年时，能像他们教会我们用筷子一样去教他们玩手机，像他们年轻时一直陪伴我们一样去陪伴年老时的他们。父母养我们半辈子，我们陪父母一生。

对于老年人，我们更需要的是去倾听，倾听他们内心真实的想法。就像奶奶说的，自己的孙子孙女平时都没有那么多时间陪自己说话。反思自己，对于自家的老人，我们又有多少时间能安静地坐下来听他们讲话呢？希望在外生活的你，不论在哪里，都能常回家看看。他们嘴上说着能够理解，但内心难道真正喜欢孤独？不要让他们感到孤独，去给予他们安慰、温暖和被需要的坚实感。

能不能让所有离家的列车都晚点
让所有目送的身影模糊得慢一些
不要当孤儿的永夜降临时才发觉
改天再忙，当初应该早知道这点
能不能让所有夕阳落山得晚一点
让所有黄昏的温度消逝得慢一些
不要当孤儿的永夜降临时才发觉
改天再忙，做到就不会后悔今天

　　改天再忙，常回家看看，看看那在背后默默支持我们的人，看看那一直等待我们归来的人，用温柔的眼神，用亲切的话语，让他们感受到我们的爱，不要留给他们孤独，更不要留给自己遗憾。

志愿者：黄静

可爱的人

在我心里，医院总是弥漫着令人压抑的药水味，大厅里挤满了行色匆匆、神色苦闷的人；一条走廊，空空荡荡的，冰冷而漫长，给人厌恶感。而就在这个我认为冰冷的地方，我碰到了一群温暖又可爱的人，他们改变了我的想法，让我发现爱也弥漫在医院的每个角落。

最初相见时，我觉得她寡言少语，肯定是不喜欢与人接触。渐渐地，彼此接触多了，我发觉她坚强又乐观，对她的印象大为改观！

记得那天初到病房，我和黄阿姨打招呼，她微笑着回应我，之后是长时间的缄默，我们相视无言。也许是因为我第一次参加这个活动，新接触的事物总是令人手足无措，幸好黄阿姨偶尔会抛出一些问题让我回答，在她的带动下我渐渐放松了下来，我们之间的相处也越发融洽。过了一会儿，一位面容和蔼的老婆婆和她做起祷告，那位婆婆贴着耳根叮嘱她要快乐地面对生活，即使病痛缠身也要微笑着过每一天。事实上，她的确是这么做的。通过几日的相处和与医生的交谈，我了解到黄阿姨的下半身动不了，每天只能躺在病床上，双脚再也感受不到地面的温度，再也不能踩在地面上行走，三餐都是靠妈妈从食堂外带过来的。在常人看来，她的生活是多么的不便，看到她被病痛折磨的时候都露出不忍的表情，但她展现给我们的，是那张永远对生活充满希望的笑脸。她的笑容很灿烂，和孩子一样，如初升太阳那样灿烂的笑脸深深感染着众人。每当我和她交流的时候，她总是柔声细语的，虽然她不善言辞但很乐意和我聊天，时时以笑容迎接我，也总是以笑容相送。在陪伴她的过程中，我从未听到过一句抱怨生活痛苦的话，她对待生活的态度用一个词形容就是"佛系"，再苦再痛也绝不流露出怯懦的表情。

和她同病房的是她的爸爸，一位90多岁的老爷爷。黄爷爷是一个很幽默、很爱聊天的人，与他聊天十分舒适。在聊天过程中，我了解到了他丰富多彩的人生经历。爷爷见到我们总是笑得很洪亮，是那种爽朗亲切的笑声，他用"老黄牛"自喻，告诫我们要能吃苦，并应享受吃苦。他用心传授我们人生经验，我在陪伴他的同时，也感谢他的忠言让我对生活有了更透彻的理解。每当离别的时刻来临，他都会再拉住我们说很久才肯放我们离开。我知道他这是舍不得我，而我心中也是一样的不舍。分别的场景让我想起了家中的爷爷奶奶，我总是嫌他们唠叨，可是离开家却又很想念他们的唠叨，每次只有等到离开了他们才追悔，自己为什么没有多多陪伴二老？明明我们对这些素昧平生的人都能热情陪伴，为什么不在有限的时光里多陪陪自己的家人呢？

我接触的这些人每天都被拘束在病房这个狭小的空间里，他们不仅要忍受病痛带来的不适，还要承受远离家人所带来的孤独无助。而我们的到来，使他们的生活又有了新的盼头，陪伴的力量是不容小觑的。每个周六，我们准时出现，用我们微薄的力量给予他们温暖，而这种温暖也是相互的，当我们握住他们的手，温暖就开始传递了。

世界这么大，我有幸遇见了这群可爱的人，在陪伴他们的日子里，我从他们身上学到了笑对人生、学习无止境的道理；他们也不再那么孤独。生命脆弱亦顽强，需要我们用心呵护。

冷冰冰的医院也是个充满温情的地方，需要我们用心发现，并传播爱的火种。

志愿者：张萌

小确幸

在此间，日月星辰，山川河流。它最简单纯粹，又最美丽动人。如小确幸般，若你愿意用心去观察与感受，你会发现身边处处是温暖。

十分有幸成为一名志愿者，能够参加临终关怀志愿活动。那天阳光明媚，一群穿着红色服装的志愿者在给社区的百岁老人过生日，送温暖。我刚到目的地，就看到许许多多的志愿者正在忙碌：排位子、搬道具……老人们身穿鲜艳亮丽的衣服，打扮得漂漂亮亮的，也正在后台做准备。他们充满活力，嬉笑吵闹，像并未长大的孩童。我不禁在心中感叹，这大概便是我所憧憬的老年生活吧。

我与同伴被分配去门口指路，虽然我们在门口站了两个多小时，却未曾感到疲惫。老人们极少来问路，大都携同伴走进活动中心，但是只要有人过来询问，我心中便会生出一种使命感，于是满怀热情地去带路。一直等到所有来宾到齐，负责人才带我们回到会场。

会场里，表演早已开始。老人们正在表演节目，在这欢乐的氛围下，我们忘记了之前的辛苦，站在门口就鼓掌喝彩，感叹着他们的了不起。随着一个个精彩节目的结束，我们迎来了当天的重头戏——给百岁老人庆生。首先是给父母端茶捶背环节。我看到年过半百的老人来到舞台上为他们百岁的父母捶背，心中感慨万千。我暗暗发誓，要对父母好一些，多和他们沟通，听听他们的心里话。因为时间如水，我以为会一直年轻的父母，其实正在慢慢老去。我们把缀有寿桃的三层蛋糕放在手推车上推上台，然后分发蛋糕，一人一块，几人切，几人递，蛋糕很快分发完毕。希望百岁老人吃了生日蛋糕能够感到温暖和甜蜜，希望他们未来的每一天都像今天这样快乐，希望他们永远笑容灿烂。

　　活动结束后，子女挽着老人的手离开大厅，志愿者们开始收拾道具和桌椅，人多力量大，很快便搞定了。全部打扫完已是傍晚，我们是最后离开的。这一天，我过得非常有意义。

　　生命是一段漫长的旅程，季风转向，云雨流动，鸟类迁徙，一切都是变幻莫测的。倘若我们心地善良，关心世间万物，愿向外伸出援助之手，这段旅程会更有意义。赠人玫瑰，手有余香。我相信人性本善，愿在不久的将来，会有越来越多的人加入临终关怀志愿者行列，给那些需要帮助的人送去一份温暖。在有限的生命里，用无限的小确幸充实自我与他人吧。

志愿者：孟淑婷

遇见

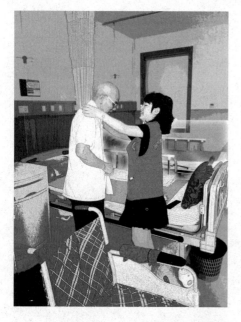

图：李慧玲

于千万人之中遇见你所遇见的人，于千万年之中，时间无涯的荒野里，没有早一步，也没有晚一步，刚好碰上了，没有别的话可说，唯有轻轻地道一句："原来你也在这里。"

2017年清明节，青春关怀部准备为住院的老人们送去清明饺，我也有幸成了这次活动中的一员。我满怀期待的心情踏上了"旅程"。

志愿者们被分配到不同的楼层，我被分配到了6楼。懒洋洋的午后，大部分老人都在小憩，整层楼都静悄悄的。为了避免惊扰到他们的美梦，我们轻轻地沿着走廊，从一扇扇洁净的玻璃窗前看过去，尝试找到没有入睡的老人。

我清楚地记得，自己进入的第一间病房，以及之后发生的故事。

徐爷爷，头发花白，精神抖擞，微颤的手中拿着一支笔，正在纸上写着什么。

黄爷爷，在我进入房间的那一刻，躺在床上的他睁开了眼睛，静静地注视着我。

简单地做了自我介绍以后，我将还冒着热气的清明饺送给爷爷们。

徐爷爷是一个不爱说话的人，只说了一声"不吃"，然后就继续做自己的事情。

　　黄爷爷很"贪吃"，像小孩子一样容易满足，他很喜欢我们为他准备的礼物。他也很健谈，虽然我们是第一次见面，却一见如故，畅聊许久。

　　在之后的时光里，我如期参加活动，对他们有了更深的认识。我们如同家人一般相处，很多时候都被他们的热情感动。在志愿服务的过程当中，我们为他们带去青春气息的同时，自己也得到了成长。

　　如今，我与他们相处将近一年了，已经将他们视为自己生活里的一部分。即使非常忙碌，也不忘打个电话问候他们。他们也用自己的方式，表达对我们的思念之情。

　　黄磊说："这个世界上没有谁是离不开谁的。"但在我心里，每种情谊都是无可替代的。

　　这就是我与青春关怀的故事，是我与那些勇敢的老人的故事。在最美好的时间里遇到他们，唯有轻轻地说一句："还好你也在这里。"

志愿者：董淑娟

万物皆有裂痕，那是光照进来的地方

万物皆有裂痕，生命也是如此。一束束光透过裂缝照射进来，使得生命更加丰富、圆满。

时光在我们每个人的身上都留下了一些不可磨灭的印记，烙印在心底的那一部分，慢慢沉积，成为这短暂一生中最美好的回忆。一直以来，我对生命没有过多的理解和感悟，直到我加入青春关怀部，成了一名生命关怀志愿者，我对生命才有了更深层次的理解和感悟。

牟奶奶今年已经91岁了，但身体还是很硬朗。她向我们讲述了很多自己年轻时的事。生命是如此短暂，记忆深刻的事情很有限，活到这个年龄再回忆过去也只记得那些精彩的时刻了。我看得出来，奶奶是真的好怀念那个时候的自己，或许奶奶还想像年轻时一样经历一些精彩的事件，向往着再经历些绚烂的时刻。这也让我无比憧憬自己的未来。牟奶奶和我自己的奶奶一样亲切，即使我们会有语言表达上的差异，但这并没有阻碍我们之间的交谈。我们渐渐熟悉起来，关系也越发亲近。有什么开心或不开心的事，我总想告诉牟奶奶。牟奶奶一直说谢谢我们陪她，给予她爱和关怀。殊不知在陪伴她的同时，她也一直在陪着我。是啊，陪伴才是最真、最好的礼物。

牟奶奶就像一束光，从很小的裂痕中照进来，渐渐地点亮了我的生命。她的笑容似清泉，流进我心灵深处。我想，我是幸运的，因为我遇见了牟奶奶。看着牟奶奶在我们的陪伴下开怀大笑，仿佛年轻了几十岁，我心里有说不出的高兴，希望时光就这样停下来。

生命是短暂的，在我有限的生命里遇到了这么多可爱的人，他们似一束束光，透过生命的裂缝照向我。与其说我们给了爷爷奶奶温暖，还不如说他们是我们志愿者路上的引路人、指导者，是我们生命中不可或缺的光。他们是散落人间的天使，温柔了我们的青春岁月。

志愿者：孙亚娟

应笑看，月圆月缺，花开花落

亘古不变，花开花落又一季，阴晴圆缺又一月，如此反复交替就如生命接力一样。

憧憬、忐忑，还有些激动，这是到二院分配服务对象之前我内心的声音。因为这是我人生中第一次参加这样的活动，没有经验，所以非常紧张，不知道即将结识的老人性格如何，还好是两个志愿者一起去一个病房。也许这是每个志愿者都有过的心理活动吧！

到达二院后，我们结识到了陈爷爷，一位很爱笑的老爷爷。刚进病房时，爷爷正在做雾化，看到穿着红色志愿者服的我们显得十分激动，几度想拿掉雾化器好与我们说说话。爷爷和我们说，他住院是因为中风导致半边活动不便，现在已经恢复得差不多了。爷爷先活动了一下手脚，然后一个纵身就从床上下来了，像个孩子一样。在此之后，我们常常去拜访他。

每次去医院参加服务活动，我们都去探望陈爷爷，就像朋友一样往来。偶尔爷爷也会以一个过来人的身份为我们指点迷津。我们不是亲人却胜似亲人。爷爷的心态很好，时不时地和我们开玩笑。他的脸上总是挂着灿烂的笑容，好像无忧无虑似的，笑着面对我们，笑着面对一切。

人生是一本翻开就合不上的故事书，一直到故事读完这一生才算结束。书有长短之别，故事也有精彩和平实之分。再美好的事物终有消失的那一天，再相爱的人也会有分离的那一刻。所以我不断提醒自己要学会取舍，学会知足，知足常乐嘛。我知道时光会流逝，生命会老去，说走就走的不只有旅行，也可能是生命。人有可能很突然地离开，突然到我们来不及悲伤，突然到让我们不想相信。谁也说不清未来会如何，生活总要不断向前，所以笑着应对一切吧。

在人生这场旅行中，我们得到过，也失去过。那些爷爷奶奶虽然只是我们生命中某一段旅程的过客，但我希望能永远留下这段旅程的记忆。即使我知道短暂的相遇之后是长久的别离，我也愿笑着保存这段记忆。

志愿者：程倩

生命的末班车，我陪你乘坐

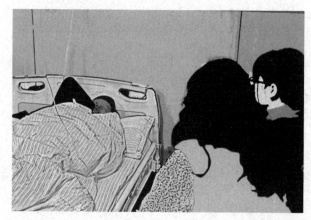

图：李慧玲

"老去心情随日减，远来书信隔年间。"对于大多数老人来说，他们也许并不需要那么多的物质财富，他们更需要精神上的理解和支持。他们不求儿女每个月给多少钱，买多少东西，只是渴望经常接到一个嘘寒问暖的电话。如此简单的心愿，对于他们来说却是一种极大的满足。

我看到过这样一则广告。儿女给老人买了一部手机，老人却一直没有接到儿女打来的电话。于是老人去手机维修店里问，他的手机是不是坏掉了，为什么买回来这么久却一直没有电话打进来……看到此处，我鼻子一酸，心中不禁有一丝悲伤。孩子们为他买一部手机，不就是希望可以更方便地联系吗？既然手机都买了，又为何连一个电话都不曾打回来呢？真的是因为工作繁忙吗？还是下意识地忽略这份羁绊？假如子女给了老人期望却做不到，只会徒使老人伤心。

老人年纪大了，都希望儿女能够多多关心自己，那些病弱的老人更是如此。世事无常，步入晚年，最后的一点期望，就是得到子孙的陪伴和关爱，哪怕只有一小会儿，只有一点点的时间。

我在大一上学期有幸加入了医学院的青年志愿者协会，被委任到二院服务一位

70多岁的爷爷。他虽然不能讲话，但是能听懂我们在讲什么，并且比部分老人幸运的是他能下床走路。我和同学在周末时都会去看望老爷爷，每次都只见到看护阿姨在照顾他。那位阿姨和我们说，爷爷的老伴和孩子们都在国外，一年至多回来一两次。而爷爷因为身体缘故无法一起移民，所以只能只身留下了。

爷爷不能像常人那样和我们交流，我看到爷爷最多的动作就是盯着一个地方发呆。爷爷可能是在思念家人，也可能是在忍耐病痛。"树欲静而风不止，子欲养而亲不待。"如果爷爷的子女现在不能好好地陪伴他，那么真的等到爷爷离去后，他们将追悔莫及。

圣人言：向死而生。死亡是每个人逃不开的归宿，与其担惊受怕，不如敞开心扉去迎接它。当然，即便道理如此，但当死亡来临时，没有多少人能从容、坦然地面对。而我们作为临终关怀志愿者，为的就是让那些老人不再害怕即将走完的人生道路，不再孤单地面对死亡。我想，志愿者扮演了一个重要的角色，给老人带去关怀和温暖，让他们暂时忘掉痛苦。

其实，无论是从哪一个层面，临终关怀都是从"心灵"开始的。减轻每个生命在临终前的痛苦，力所能及地给予他人帮助，这是我们临终关怀志愿者所必须要具备的品质。在奔向生命终点的列车上，我愿陪老人一程，观赏余生路上的风景。

志愿者：谢灵霞

微不足道的关心，收下吧

我不知道我可以陪伴他们多久，我只知道我很愿意，很愿意走近他们，很愿意把爱带给他们。或许这份关爱微不足道，但是希望我们的到来能为他们的生活带来一抹色彩。

认识

爷爷是一名军人，虽然容颜已老，但风华气质仍存。他不像一个病人，更像是一位老师，经常语重心长地告诉我们为人处世之道。爷爷是一个终身在学习的人，永远有自己的想法，喜欢思考问题，酷爱看书，博学多闻，风趣幽默。爷爷说自己曾经和我们一样，也是大学生，20世纪的大学生。他真心希望我们在大学里不仅可以学到知识，更要学会处世和生活。每当我们要离开的时候，爷爷总是再三地感谢我们的到来，并和我们握手告别。我总感觉不是我们来陪爷爷，而是爷爷在和我们讨论人生，给我们上课。活到老，学到老，爷爷就是最好的证明。

闲暇时，别总是低头玩手机，多多陪陪身边的人，你的陪伴、你的倾听、你的理解，会让家人感到幸福、快乐，即使只有短短的几分钟，即使是微不足道的关心。

熟悉

每一次的交谈，都能让我们从中得到启发，学到一些东西。可能因为爷爷是一名军人，也可能是我们太羞涩，不知怎么聊天，所以显得爷爷很健谈。每当聊天突然冷场时，爷爷总会首先出面缓解我们的尴尬。爷爷亲切地喊我们"小同志"，慢慢地，爷爷开始跟我们讲他的人生经历。让我印象很深的是，他讲的时候，脸上很是自豪，仿佛闪烁着岁月的光辉。爷爷曾是一名飞行员，这是一个让很多人都觉得很酷的职业。我能够想象爷爷年轻时开着飞机的飒爽英姿。爷爷说他那个时候基本每天都在工作，都是在天上飞，并没有太多的时间陪伴家人。但他的老伴每次都在家等待他的归来，他很庆幸能遇上如此支持自己的人生伴侣。爷爷用他过来人的经历告诫我们，要大胆地去想象，勇敢地去尝试，把内心的东西表达出来。

对于每一个人来说，孤独都很难挨。有时间多陪陪家人吧，但愿当你老了，头发白了，身边依旧有人陪着。

回忆

距离再远，人也能相识；阻隔再多，心也能相知。爷爷一生伟大，但也经历过极其痛苦的事情——白发人送黑发人。爷爷说，尽管已经过去几十年了，但每每提起还是会心痛。事故是医院造成的，可爷爷并没有追究。不是因为他不爱他的儿子，而是不想再毁了另一个人的人生。爷爷的话让我很受触动。俗话说："冤冤相报何时了，得饶人处且饶人。"唯有理解与爱，能够融化人与人之间的坚冰。过去的种种耿耿于怀，仿佛在倾听中得以解脱，有一种关爱与温暖也在倾听中得到升华。

继续

又是一年，我还在坚持做志愿者。跟随组织的步伐，我来到同一家医院，在同一张病床上，没看到那位军人爷爷，心里有点失落，但更多的是高兴，因为爷爷终于可以离开医院了。同时我想起了自己刚去世的爷爷，离家半年的我，回到家中才深深体会到有一位亲人离开了我的感受，但愿爷爷生活的那里没有痛苦。可能很多时候我们会觉得老人很烦，甚至有点嫌弃他们，但是当他们真的离开了，我们才会发现自己有多心痛，有多后悔。不要等到失去后才后悔莫及，有时间就多回家看看，多陪陪家人。守候是最动人的承诺，相守是最温暖的话语，陪伴是最长情的告白。

在学校时，我们以青年志愿者的名义去关怀他人。然而，青年志愿者协会希望教会我们，未来脱下红马甲后，仍能以一颗热忱的心去关怀身边的弱小。愿每一个需要关怀的人都能感受到那微不足道的关心滑过心尖的温暖。

志愿者：王燕明

我曾见过夏花般的生命

我曾经看见过如同夏花一般的生命，脆弱又灿烂地展现在我的镜头下。我见过扛着越战枪炮的老兵，见过朴实勤恳的农民，也在三楼的阳台上看见一个坐在窗边晒太阳的老人。窗外一树爬山虎攀着山毛榉，老人脸上的红润光晕，不知是被余晖照红的，还是被一墙的山毛榉映红的。

你知道吗，医院里的病人既脆弱又顽强。

他们绝不会像秋叶一样静美，他们来自五湖四海，来自各行各业，却有一样的坚定，眼睛里藏着星星一样的希望。

我见过的一个爷爷，讲起当年抗战时的经历依旧激动得比比画画，讲别在腰间的手雷，讲当年的制服样式，也讲打游击的清苦……老兵相见，如同那时一样相互敬礼，仿佛他们永远年轻，永远热泪盈眶。

我见过的一个奶奶好像老顽童，似乎永远不会失去对生活的信心。她说她的儿子们，也说她的孙子们，身在医院，心系家庭，芝麻谷子、家长里短永远也说不完。

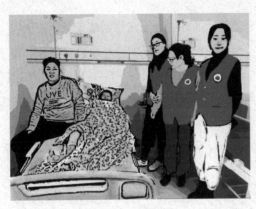

图：李慧玲

我见过的一个叔叔，病情严重但依旧保持着积极阳光的心态。他经常把我们逗得捧腹大笑。他想要出院回家，好好与亲友一起度过最后的时光。他说："人活着有时挺没意思的，但是面对不幸的意外，我们都得好好活着。"

真正的英雄主义，绝不是拯救了全世界，而是在看清生活的本质之后，依旧热爱着生活。医院里，每一个和病魔斗争的人都是英雄，他们虽然没有拯救世界，但是不放弃自己，就是一种胜利。

我曾经看见过那些如同夏花一般的生命，朝气蓬勃地与我不期而遇。有些是我的同班同学，有些是我的学长学姐，还有些是其他学校的学生。彼此间既不认识也不说话，只是在看见相同的红背心时相视一笑。其实我们都是一样的，怀着真挚的信念，认真且坚定。

一周两个小时的时间说长不长，说短也不短，你大可以拿这两个小时去电影院观看一部好莱坞大片，也可以去逛街购物，但是我们的志愿者选择去陪伴病人，帮助他们做一些力所能及的小事。蔡澜先生说："年轻人该多去麦当劳打工。"别人问他为什么，他答曰，知民间疾苦。其实在医院做志愿者同样是这个道理。

姑且先不讨论他人，就说我自己，收获的不仅仅是服务他人、实现自我的成就感，更多的是关于人生与命运的思考。饮食男女世间人，生活百味家常事，在风轻云淡的说笑背后，每个家庭所背负的东西都足以让人深思。

我见到过这样一个崩溃的阿姨，即使脸上化着精致的妆容，也无法掩盖那黯淡的神色。"忙了一辈子，才是享福的年纪，结果得了这样的病。"阿姨泫然欲泣，周围三四个同学正温柔地劝解着。人生的尽头是死亡，既然别无选择，只能抗争到底。

情长纸短，无法淋漓尽致地表述出志愿活动的好，也无法翔实地记录下在医院学到的人情世故。大千世界，生命如同夏花般绚烂，不负光阴，让世界知道我曾温柔地来过，也曾明亮地绽放。

志愿者：高玄义

你的善良，岁月不忍欺

作为一名临终关怀志愿者，短短6个月的时间，我经历了一次前所未有的蜕变。我虔诚地穿上红马甲，从第一次的懵懂和忐忑，到现在的从容和稳重，我改变了很多，但是始终没有改变的是我作为一名临终关怀志愿者对爱的守护、对生命的敬畏。

6个月的时间，我们看到了一张张熟悉又陌生的面孔。觉得熟悉，是因为那些被岁月侵蚀的沧桑面容，总令我回想起我的祖父母，那两位慈爱的老人。17年里，他们给了我多少无私的呵护和关爱，然而想念只能堆积在内心的最深处，无从释放。觉得陌生，是因为他们让我感受到了生命步入尾声的恐惧，这种陌生的情绪。他们如此善良，满怀对生命的渴望，但是岁月对他们却是如此残忍。

我选择做临终关怀志愿者的一个原因是给自己找寻一丝慰藉。这些老人，多年来为了家庭，为了儿女，扛着所有的风风雨雨，付出了一切。现在，他们的身体已变得脆弱不堪，甚至有的老人只能借助药物来维持生命，但是他们依然热爱生活，乐于和我们分享他们的故事，给我们讲述人生的道理。老人的慈爱总是感动着我们。

记得在2019年的国庆关怀活动中，当我问一个老奶奶她有什么想对党说的话时，她反反复复地说了一句话："希望你们能够身体健康，万事如意。"她的女儿和我说，奶奶今年90多岁了，口齿不太清楚，最大的希望就是身边的人都健健康康的。霎时，心里充满了感动与心酸，感动于奶奶的善良，心酸于她被疾病折磨的身心。老天太过残忍，让他们饱受折磨，难免苦痛。多么希望我们的存在能减轻他们的痛苦，给他们带去快乐；也希望他们的儿女能够好好照顾他们，晚霞落尽，朝红新起，陪伴老人走过最后的时光。父母在，人生尚有来处；父母去，人生仅剩归途。

多次志愿服务中，最令我印象深刻的老人就数陈爷爷了。陈爷爷是一名退伍军人，即使他因为年龄和疾病的关系，说话时有些语无伦次，但和他的每一次交谈，都能让我感觉到是与爱的交流。爷爷特别爱笑，他的微笑淳朴、亲切，体现出他对生命的敬畏和尊重。我们和他一起唱歌，一起自拍，一起看电视，服务过程总是开心与欣喜的。多希望爷爷永远健健康康的，他的可爱与善良，岁月不忍欺。

"时光时光慢些吧，不要再让你变老了。我愿用我一生，换你岁月长留……"

每一次的志愿服务，并不是简单的出行，我们承载着爷爷奶奶对志愿者的喜爱与期望，承载的是我们所有志愿者朴素而又伟大的梦想。我为这个梦想而骄傲，因此，我更要为了这个梦想而努力。

青春关怀，心暖生命。

愿我们都能够温暖前行。

愿你的善良，岁月不忍欺。

志愿者：董红红

感召内心深处的那曾经

　　暂别持续了一学期的临终关怀活动，回忆过往的点点滴滴，脑海中如幻灯片般闪现着的是一张张流露着些许不舍的面庞。

　　也许，"志愿者"这几个字对于大家而言已不再陌生，但对我而言，却有了不一样的意义。平凡的我们在平凡的日子里，却做着不平凡的事。每逢周六，早起搭公交赶往医院已成为我们生活中不可缺少的一部分。白色的墙，白色的灯光，白色的床单，白色的衣物……压抑的白色有时让人喘不过气来。那里，远离世俗的喧嚣，面临的是死神的逼近。

　　那一天，他站在窗边沐浴着温暖的阳光，距离手术治疗已过去两个多月，可他仍旧每天只能靠流食维持生命。竭尽全力地发音，慌乱地动作，我知道，他有很多很多故事想告诉我。静静聆听他模糊的言语，渐渐地，我仿佛看透了他一般，能感知他想表达的是什么。就这样，我们相伴了几个周六的早上。在这里，人，都是来得匆匆，去得也匆匆，没有挥洒的泪水，也没有告别的话语，他就这样埋藏在了我内心深处。

　　曾几何时，我也思考过：死亡，究竟是一种什么样的感觉，真的那么令人害怕吗？望向躺在病床上的他们，我似乎懂得了些什么。死亡本身并不可怕，可怕的是一个人的世界，一个凄清、落寞的地方。当一个人在面对死亡到来的时候，是最无助、最害怕和最绝望的，躺在病床上的他们真的很需要有人去倾听他们的诉说，倾听他们对人生的感悟，关怀他们，陪伴他们。生老病死，是不可避免的，但有时，一个拥抱甚至是一个微笑却足以挽回一条生命。生命是脆弱的，经不起病痛折磨，但生命又是坚强的，如小草一般，只要给它一缕曙光，它便有活下去的勇气和力量。其实死亡并不可怕，可怕的是失去面对它的勇气。

在医院里见到最多的便是老者，于他们而言，我们扮演的更像是他们牵挂的子女。无尽的思念，使得他们牢牢记住了上一次子女来探望的时间，甚至是别人子女的探望也牢记心头。而身为志愿者的我们，能给予的却是那么的微不足道。

回想躺在病床上的他们，面对病魔是多么的乐观，面对不幸的人生是多么的不屈。感谢他们教会了我勇敢，感谢他们教会了我微笑！

我们每个人的小小力量汇聚在一起，终将汇聚成浩瀚海洋。不可能每个人都做成惊天动地的大事，但一个人、一个团队的价值却可以体现在每一件为他人做的小事上，即便微小到无人察觉，只要它是有意义的，都是值得歌颂的。

人生就像一场征程，需要曙光去照亮前行的道路，人活一辈子，就应该开心快乐，享受每一分每一秒，享受当下，享受生活，学会用微笑面对挫折，学会用心感受世界，学会感恩！

人之一生纵有万千磨难，也要学会回头看看来时走过的路，不忘初心，感念曾经。

志愿者：毛开颜

用世间温暖与你相遇

医院就像莫比乌斯环一样既是生命的终点也是生命的起点。或许在我们的思维里，医院的定义往往与疾病、痛苦相伴随，这也使我对医院产生了排斥的心理。然而，我对医院的理解随着对临终志愿项目的深入了解与实践，产生了微妙的变化。

对第一次以志愿者的身份进入病房，我仍记忆犹新。志愿者以随机配对护士长给我们提供的服务对象的方式开展服务。略感紧张、不安的我身着红色马甲在各个病房间穿梭，病人及家属好奇又陌生的眼神让我有些恐慌。我站定在走廊尽头的最后一扇门前，深吸一口气，慢慢地推开了那扇门。经过短暂的眼神交流，我们确立了志愿服务关系。那位充满活力的奶奶使我放松了许多。

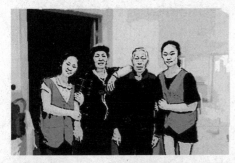

奶奶豪爽大方，我们以一首歌打开交流的序章，谈笑风生，仿佛我们不是身处治疗病痛之地，而是在进行一次简单的家庭聚会。光线透过百叶窗斜射进来，晕在天花板上，室内的温度和感情在一点点地升华。

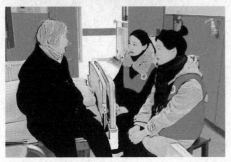

图：李慧玲

奶奶喜欢唱歌，相对于志愿者这个身份奶奶更喜欢我观众的身份。她的舞台不大，就是一张病床那么大，我就站在"舞台"旁享受着VIP的待遇和360度全方位沉浸式体验。奶奶说住院的日子很无聊，但是一唱起歌，就不无聊了。真正的幸福只有当我们体悟到人生的真正价值才能体会到。在被病魔束缚的时候能够开心地放声歌唱，足矣！幸福如同烛光一般，不烫，但是足以温暖全身。

时光飞逝，第二次去的时候奶奶已经出院了，走进熟悉的病房，病床上躺着的已经不是她了。高兴和着几分遗憾与落寞夹杂在我的心头。

凡是过往，皆为序章。与奶奶的相知相遇已成我人生浓墨重彩的一笔。我走进奶奶的生活，奶奶走进我的生活，相辅相成。我为自己能够缓解奶奶的精神上的痛苦而感到荣幸。我和奶奶相处的时间仅仅几个小时，然而让我感受到的温暖是无穷的。在之后的活动中，我已经不惧怕走进医院、走进病房，是她让我克服了对医院的恐惧。

挟泰山以超北海，此不能也，非不为也；为老人折枝，是不为也，非不能也。敬老爱老并非是件很难的事情，我们只需要真诚地付诸行动，给予老人关怀、陪伴，倾听他们的故事，让他们感受到温暖。虽然不能将病魔的锁链松开，但是我们可以尝试缓解锁链带来的痛苦。

医院，是个充满温情的地方，是个可以欢声笑语的地方，是个点燃了我心中小温暖的地方，我愿用世间温暖与你相遇。

志愿者：程依诺

心怀慈悲，行如绳墨

　　参加青春关怀，踏入医院，方知自己也是一味药，一味祛除心理疾病的良药。第一次看见爷爷是驻足病房门口时，他孤单地坐在病床上，眼中透露的是对隔壁床家人在身边的羡慕，这该是一个多么孤独的老人啊。

　　跟爷爷有过两次接触。第一次，我战战兢兢；第二次，我应对自如。我发现，他是一个极具魅力的老人。他深谙世事却看淡了，经历了那么多事情却无人诉说，每天都被困在病房中。

　　我喜欢周末去陪伴医院里的爷爷奶奶，或许在上班族看来，不如好好放松一下，犒劳连续五天早起的身体。但是韩非曾言：万物可以为师。积淀了一生财富的老人就像是一位"圣师"，跟他们的聊天，更像是精神的放风。

　　在爷爷那里，我学会了慈悲。并不是佛家所言对生命之物的重视。我想更像是龙应台在访谈中所言"慈是对于生命的热忱和温柔呵护"，在病房里的爷爷，不像其他病人挂着点滴，躺在床上唉声叹气，而永远是挺着身子看电视。他热衷于从抗战开始到新中国步入正轨的电视剧或者纪录片，我想正是因为这份喜爱，对生活充满了热爱，对于自己的生命才会更加珍惜。悲是对于流逝之物及无法挽回的痛心，爷爷不怎么讲过去的事，但是了解到爷爷曾经多次申请入党均以失败告终。酸甜苦辣和离别重逢在生命中处处上演，我想怀着爷爷那种慈悲心怀，心便能如大地者明。

　　爷爷做事，从不需要别人的帮助，不论是上下床，还是上个厕所，或洗个餐具，都是亲力亲为。不管步履多么蹒跚，手有多么抖，"不方便"从来都不是爷爷"不动手"的借口。"行如绳墨者彰"，你我皆为平凡人，读书明理，行而有方，日积月累，方修慈悲胸怀。老人是我们社会的财富，学习他们的为人处世是固本，追逐金钱名利是逐末。放下手中的活，好好陪陪家人。

其实我们都知道，这些爷爷奶奶缺的不是物质财富，而是内心精神上的陪伴。他们要求不多，经常把"知足者常乐"挂在嘴边，他们只是希望子女能够经常看望自己，和他们聊天让他们感觉不再孤单。老人最简单朴实的愿望其实是"团圆"。但是子女们也要生活，也要工作。所以要靠我们这些志愿者，但我们的微薄之力肯定不能解决这个老龄化社会下最需要关心的事情。百善孝为先，我们不是他们的亲人，只能缓解一时的寂寞，终究不能代替他们的家人。

医院只能抚慰老人身体上的疼痛，而我们能抚平他们心灵上的波涛。在那个有阳光的病房里，我希望他们脸上的落寞都被家人的团聚替代。

志愿者：朱凯锋

往后余生，安暖相伴

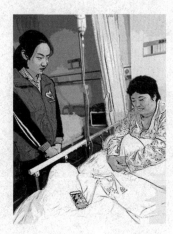

图：李慧玲

死亡，从来都是人们讳莫如深的词汇，总觉得它带来一丝不祥与压抑。如此观念不能全盘否定为封建迷信，只能说人性对于未知无解的东西总是心存恐惧和逃避。但是战胜恐惧的唯一方法便是直面恐惧，迎上未知，我想"临终关怀"就是一场关于"死亡"的启蒙课，你只有了解它接近它，才能最后做到真正的从容淡定。

大一，我加入"院青志"这个有着一群无私精神的可爱人们的组织，并且获得了一个很好的机会——参加关于"临终关怀"的志愿活动。我觉得临终关怀就是一场能让我与"死亡"直面，与"死神"交流的志愿活动，我希望我能通过它，帮助更多的人坦然地面对死亡。

清楚记得那天我起得特别早，内心充满了对这次志愿活动的期待。当我们迎着朝阳越来越靠近医院的时候，我也越来越期待此次的活动。

走进病房，我见到了一位笑容灿烂的老奶奶，她被岁月抚过的脸庞及弯曲的背脊掩盖不住她身上那种对健康生命的向往。奶奶很配合医院的治疗，并且在治疗中从没有表现出畏惧，我敬佩奶奶的勇敢。但奶奶落寞的眼神、苦涩的笑容又让我懂得了奶奶内心的无奈与彷徨，我的心也不禁踌躇起来，只愿奶奶平安喜乐。

随着更加深入的了解，我知道了奶奶有一双儿女。当奶奶提起儿女的时候，眼睛里是藏不住的骄傲，就像有满天的小星星在奶奶的眼睛里闪耀。奶奶总是说儿女很孝顺，却无法时时刻刻陪伴在她身边尽孝。我这才理解到志愿活动的意义所在。竭尽我们个人的微薄之力来安抚老人的内心，尽己所能让他们不再感到孤单。

慢慢地，奶奶对我讲述了她的过往，这些经历让我感动与震撼。我知道每个人内心深处都有自己的独家记忆，和奶奶聊天的时候，我的内心感到无比温暖，就连身体都被带动着暖起来了，这真的是一件很享受的事情。

我们想要呼吁全社会爱心人士行动起来，为老人们送去一份安慰与温暖，让他们能够安享晚年，让更多的人接受"死亡的启蒙课"，真正地把这个社会构建成一个和谐的大家庭。

往后余生，安暖相伴，阳光洒满世界的每一个角落，让尘埃落定，让杂乱归一，让焦躁平静，让人们对死亡不再恐惧。

志愿者：朱凯锋

微笑，亦是一服良药

医院里的生老病死、喜怒哀乐都是一部部不一样的人生剧目，每次过去，都能让我收获不一样的感悟。小到同情他们的不幸，大到感激上天的眷顾，思考自己接下来的人生之旅，使我对未来既迷惘又期盼。

即使我现在的人生阅历还不够丰富，但走走停停，幻灯片似的张张在脑海中放映着的，却也数不胜数。医院，一个神圣的地方，那里充满了悲伤与离别，又给人以新生的希望。在那儿，人们远离了世俗的喧嚣，避开了都市的繁杂，也只有在那儿，人们才真正懂得健康的意义，才开始明白生命的可贵。

那是一对朴实的农民夫妇，没有华丽高贵的辞藻，没有高深奥秘的哲理，仅用几句最简单的话语便道出了人生的真谛。一辈子相居乡野，不曾品尝过山珍海味；一辈子躬身田垄，也未曾去过人间仙境；一辈子安贫乐道，却在年过花甲时坠入了病魔的深渊。

还记得第一次见到王老伯，是在医院的走廊里。孤寂的背影、昏暗的灯光，显得他格外忧伤，不禁令我冷不丁地打了个寒战，生怕今后我的父母也是孤苦一人，独自承受着病痛，生怕自己的晚年也这般凄凉。起初，我认为老人家会抱怨上天的不公，诉说自己那悲惨的人生。但是，在那张黑黝黝的脸上，却绽放出笑容。是的，并非含泪的微笑，也不是强撑伪装，他是真的很乐观，每一天都努力过得开开心心的，笑对生活。3个月前的手术，使得王老伯无法像常人一样进食，米糊和汤水便成了他的一日三餐。没有酸甜，也没有苦辣，仅那一丁点儿的咸味也无法提供足够的能量，只能维持最基本的生命功能的运行。但在王老伯看来，他所受的这些苦远无法与他妻子所受的相提并论，一句"我苦，我妻子比我更苦"深深地烙在我的脑海。也许，这才是最真实的"执子之手，与子偕老"。相比时下一些年轻情侣间的海誓山盟，二老的爱情更加真实、更加坚固，也更能触动人心。或许，这就是爱情最真实的模样：同甘共苦，无怨无悔，认定了就是一辈子；不抛弃，不放弃，直至走到世界的尽头。

诚然，一个人活着的价值在于他对社会所作的贡献，而不是他这一生拥有多少荣华富贵或者多么的位高权重。所谓钱财乃身外之物，所得之财，只要足以享受生活便可，不必过多。当然，这也是基于身体健康的前提之下。人这一生最怕的就是生病了，一生病就无法避免花钱，花钱如流水，失去远比获得快。而生命也是无价的，一旦失去，即便你拥有再多的财富也无法挽回，所以正如前人所说："不求大富大贵，只愿长乐人安康。"

如果真有那么一天，当不幸突然降临，当面对病痛的惨痛折磨时，我们一定要笑对人生，决不轻易向病魔屈服。而王老伯自身就是这么做的。患病的日子里，每一天，他都不断地在为自己加油鼓劲，为自己与病魔的斗争呐喊助威，从不曾喊过一个"痛"字。因为他知道，老天是公平的，活下去的希望也掌握在自己手中，不能退缩，也决不放弃。

述说的是年少轻狂中的自由与潇洒，书写的是花甲之年时坚强不屈的自我战争。与王老伯夫妇不舍地挥手告别，再次留给我的依旧是那张迷人的笑脸，很甜很甜，仿佛无病无痛，无灾无疾……

志愿者：毛开颜

超越长眠 "零度" 的沸腾

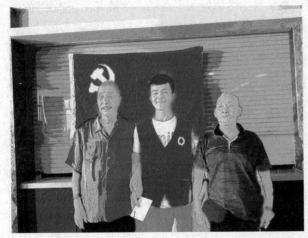

图：李慧玲

似水流年都错过，弹指间，哪还复当年模样？时光荏苒，再回首，早已物是人非。时间就像一张单程票，没有回途，即使想欣赏沿途的风景你也没有机会驻足，于是，刹那间的美丽便成了格外珍贵的回忆。

徐爷爷是我第一个探访的老人，令我意外的是，尽管我也接触过不少的老人，他们对死亡的恐惧感已经慢慢地淡化，但是真正将死亡的话题放得很开、毫不忌讳的唯有他一个人。在我们的交谈中，我发现他是一个很健谈的人。当我和他的话谈开了，我小心地问他，他是怎么看待死亡的。他说，他和朋友们饮茶聊天，什么国家大事、社会热点、娱乐八卦聊够了，就在聊以后怎么死，这是不得不面对的事。现在提早想好了，免得等到快死时，想交代身后事都说不了。

徐爷爷的这种积极向上的乐观的态度在提醒我，我对其表示感谢，感谢他愿意与我开放地讨论这个很敏感、很沉重的话题。他认为，人生始终要面对死亡，人最重要的是 "好死"，回避此问题，并不有助于 "好死"，大家拿出来讲反而更好。

一抔黄土，我最后唯一的礼物，献给带给我生命的大地，让它们茁壮——有幸光临人间的野草；我会成为蚯蚓们的家，这些穿行泥土的弯曲生灵，携带我弯曲的诗句，在某个雨后的傍晚，它们会惊喜某个穿戴我表情的少年，让他的灵感如泉喷涌。徐爷爷对于死后的安排亦令我惊诧。他曾是军人，在战场上见过不少类型的死亡，当时觉得死亡离自己很近。后来在医院负责处理后勤事务，每天的"生老病死"，他都亲眼看见。他说，一开始看到患者家属撕心裂肺地将死去的亲人送走，心里都会一揪。后来想到死亡只是将他们送往了另一个世界，他就释怀了。他还有一些战友是医士，就职期间，他与朋友接触了解剖尸体的研究，明白到遗体捐赠对于医学研究意义十分重大，所以在了解遗体捐赠的手续后，徐爷爷决定捐赠遗体。徐爷爷还提到，临终关怀在国外比较成熟，中国目前人口老龄化形势很严峻，临终关怀服务很有必要建立，能够安慰温暖众多老人，这是件功德无量的事。

徐爷爷的话不断在我的心里回荡，我们应该给那些高龄的患者送去温暖，正如医生应该信奉的一句话："有时去治愈，常常去帮助，总是去安慰。"我们并不是神，还没有能力将患者的病症治疗好，也无法改变他们得在医院的事实，我们能做的也就只有陪他们说说话而已。

在我们平时的生活中很少能有机会找到这样一个场所，有时候我们会感觉自己的存在根本就是无足轻重的，甚至常常会觉得自己与整个世界无关，对周围的任何一个人都毫无意义。好像我们的死活都只是我们一个人的事情，没有人会为你的降临或离去而欢喜或悲伤。特别是我们这一代人，空虚和迷茫似乎正成为最普遍的生活状态。

明天和意外哪个先到来，谁都不知道！且让我们把握当下吧，珍惜拥有的一切，好好爱自己爱他人，好好生活，有梦就去追，让生命流光溢彩，这样才能在岁月的尽头时能无悔无憾！不畏惧死亡，放眼未来，沸腾血液，才能超越长眠的"绝对零度"。

志愿者：王华富

陪伴，最好的良药

中华文明源远流长，对于死亡，人们始终保持着一种敬畏，甚至是逃避。但是，死亡终究是无法避免的，一味的逃避是毫无意义的。当他人的生命即将到达终点，我们能做的也只有陪伴在他们身边，让他们面带微笑、心怀温暖地走完这人生的最后一程，而这也就是临终关怀项目创立时的初心。

第一次见到黄爷爷的时候，他坐在轮椅上，眼神中并没有我想象中的怨天尤人，反而相当平静。当我们向黄爷爷打招呼时，黄爷爷的眼神似乎被点亮了，扬起一张笑脸向我们回应。黄爷爷已有92岁高龄了，但是他的热情与激情比我这个大学生仍有过之而无不及。也许正是因为黄爷爷这种远超常人的乐观，所以即便是无情的时光也没有在他的脸上留下太多的痕迹，坚毅的脸庞上未染岁月的沧桑。

黄爷爷是一名光荣的红军战士，曾参加过著名的渡江战役。中华人民共和国成立后，经过培养成了一名杰出的临床医生，之后也是以随队军医的身份参加了抗美援朝战争，黄爷爷的双腿也就是在那时埋下了隐患。在黄爷爷的讲述过程中，我感受最深的就是他那份身为中国人、身为红军、身为共产党员的深深的自豪。对于每个来看望他的志愿者，他都会拿出珍藏的照片——那是爷爷和奶奶在年轻时的留影。照片中的爷爷一身军装、帅气十足，奶奶则是一身旗袍、气质端庄。每次拿出照片的时候，他都会反反复复问上好几遍："爷爷有没有军人的感觉？"我们自然是笑着，给他一个肯定而心仪的回答。看完照片，爷爷也就跟我们讲起了奶奶的故事，也就是在那时，我才知道，他的妻子早去世了，好在爷爷还有三个早已成家立业的子女。

我一度感觉像爷爷这样乐观开朗的人也许并不需要我们这些志愿者的开慰，但是当护士姐姐来给爷爷做日常检查的时候，爷爷每次都会像得到心爱的玩具的小孩子一样，跟护士姐姐开心地炫耀道："你看，他们又来看我了！"那眉宇之间的欣喜便满满地溢了出来。

当爷爷让我推着他出去，说是带我看看医院的时候，我才渐渐从他的言语中感受到了他内心的孤独与痛苦。是啊，日复一日地重复着单调的生活，只能通过电视来了解外面的生活，就连饮食都有着严格控制，爷爷又怎么可能真正地开心呢？

但是我相信，有了我们志愿者，一定能增添黄爷爷的笑容。让这最后一程，或长或短，都有我们的陪伴。也许我并不会说什么感人肺腑的话，但是我相信陪伴是最长情的告白，陪伴是最好的良药。

志愿者：王昶

陪伴是最好的告别

"你所有的痛苦与困顿，都是自己一个人的事情，你的生死，不关于任何人的事。可能你的伤口在流血，别人却在为晚上吃什么发愁，这世上没有感同身受，所有的开导都是纸上谈兵，所有的安慰都是隔靴搔痒，唯有陪伴并不是徒劳无功。"在爷爷过世后，我才真正体会到陪伴的意义。

有人说："陪伴，是最长情的告白。"可是我想说："陪伴，是最好的告别。"参加"青春关怀"的初衷，就是去看看像我爷爷那样年纪的老人，来弥补未见到爷爷最后一面的遗憾，真的很遗憾，只能用遗憾来形容。就在我要回家看他的前一天，就在我高考倒计时60天的时候，就在我想要陪伴他的时候。我常想，爷爷为什么不能等等我，等我考完，我就可以去看他了，等我取得好成绩我就可以去看他了，等我忙过高考我就可以去看他了，等我……可惜哪有那么多的等我，岁月无常，谁又能预知呢？所以我更深知陪伴的重要性，不要等到子欲养而亲不待的时候再追悔莫及，所以我格外珍视在"青春关怀"活动里遇到的黄爷爷，我也一直把他当自己的爷爷来看待。

第一次参加活动的时候，是学姐们带着我进去的，刚进门爷爷就喊道："哎！你们来啦。"黄爷爷这短短的几个字瞬时间拉近了我们之间的距离，像是许久未见的亲人一般，像是自己家爷爷一样温馨而自然。后来每一次去，爷爷都会如初见般跟我拉家常，时不时还会分享他当年的光辉事迹，到现在我算是这个活动里的老学姐了。从"你叫什么名字啊"到"小雪你来啦"，每星期半天的相处时间，让我找到了心灵寄托。

黄爷爷是所有服务对象中最积极的老人，每次我们去做志愿服务，他都会询问以前的志愿小伙伴，也是记得最多我们志愿者的名字的老人。我常常想，当我们老了，被疾病判了死刑抑或是被岁月折磨得不成样子，在生命的最后时光，会选择怎样度过？我想，要是我，我一定会安然地窝在陪伴了我若干年的床上，吃上一碗家常便饭，看着太阳在山间暮去朝来，正午的太阳如金子一样洒在我的小房间，也温暖着我的心房，光线渐渐变浅，家人围坐在我的身边，笑中带泪，我的生命也随着这光线渐行渐远，去到另外一个世界，没有一丝痛苦。可是啊，尘世总那么不尽如人意，这老天非要将你里里外外折磨透了才肯罢休。忍受病痛，伤心，你要眼睁睁看着你的老伴死去，却无计可施。你尝了这人世间太多的无可奈何，到最后无力地死去。

这是我当志愿者的最真实的内心感受。"人生路途中，当新的名字变成老名字，当老的名字渐渐模糊，又是一个故事的结束和另一个故事的开始。总有人不断地走来，有人不断地离去，终于明白，身边的人只能陪你走过或近或远的一程，而不能伴你一生。"那么，在我们和老人还在一起的时候，为什么不能多抽出时间来陪伴他们呢？陪伴，似乎是我们无计可施的唯一选择。老人们希望的不是穿金戴银、锦衣玉食，而是希望得到亲人的重视与尊重，让他们在生命的最后时刻活得有尊严有质量。"青春关怀"这一志愿活动，其最终意义就在此。

作为大花园里的一片绿叶，我在这个活动中收获的不仅仅是感动，还获取了丰富的知识，分享了他们老一辈的人生故事。这对于我们是一种难得的经历：我们陪伴了爷爷奶奶，同样地，他们也在陪伴着我们。被人牵挂着，是件幸福的小事；有人陪伴着，是个暖心的故事。

陪伴，是最好的告别。

志愿者：王昶

来过我生命的他们

或许他们记得，或许他们已渐渐忘记，曾经的时时来访，带给过他们欢愉。他们来过我们的生命，留下朵朵涟漪。

我记不得去过多少次了，我只记得我每次去的感受都不一样。从最初由学姐们带着我们去看望那些爷爷奶奶，到现在由我带着一群学妹们去，我很难用言语说清在角色的变化中，我的想法我的情感的变化。

对疾病的恐惧，对未来的未知，使得他们渐渐与外界有了隔膜，眼神里少了些许期盼。他们觉得自己与别人不一样了。可是他们也曾美丽、年轻，只是当死神步步紧逼，那种恐惧、孤独迎面而来时，有谁来倾听他们生命的绝唱？

与二院的老年病区相比，人民医院的肿瘤科无情太多了。这里的病人总是匆匆地来又悄悄地走，有的只需要每月定时3天的化疗便又可以恢复到从前平静的生活，有的则是从一些地方医院转过来，没等我们熟识便永远地离开了我们。这种来不及说再见的道别让我们更加珍惜所能陪伴他们的每一分每一秒。

从小由爷爷奶奶带大的我，对与他们年龄相仿的老人总有一种说不清道不明的情感。"老吾老以及人之老"，我想这应该是一种美德更应该是一种责任。关爱他们就是在关爱未来的我们。

每当我目睹一个病人疾病渐渐恶化的过程，我就不敢轻言自己有多懂生命。于是对生命更加敬畏，也更加理解他们。有这样一位爷爷我见过，但有一句话我至今未问出。由原本的鼻氧管吸氧改成了氧气面罩吸氧，爷爷的病一直在恶化。直到学期最后一次去医院，护士姐姐给我的照顾名单里突然没有了爷爷的名字，那一刻我变得非常紧张，刚到嘴边的话又被我咽了回去。我怕，我很怕听到我不想听到的结果。原谅我的怯懦。

　　正如张大诺[1]所说：这些高龄的老人就是世上的宝贝，因为他们就是我们自己，他们就是替我们在生活，让我们看到活生生的自己的未来。如果我们能够找到让他们获得幸福的方法，那么接下来就有人让我们也获得幸福。

　　我始终觉得能参加"临终关怀"这个活动是冥冥中对自己最好的安排。我很愿意每个星期都去看看他们陪伴他们，用生命去温暖生命，让他们相信一切都有变好的契机。习惯了没有说再见的告别，也就更加珍惜我们所在一起的一切。他们用一生的故事完善丰富了我们的一生，用生命点燃生命，是一种很好的传承。

　　我们都明白在疾病面前人们的无力，于是有了心与心的交流。愿意陪伴他们将爱心带给他们。那就让我们牵着他们的手，和他们一起慢慢变好！

志愿者：马晔丹

---

[1] 张大诺，新华社《国际先驱导报》记者、编辑，2005 年度北京十大志愿者。

白色世界的一抹红

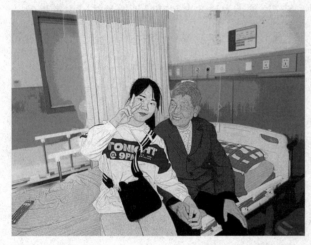

图：李慧玲

春天、夏天、秋天、冬天，四季轮回如梭。在大学期间，我十分幸运地参加了学校青年志愿者的临终关怀部门，并穿上了憧憬许久的红马甲。从前我总能看见这样一群无私奉献的红马甲穿梭于不同地方，因此我的心中也有些向往。而现在我终于也成了其中的一员，但不同以往，我对于红马甲的含义有了更深刻的认识。

"帮助他人，施予援手"，这是我原先对于红马甲的理解，但通过参与临终关怀活动，我懂得了红马甲所真正代表的是一份温暖，一份对生命的温暖。我们让生命在最后一刻得到慰藉与关怀。

活动开展至今，我总共服务过四位老人，只要这四位老人还留在这里，我一定会坚持去看望他们，因为这不仅仅是一个活动，更是一种"执念"。

将近一年的时间，说长不长，说短不短，但足以让一个人从青涩逐步走向成熟，从一开始不自然的状态和病人的拒绝到现在互相开心自然地交谈，让我真切地感受到了什么叫"真心可以拉近人与人之间的距离"。我们不是简单的陪伴者，而是他们生命尽头的伙伴。

现在我关怀的爷爷颈椎不好，只能待在病房里。一开始对于我给予的帮助他总是婉言拒绝，但在我一个学期的坚持下，现在爷爷都会很自然地接受我的帮助，并且我俩也常常被人误认为是祖孙俩。我想这是对我的一种鼓励，正是因为我将这些饱受病痛折磨的老人，当作自己的长辈一样去照顾。

然而令我印象最为深刻的，是在走进这座病楼之前，周围的一切都还是呈暖色调的，但是这里有的除了白色，还是白色，只有我身上的红马甲为它增添了少许色彩。这里的墙好像格外厚，阳光和温暖都被无情地挡在了墙外，只剩下白炽灯的冷色照亮着这片世界。空气里还一直弥漫着消毒水和各种药物混合的味道。这里的一切都显得很寂静，甚至有些悲凉，看不到生命本应该具有的活力，这里仿佛被时间老人遗忘了，只有每天慢慢加重的病情与疼痛提醒着这里的人们，时间真真实实地在消耗着他们的生命。正如老舍先生说的那样，"大病往往离死亡太近，一想便寒心，总以不患为是。即使承认病死比杀头活埋剥皮等死法光荣些，到底好死不如歹活着。半死不活的味道使盖世的英雄泪下如涌呀。"而其中最触动我的是那种对生命的坚持和伴随病痛的孤独与无可奈何。

对于这些每天依靠药物维持生命的人来说，走动、说话，甚至自主进食都是一件难能可贵的事情。我不禁有些难过，却又有些庆幸，难过的是他们已在生命尽头却还受着疾病的折磨，庆幸的是即使再困难他们依然努力地活着，庆幸的是我们还可以去温暖这样一群孤独痛苦的人。

生命是多么脆弱，但又是多么顽强。我想用我们充满活力与希望之心，去感染这些生活在"白色世界"的人们，为这些社会角落里的"孤独患者"弹奏一些欢快的乐章，为他们过于灰冷的生活增添一些明亮的颜色。同时，让我们在这样一个浮躁的社会中可以真正去体验和探索生命的价值。

让我们用热忱的"红"，去温暖这样孤独寂静的"白色世界"。

志愿者：董佳佳

触手可及的温暖

咫尺之间的距离，触碰到了就是温暖。有时候我们只需要踏出一小步，伸出双手就可以触及阳光，将这份温暖传递。自从接触了这个活动，我更加明白了一个道理——带给他人温暖，自己也会变得更加满足和愉快。

我第一次参加临终关怀活动是带着新鲜感，带着好奇的。可是在踏入这个特别安静和沉重的病区时，我的心情发生了微妙的变化。穿着红马甲的我们安静地排在护士站的旁边，等待着护士姐姐带领我们去到需要服务的爷爷奶奶身边。踏入病房之后，我的想法又一次改变了，我听到爷爷奶奶因为疼痛而发出呻吟，感受到爷爷奶奶卧在病床上的无力，眼睛所到之处皆是干干瘦瘦的老人，我彻底地改变了自己的想法。

令我印象最深的便是王爷爷。王爷爷是本地人，说话带有比较重的口音，虽然爷爷说的话我们不是很能明白，但是我们可以实实在在地感受到爷爷对我们的热情。当王爷爷的女儿告诉我们，王爷爷得了食道癌并时日不多的时候，我看到阿姨的泪水差点夺眶而出。可当爷爷从厕所里出来的时候，阿姨硬生生地把自己的泪水憋了回去，装作若无其事的样子。这样辛酸的一幕让我心里也有些难过，王爷爷他不能再尝到任何的美味，每天只能依靠注射营养液维持着。这是我距离死亡最近的一次。这样和蔼的老人，让我无法想象他的离开。

人的一生是多么的短暂，许多事情是我们始料未及的，也许昨天还是非常健康，今天可能就会因为各种疾病被送进医院。看着王爷爷赢弱的身躯我想到了我外公，他也已是杖朝之年，突然想起一句话：子欲养而亲不待。不要让自己留下遗憾，我想以后的自己应该经常去陪伴他们。

王爷爷和他的小女儿一起生活。爷爷生病后，他的女儿寸步不离地照顾着他，当王爷爷跟我们说起他的外孙女们时，我感受到了他的自豪感，王爷爷说她们都对他很好很好。让一位老人引以为豪，这是多么幸福的一件事。我们和王爷爷约定了下个星期还会去看他。可是，第二个周六，当我们再次来到医院时，从护士姐姐那里得知王爷爷已经出院了……

生活中总会存在许许多多的遗憾，生老病死，也是我们无法改变的，我们能做到的就是活在当下，尽力让自己不留下遗憾。临终关怀活动让我们近距离地接触到了死亡，病人家属哽咽的话语让我不禁想哭，有多少事情是我们无法控制无法改变的，而我们现在能做的只有陪伴，给他们带去温暖，让他们不那么孤单。

对于病人来说，陪伴是冬日里的暖阳，陪伴是黑夜里的一点星光。我想自己会在志愿者服务这条路上越行越远，收获的感动会越来越多。我很开心自己加入了这样一个温暖的团队，临终关怀志愿活动让我更加明白要珍惜我们当下的时光，要善待自己的亲人，要关心他人。愿这触手可及的温暖得到传递，越来越多的人能感受到温暖。

志愿者：吴琼

给心情涂上关怀

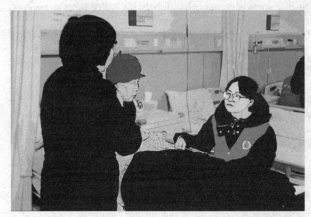

图：李慧玲

《三字经》的第一句就是"人之初，性本善"。关怀是善的一种表现，我相信每个人都有颗悲天悯人的善心，而关怀也是最简单的一种善行。在参加关怀活动之前我就有幻想过它会是一个什么样的画面。但当真正在体验时仿佛看到了未来的自己。感觉那个样子似乎是人生的标配，如果能活到那么久的话。感觉那是没有年少的轻狂，没有青年时代的拼劲，没有高高在上的蔑视，有的只是慈祥笑容的一段岁月。

　　活动当天没有似火的骄阳，小风呼呼而吹，全程公交辗转使人晕头转向，这些都不算什么困难，我还是满心期待着去二院参加关怀活动。曾不止一次听过这样一句感慨："夕阳无限好，只是近黄昏。"这确实是老年迟暮时的一种感叹，但也不可完全否认意外会代替衰老的悲哀。我们现在无法体会和感受那已是暮年的孤独和悲凉。只能是去陪伴、关怀他们，提前感受未来我们可能会面临的生活。他们平日里的生活是单调的，于是他们渴望有丰富的活动来填充，这时我们的到来于他们而言更像是一种慰藉，一群充满青春活力的青年愿意走进他们的生活陪伴他们，将爱带给他们。

　　在二院我们曾服务过这样一对老夫妻，老爷爷很健谈，奶奶很文静。我们在与他们的交谈过程中了解到了他们的过去、他们的家人。老爷爷向我们讲述自己年轻时的英姿飒爽，以及他们一路走来所经历的一个个故事。我们也和他们聊起了我们的家乡，我们的家人，我们的故事。就这样一个个故事的交换不知不觉地拉近了我们的距离。他们并没有我们想的那样冥顽不灵、封建老派，他们依然怀揣着一颗年轻的心。他们学识渊博、幽默风趣，一次次地缓解了现场的尴尬气氛。

也许是人老了，思念儿女心切，他们的话题时常围绕着他们的子女。看着他们不禁想起自己的爷爷奶奶，我的爷爷奶奶以前一直与我们家生活在一起。好希望此时在我面前的就是我的爷爷奶奶，我真的好羡慕他们的家人，可以拥有这样的活宝。此时不再是我去关怀他们了，而是我在这里得到了关怀。我很想对爷爷奶奶的家人说，有时间还是陪陪爷爷奶奶吧！别等到了"子欲养而亲不待"之时才来后悔。

生命来是偶然，走是必然。人就是这样，只有在一次次相遇相离中才懂得什么是珍惜。看他们一家人其乐融融，此时此刻就想听听我的爷爷奶奶笑容满面地叫着我的名字，真的很想再听一次，就一次。

调整了许久，终于让自己的内心平静了下来。趁我们都还活着，就该你关怀关怀我，我关怀关怀你，谁都料不定明天我们会面临些什么。

志愿者：程倩

黑匣子里有微光

"如果有一天，在体内正常的细胞发生癌变，你会如何选择？"

"把手举过头顶，张开五指，给自己放一次烟花。"

——题记

出生是创造、是新生、是令人振奋的；而死亡是陨灭、是消逝、是令人悲伤的。可在这摇摇晃晃的生死之间，竟还有可爱的儿女、桃李天下的挂念，以及昏黄灯火下那个爱你的虔诚的灵魂老伴。

"我怎敢死去！"

故事来源于一位70岁的老教师，老去的脊柱无法同诗人欢呼雀跃，被化疗侵蚀的身体日渐赢弱，抑郁的指尖碰触棺材的边缘。

老人来自老竹镇，这是丽水市唯一的畲族建制镇。她讲起过往，眼中明暗交杂一笑生花。年轻时风起，陌上花开落几度，燕影疏斜去又还。教书匠，多么简单而又纯粹的词语，她坚守一年又一年，兢兢业业，秉着教书育人的初衷，板书扬起粉笔灰，笔尖划过空白纸，将青春翻涌成诗。和无数平凡人的生活一样，她吮尽生活的骨髓，用心教书，活得简单、扎实。二女儿和三女儿追随母亲脚步，成为教师。大女儿则步入神圣的医学之府，志愿献身医学，成为一名药剂师，为祖国医药事业而奋斗。无疑，这是一位成功的母亲，退休之后，耕耘日常蔬果，与大地共勉。对待生，她如夏花之绚烂。

要承认生活里，失望和错序是正常的，欢喜与顺遂才是意外。

"人一辈子，走走瞧瞧，不生病，就是福气。如果能遇到自己爱的也爱自己的人，就是天大的福气。"老人离这福气还差一些，胃癌的诊断结果像是死神的召唤。紫杉醇、多西他赛、卡铂，这些化疗药物，让人呕吐、掉发，肤色变黑，让人体内的正常细胞溃不成军。在杭州的几次化疗使老人痛不欲生，却收效甚微。为保全生命，老人的胃被切除。老人说自己想放弃，她很痛苦，想安详地离开这个世界，把肉体还给大地。可看见女儿四处奔波寻遍良药，曾经稚嫩的孩童已成壮年并送来诚挚的问候，校领导干部对病床上的自己进行慰问，还有家中的老伴日日等她归来，她决定再与这世界搏一把，再看看这些可爱的人。

女儿问母亲，进手术室的那一刻是否害怕。老人说："我没有害怕，生老病死，人之常事。倘若我还活着，我心怀诚意；倘若我再没有睁开双眼，便是去了另一个国度。"老人心中纵有不舍，有留恋，但她知道死亡是一个必然会降临的事情，回望这一生，看见自己一路走来的脚印，认真地活过，足矣。

胃切除后，与肠道的吻合口太窄，老人吃不下去东西，只得多次扩张吻合口。而现在，老人只能食以简单的食物，淡菜、粥类，虽没有大鱼大肉，但老人仍用心对待自己的一餐一饭。

就像《人间世》里的大学老师闫宏微，坚强、乐观、执着。他们正坚强地与癌细胞较量，抗癌之路上，世间的真情和温暖使他们即使身患重病也满怀希望。我们的生命与席卷而来的命运之间，本就是一场力量悬殊的较量。黑匣子里有微光，即使战败，也能指引你去往另一个国度。

摔倒的人肯定知道，大地既坚硬又布满尘土。但从另一个角度来看，大地能孕育出美丽的花朵和宝石。在与癌症的斗争中，你不是孤身一人，国家、社会和家人、医生都在为你寻找希望的灯火。碰巧活着的我们，不要忌讳死亡，像老人一样站起来再看一看大地上的花朵和宝石。

志愿者：金梦磊

倾听心的诉说

佛语有曰：相识便是缘。世上人有万千，而我们能够相遇，就是命中注定的安排。

也曾放纵过自己，年少无知曾在鬼门关前徘徊，但每当回过头来望过往，不禁感叹生命的脆弱。人之一生如同草木之一秋，偶有风霜雨雪的衰微，亦有阳光雨露的茁壮。而我们唯有像小草一般顽强生长，才能看到生命最美好的样子。

大千世界，也许我只是您生命中的一个过客，然而您却成为我生命中不可替代的重要存在。没有耀眼夺目的外表，没有华丽繁缛的辞藻，有的只是一颗朴实真诚的心。感谢您教会了我享受生活，感谢您点醒了我珍惜眼下，也感谢您让我认识到死亡的威胁，懂得生命珍贵的意义。人，固有一死，但却不是每个人都可以了无遗憾、了无牵挂地离去，也不是每个人在面对死亡的靠近时都可以那么镇定。人，都是懦弱的，害怕被抛弃，害怕孤独，同样也害怕死亡。

您发自肺腑的倾诉，便是对我最大的支持与信任。字句简短，言语模糊，但情深义重都深深地烙印在我的心上。从最初的不知所措、一脸茫然，到现在的谈天说地、难舍难分，每一次的陪伴都是我人生路上含苞待放的花蕾。见过患者无助黯然的眼神，感受过医院的生死冷漠。突然间，我发觉世界竟不再是记忆中那个充满阳光和温暖的地方，现在的它变得如此冷淡，变得如此陌生。

曾听说过有些护士对待病人不耐烦、辱骂、冷漠的态度，但始终只是半信半疑，然而切身的经历着实让我心寒。一边是志愿者倾心的付出，一边却是医护人员决绝的话语。是的，现实就是如此实际，身为一名医学生的我，都不禁替那些医护人员感到羞愧。也曾想过，生命终是一个轮回，为何不换位思考一下？若有那么一天，躺在病床上的是你自身，在饱受病魔折磨的同时，还要忍受他人的斥责与辱骂，作为病患的你又会是何感受？一直以来，我都深信医护人员一定是温柔、耐心、善解人意的，但切身的体会却让我想象破灭。也许，这就是为何医院里有着迎面扑来的寒气，为何医院都是压抑、冷清的根源所在。如果无法改变他人，那么就请要求自己竭尽全力。我知道，总会有那么一群人在用心温暖着、感召着这个社会，不求任何回报，只是单纯地想用心的真诚连接这个世界，而我也会紧随他们的步伐，坚定地前行。

人间有温情，人间有真爱。有时，一句简简单单的问候便能感化他人；有时，一只伸出的小小手便能感受到社会的关爱。也许，这只是你不经意间的行为，但却能霎时温暖他人的心。每天，对着自己微笑，对着世界微笑，少些抱怨，多些感激，生活便会变得更加精彩。世界是温暖的，也是心与心牵拉形成的。

我，也终将会用行动来践行自己的诺言，倾听每一颗真心的诉说。

志愿者：毛开颜

最"痛"的领悟

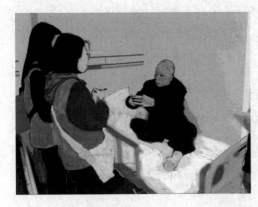

图：李慧玲

　　临终关怀，这个词汇一开始对我而言是陌生的。临终关怀是什么？每个生命都是一个独立的个体，在死亡面前我们以旁人的身份该如何去关怀他人的生命？一切疑惑的答案在临终关怀这次活动中我得到了。当我以一名志愿者的身份参加临终关怀活动时，心里不仅有忐忑，更多的是希望能够从中得到更多的领悟。

　　死亡和疾病带来的痛苦扑面而来，压抑得令人窒息的气息充斥着房间的每一个角落，老人们的生命依靠于各种冰冷的仪器来维持、延续，一切的一切显示了人在疾病面前是多么的脆弱与不堪。我好奇于怎样才能慰藉他们的心灵。

　　一直以来我都认为志愿者是一个很神圣的角色，我也很荣幸能作为志愿者去看望老人。一开始老人们陌生的口音使我有些难以适从，内心的忐忑缠绕着我，但当我多次探访过老人后就都消弭了。经验来自不断的尝试，经验的积累一次又一次地满足了我的好奇心。

　　临终关怀让我感受到的不仅是责任，还有那对人生满满的感触。通过志愿活动的体验让我明白了，我们会遇到各种各样的人，由于各自人生轨迹的差异，人们对待生活的态度也千差万别。于苦痛处获得新生，坚韧是意志的最好助手。

　　一次我遇到了81岁高龄的汪爷爷，瘦削的身子骨里蕴藏着巨大的能量，眼神里夹杂着的慈爱使我想起远在家乡的爷爷。交流初始，我的脑海被一片空白占据，也许爷爷看出了我的窘迫，他主动打开了话匣子，而我就成了倾听者。

汪爷爷对我倾诉了他平生的经历，他当年以全县第二的好成绩考上当地的重点高中，然而由于英语成绩较差，所以毕业后去做了厨师。后来他又被分配到遂昌教书，也许正是这段教书育人的特殊经历使他学习了更多的知识。现在爷爷每天都会关注国家大事，看报纸抄报纸。从工作开始时爷爷就养成了用文字记录生活的习惯，爷爷所积累的日记已堆叠如山。爷爷的意志力似乎战胜了疾病的痛苦。

爷爷身上的很多精神都在我们这代青年身上缺少踪影，我们当代人最缺少的就是坚持。这星期爷爷就要出院了，这可能是我们这辈子所剩无几的面对面畅说人生百态的经历，这会让我铭记于心。

与老人们的不期而遇，到之后的相识与陪伴，我们都对对方敞开了心扉，我们都在对方的一生中留下了层层涟漪，从陌生人变为曾经相识过的人，这个过程或许很短暂，但却很温暖。在这个过程中我明白了临终关怀是什么，我明白了临终关怀的意义，从中我学会了倾听，学会了开导，学会了安慰，学到了他们坚定的意志力。

志愿者：胡心如

且过且珍惜

　　我们都知道生命很脆弱，但是却从未真正理解"生命"二字的分量，因为我们足够幸运。身边的人都幸福健康，我们都只是口头说着要珍惜而已，但是通过"青春关怀"这个活动，我切身地感受到了生命的流逝只是弹指一挥间罢了。

　　当初只是专业的原因，报名参加志愿者只是想要更近距离地观察和服务病人。但是在与他们接触的过程中，我深入地了解了他们的过去，由此感悟到了"生命之重"。

　　当被告知我需要服务肿瘤科的患者时，我紧张之余又多了几分忐忑，脑海里浮现的都是一些孤僻忧郁刻薄的老人形象。但是丁爷爷打破了我的想法。他的头发稀疏花白，人很瘦，瘦得好像只是骨头上覆了一层皮，布满大大小小老年斑的手臂上青筋鼓起。他虽然看起来一副冷漠的样子，但是其实性格很温和。

　　丁爷爷年轻时走南闯北见过不少世面，可如今疾病缠身只能被束缚在医院里，作为家里顶梁柱的他不愿意拖累家庭，坚持让孩子们回去养家，只留下一个人照顾自己。丁爷爷的病源是胃，胃又动了手术，他虽然可以吃一些流食，但是也非常疼痛。流食的营养不足，加上疼痛的折磨，让他日益消瘦。

　　丁爷爷告诉我，肿瘤从胃转移到了淋巴，但是不能动手术，只能化疗。他胃疼，身体也疼，整夜整夜睡不着，即便是吃了安眠药，也是睡了醒醒了睡，根本睡不了一个囫囵觉。即便如此，他也不向医生要止痛药。他说，能忍就忍忍，吃了止痛药虽然不疼了，但是没力气，疼痛可以提醒他——自己还是一个活生生的人。丁爷爷感慨身体一天不如一天，经常走两步就没力气，放疗期间更是连一个病床的长度都走不了。他别过头看着窗外，窗外一片辽阔的天，看起来那么近，但是又那么遥不可及。

丁爷爷的家人给他炖了排骨汤，香味飘满了整个病房，直到隔壁吃素的奶奶因为闻不惯肉味出去散步了，他才疑惑地问，排骨很香吗？原来他的世界早就失去了味道，食之无味，味同嚼蜡。那句话背后包含着多大的伤痛只有他自己知道。由于疾病原因，他本该戒掉油炸食物，但是他告诉我，他偶尔偷吃几块炸酥肉，能吃几块就吃几块。反正早晚都是死，干吗不过得开心一点。这孩子气的想法让我百感交集。

生命可贵又来不及把握。丁爷爷年轻时意气风发，50多岁的他本该三世同堂，安享天伦，如今却疾病缠身，在医院经历着与憧憬的幸福截然不同的另一种痛苦，谁都不知道未来会发生什么。如果当初他懂得保养身体，不那么拼命赚钱，也许他不会得这个病。如果他通过细微症状发现了这个病，早点治疗，也许病痛会减轻一点。可惜，没有那么多如果。现实就是爷爷被病痛压得喘不过气来。人总是在健康被夺走之后，才开始觉悟与悔恨，这何尝不是一种病呢？在丧气的话语下，我可以感受到他想要活着，但是一日日面对着冰冷的针管、冰冷的液体，火热的心也在渐渐冷却。

也许，在爷爷的生命中，我只是一个过客，一个突然带给他一丝温暖的陌生人，但是他对于我来说是宝贵的精神财富，他让我知道生命是一个多么神圣的东西，活着是一件多么珍贵的事情。我们所浪费的今天是多少人奢望的明天，我们所厌恶的现在也将成为回不去的过去。把握生命的每一天每一分每一秒，切勿到失去了才懂得珍惜。

志愿者：陆赞赞

老有所依

当她老无所依的时候，我希望我是她最坚实的依靠。

每一个生命的降临，都是赐予这个世界最大的幸福。如同一个奇迹，我呱呱落地，躺在母亲怀里，吮吸乳汁，是一种依偎；父亲牵着我的小手，漫步在田野里，看日升日落，是一种陪伴。

拐过了一道又一道弯，越过了一条又一条河，蹒跚前行；向着远方的风景，不辞艰辛。那一年，父母踏上去往城里的路，城市对乡里人永远是一种诱惑。但是那一年，温暖而柔软，因为奶奶成了我的依赖。

年轻的土地孕育了生命对于生长的执着。过一年，我可以背上书包，和小伙伴一起欢声笑语地步入校园。夕阳西下，奶奶总会守在学校门口接我回家，记忆里，回家的路总有金光璀璨，一对影子依偎着，在奶奶的喃喃细语中，我们一路有说有笑。家总是弥漫炉火噼啪的声响，氤氲着饭菜的清香，还有那一缕炊烟袅袅升起，悠悠乎飞向天空，风来了，就打个卷。屋里升腾着的温度，把我的脸煨得通红，那时光可真的是幸福极了。在我不懂事的年纪，是奶奶陪伴着我，我希望等奶奶老了，我也可以成为她的依靠。

再后来，我也奔往了去城里的路，崎岖并且坎坷，最终我成了一名护士。

时光荏苒，一夜间奶奶的额头染满了银丝，腰板不再挺直。终究这一天还是来了——奶奶住院了。当我再一次看到她的时候，她躺在病床上，满脸期待地看着我，我们的眼角，流下了饱含酸甜苦辣的泪水。

向无垠的蓝天借一朵洁白的希望，好让阴霾的脸庞见见阳光。奶奶患了胃癌，而且已经骨转移，医生建议回家调养。难道真的没有办法了吗？难道真的没有医治的方法了吗？我不要奶奶老无所"医"，我不同意家里人采取任何放弃治疗的方法，从奶奶住院开始，我承担了她的护理工作，我想成为她生命中最后的依靠。

家和医院的距离永远是一碗小米粥的距离。奶奶肠胃吸收不好，这种暖暖的米粥最适合她，定时定量服用止痛片，时时刻刻监测不良反应。记得奶奶那个时候呕吐得很严重，半夜我得爬起来止吐好几次。我每天和奶奶分享生活的小事，也喜欢听奶奶讲陈年的过往，只愿奶奶每天都能笑得灿烂。有一天奶奶心事重重地问我"能好吗？""能！一定可以，奶奶我还要陪伴着你到老呢！"我说。我注定要和病魔战斗到底，奶奶一定能好，一定要能啊。

奶奶好似一棵散发着芬芳的槐树，那芬芳的槐树啊，微风抚摸着你，露水亲吻着你，霜雪凌辱着你，你只把历经所有的痛楚，化作无言的守候，在岁月的磨难中孤独地离去。

爱与被爱是世界上最美好的事情，我想把这份爱传递下去。小时候你牵着我的手，看人间烟火；等你白了头，我手牵着你，看世间繁华。当你老无所"医"的时候，我希望你老有所依。

回到学院后，我开始了紧张的学习，认真学习对病人的护理，然后应用到实际中去。我也希望更多像奶奶一样的患者可以得到临终关怀。死亡并没有那么可怕，真正可怕的是害怕死亡，我希望通过自己的努力，可以减轻他们的痛苦，让他们有勇气和病魔做斗争。当我拉着他们的手时，和他们坚定对视，对于他们可能就是一种力量。

作为一名医学生，一名护士，要时时刻刻念一念，白衣之下的红心，究竟为谁而红、为谁而动。而我也将带着初心，不忘奶奶的教诲，跟上临终关怀的大步伐，将自己胸腔中的温热给予更多的人。

世界上有很多这样的人，一辈子忙忙碌碌，到了该颐养天年的时候，又不幸被病魔困扰，有些甚至是无法医治的。我呼吁大家，都可以行动起来，让那些老无所"医"的患者，老有所依，将临终关怀进行到底！

志愿者：周思佳

生命的老去

　　若生命是一座悬崖上的桥，生就是桥头这个点，而死则可能发生在桥上的任何一点，从桥头这个点到另一个点的距离便是我们的一生。我们用一生来过这座桥，在这个过程中我们会遇到各种各样的意外，随时会掉进万丈深渊而结束一生，也会遇到起起落落。时间久了，桥会变旧变腐朽，而生命也一样会变老变脆弱。

　　在硕果累累的金秋时节，我也成功获得了一个临终关怀志愿者的身份。每逢周末就去医院看望那些爷爷奶奶们。那时风里有花香，身边有需要我们关爱的人。在我去医院的这段时间里，我领略过各种各样的生活态度，感受到了不一样的人生故事，对生命有了许多新感受。

　　爷爷虽容颜已老，但岁月并没有将他的风华给掩盖。他和我们聊天时，那清晰的逻辑思维和那无法比拟的记忆力着实令我惊叹。虽然爷爷是住在病房里，但你却看不到他的病态。只可惜人还要面对生老病死的残酷，再怎样精神抖擞也还是敌不过年事已高，疾病缠身。爷爷像是一位老师，他用清晰的思维和我们讲着一些历史故事，而且爷爷讲的同时还给我们比画动作，表情也很丰富，我都怀疑爷爷年轻时是不是学过表演。爷爷不仅像老师一样给我们上了点历史课，还语重心长地告诉我们为人处世之道。在与爷爷的交谈过程中，我们感受到爷爷就像一位学识渊博的学者，看着床旁桌的抽屉里那些书，他向我们诠释了什么是活到老学到老、怎么使自己的余生更完美。只可惜爷爷已经进入老年，不然可能会有更高的造诣。

　　爷爷还是一个深明大义的人，他的儿子因为医疗事故而永远地离开了，但是爷爷并未追究这件事，他说他不想再让另一个人的一生也毁了。可能是军人跟我们的思维就是不一样，也可能当初不是这样想的，而是活到生命的后期得到的这些感悟。爷爷年轻时的工作是现在很多人羡慕和崇敬的飞行员，飞行员可以像空中的鸟儿一样在天空翱翔，可以看遍世界每一个角落。现在爷爷老了，家人也因为工作的原因很少能去医院陪伴他，所以爷爷每每看到我们的到来都会很高兴，每次都很热情。似乎我们的到来使得爷爷的生命后期有了很多美好的相遇，使爷爷的生活更加丰富。

人这一辈子，说长不长，说短不短，到底有多长谁也说不准。也许一辈子就是从牙牙学语到青涩懵懂再到成熟懂事最后慢慢老去……老去的爷爷依旧学习着，老去的爷爷依旧深明大义，老去的爷爷正在努力使自己的一生更加圆满。生命的老去并不意味着一个生命的结束，而是意味着一个生命实现一生圆满结束的开始，老去是我们生命后期最重要的一个过程。

志愿者：王燕明

手握心中暖

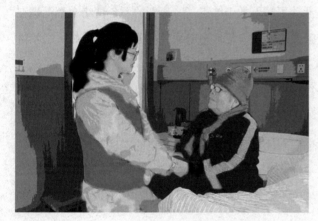
图：李慧玲

两人相向，握手为礼，是当今世界最为流行的交往礼节。

握手是一种友好的交流，不仅可以加深双方的理解和信任，也可以传递彼此之间的温暖。在《东观汉记》中记载："援素与述同乡里，相善，以为至当握手迎如平生。"不仅仅是同乡，来自世界各地的陌生人都可以握手如"平生"。

我和留奶奶就是如此。我们来自不同的地方，我是来二院服务的志愿者，留奶奶是一位本地的小学教师。留奶奶多子多孙且都十分孝顺，无论是周末、假期还是逢年过节，只要有空留奶奶的子孙都会过来陪伴她，有时还会带奶奶出去游玩，当然这是在医院同意的情况下。奶奶如今的身体也较为康健，这一年多来，我只看见过两次奶奶虚弱的样子。她那吊着盐水躺在病床上合眼休息的样子，令我感到十分难过。想着她明明之前都还是好好的，现在怎么突然就虚弱了呢？而在这个时候，我能做的就只有紧握奶奶的手，在旁边默默地陪伴着，如此传递着我对她深深的关切之情。

初见留奶奶，握手相识。而后的每一次见面，我们都紧紧地握着对方的手，这早已成为我们彼此心照不宣的温暖。

医院，以前我总以为它是个冰冷的名词，给我一种压抑的感觉，令我每次走进时都会不自觉地放缓脚步。但过去一年的志愿活动却彻底改变了我的看法。原来，医院并不只有冰冷，它也散发着温暖。那些医护人员的尽心照顾，家人在身边的默默陪伴，还有志愿者带来的欢声笑语，都像是寒冬里洒下的那一抹阳光。

我和留奶奶之间，握手是雨过天晴后的霞光。我们会一起唱歌，会一起谈论电视剧和戏曲的情节，会一起拉拉家常话，甚至有时只是拉着彼此的手默默地陪伴，但是却有着足够的温暖。在这间病房里，欢声笑语氤氲出温馨的芬芳。

慢慢地，一年的志愿服务活动不知不觉中结束了。离别的不舍情绪全都汇聚在彼此紧握的双手间，紧紧地，紧紧地握着，忽然想起纳兰性德在《于中好·送梁汾南还为题小影》中写道："握手西风泪不干，年来多在别离间。"

手握心中暖，让我们都伸出自己的小手，紧握那些不管是遇到挫折、困难还是身处逆境的人，或是只剩最后一段时光的人，让他们感受到我们的温暖。于你，或许只是简单的一个握手，但对他们来说，可能就是战胜逆境的支柱，是黑暗中的一束星光，是他们绝望中的最后一丝希望。

手握心中暖，暖手更暖心。

志愿者：王露瑶

最美的相遇

正如董卿在《朗读者》中所说："从某种意义上来看，世间一切，都是遇见。就像，冷遇见暖，就有了雨；春遇见冬，有了岁月；天遇见地，有了永恒；人遇见人，有了生命。"遇见是一件很美好的事情，但每一次的相遇总会不时伴随着离别的伤感。

几次的临终关怀活动中令我印象极深的总有那么些瞬间，让我对我所正在做的事有了一个质的升华。自从第一次来二院与服务老人见面之后，我就一直期待着下个周末的到来，并且也为此多做了些功课，不再像第一次那样不知所措。我怀着激动而兴奋的心情等待着，多次想象过奶奶再次见到我们会是什么反应，还会记得我们吗？也会像我一样期待着这个日子吗？我迈着愉悦欢快的步子走向了房间，内心怀着忐忑而激动的心情，脑海里一次又一次地不断闪过精心准备的开场白。

然而，令我猝不及防的是，那张床上并没有那张熟悉的面孔，不安慢慢从心底升起。虽然参与活动前就已经知道可能会遇见这样的事情，但当时第一次碰到的我，内心是慌张、不安、迷茫的。我心底一次又一次默默地喊，不会的，不会的！直到从护士口中得知这位老人只是被家人接回家后，我紧张的心情才慢慢放松下来。从开始的疑惑、不安，到最后得知老人只是回家后的庆幸与不舍，泪水很不争气地像断了线的珠子一样，一滴滴打湿了脸颊。不舍，是因为时光短暂，留下的却是深深的牵挂，初次见面的紧张与约定好这周见面的期待。万幸的是她只是短暂地离开，也许我们能再遇见，但更多的是他们一个家庭的团圆。而在这次的经历中，我亲身体验到了当期望落空时那种失落填满心头的滋味。

如果让我去概括在这个活动中自己收获了什么，也许心与心的真诚相待就是我最大的收获。在茫茫人海中相遇是缘，遇见则为相识，相识一场即可留下回忆，留下我们企盼的再次相遇。我们应该珍惜每一次的相遇，珍惜每一个相识的人。而在这个特殊的活动中，也可以切身体会到，从陌生渐进到熟悉，熟悉过后又别离，之后再遇到陌生人，就是这样的闭环结构，你可以清楚地感受到人生的变化无常。

　　能在一个个生命的终点前，我们作为陪伴者去搀扶被疾病紧紧缠身的人们，我想，这应该是最美的相遇了，充满了爱与温暖。

志愿者：董佳佳

人间值得

"天色微凉，病房里的温暖却永远不会退却。"

这次我服务的对象是一对老夫妻。爷爷患有老年痴呆症，说起话来像一个天真的孩子，返老还童，返璞归真。奶奶是位糖尿病患者，但她的脸上总是挂着笑容。

岁月荏苒，爷爷奶奶来到这里已经一年多了，但儿女工作繁忙，不能够常常陪伴在爷爷奶奶左右。"天地之性，人为贵。人之行，莫大于孝。"儿女为他们请了一位阿姨，聊表孝心。"不是亲人，胜似亲人。"阿姨成了爷爷奶奶的倾诉者、陪伴者和看护者。

当提到孙女时，满天繁星在奶奶眼里流转。虽然孙女学业繁忙不能常常来看自己，但奶奶还是天天念叨孙女，盼望熟悉的身影出现在病房前。奶奶的举止不禁使我想起了我的外婆。外公早逝，外婆独居于乡下，儿女们的探望是外婆最开心的事情。

"老年人一个人住习惯了，跟年轻人一起生活有很多生活方式不一样。我总担心自己带来一些麻烦，还是一个人住比较自在。可岁数大了，总希望有个人陪着我们，但孩子们总是比较忙啊。"奶奶看着我，像是透过我看见了她的孙子孙女们一样。常回家看看吧，"子欲养而亲不待。"这是多么痛心的领悟。不论子女如何功成名就或潦倒困顿，在父母眼里我们永远是他们的孩子。不论走得多远，都别忘了回家，家是我们永远的港湾。

高中毕业的奶奶算是文化人，奶奶喜欢阅读，医院里的报纸奶奶时常借来翻阅。阿姨还教会了奶奶使用微信，奶奶一学就会：与老友们聊聊天，同孩子们视频一下，看群里分享的一些小故事……皓首苍颜，言笑晏晏，垂暮之年，不知老之将至，其心可佩。

当奶奶得知我们是未来的护士时，她说："护士之艰辛，夜班尤甚。其良心、责任心、事业心缺一不可。古语道实践出真知，经验匮乏的护士我也不忍苛责。"奶奶的大局精神或许缘于她的大女儿是麻醉师。有一次手术的麻醉师是她女儿，奶奶就很踏实很放心。奶奶说："国之未来，不可无青年之效力。医学之路漫漫，无处是归途，终是前行。"在其位谋其政，任其职尽其责，既然选择了医学，我们便只有风雨兼程。

感恩生活，活在当下。奶奶是个乐观开朗的人，她的眼睛、鼻子都动过手术。患糖尿病的她需要一天测7次血糖，实在受不了这疼痛便与医生协商减到4次，还是受不了，改到现在一天2次。但奶奶并没有抱怨人生，而是笑着面对生活。奶奶有一颗感恩的心，从一开始我们进来就非常感谢我们能来看她。我们离开前，奶奶不舍地跟我们道别。

有影子的地方必定有阳光，有阳光的地方也必定有影子。自然者天地，主持者人。生活途中会有坎坷荆棘。总是抱怨生活的人，道路永远不会顺畅。"凡是过往，皆为序章。"

生命绚烂，万花丛开，人间总值得。

志愿者：郑琳伊莎

信仰生命

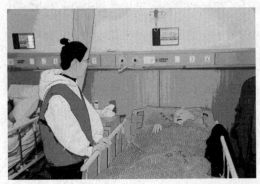

淅淅沥沥的雨，清清凉凉的风，满怀着期盼、欣喜与激动，我正式开启了我的志愿之旅。

不知从何时开始，我迷上了那件简单的红色小马甲，无法自拔。忙里偷闲的周末、百无聊赖的暑假，我都去参加一些力所能及的志愿活动。每一次活动都如同一堂堂宝贵的人生课堂，它们就像盏盏明灯，指引我前进的方向。

图：李慧玲

没有什么可以遏制小草萌生的念头，也没有什么可以阻挡我们活下去的信念。

走进病房，一张张被病痛折磨的苍老的脸映入眼帘。无情的岁月在他们脸上深刻雕琢，病魔在体内不断肆虐。诚然，现在的他们有着一副远比他们年纪而更显憔悴的面容，内心也已历尽沧桑。

我凝视着身上的红马甲，内心燃起了熊熊烈火，不负使命。整理好自我情绪，就又面带微笑地向躺在病床上的罗爷爷问好，内心却犹如崖边摇摇欲坠的石块忐忑不安，生怕自己生涩的服务无法令罗爷爷满意。然而，出乎意料的笑容，和善的话语，罗爷爷的友好缓解了我紧绷的神经。渐渐地，我们熟络了起来。

罗爷爷的肺病是于一年前患上的，所幸发现得及时，且没有其他较为严重的并发症，只是略感身体不适，全身无力，干活使不上劲。为了更好地接受治疗，他每个月都要从200多千米外的龙泉赶到丽水市人民医院接受化疗，一来就要住3天。长时间的化疗使得罗爷爷的头发脱落了大半，可是罗爷爷却说："头发只是外表，有没有头发我都无所谓。最重要的是人，一定要活得健康啊。"

确实，健康尤为重要。现在的年轻人，追求时髦，要风度而不要温度，衣服都没能起到最基本的保暖作用。其实，当他们追求风度的时候，就已经将他们的健康拒之千里之外了，寒冷降低人体免疫力，使疾病有机可乘。邻床的伯伯就没有罗爷爷这么乐观了。听他的描述就是一种十分消极的心态，不停地抱怨，不断地诉苦，觉得人生也不过如此，自己活着已经没有了任何意义，反而成了家人的累赘。同行的志愿者伙伴都尽力想改变伯伯这样低迷、消极的心态，可无奈却没有起到多大作用。生病时的脆弱，内心无法释放的焦灼与不安始终要自己去克服的，只有自己才能战胜自己，只有自己才能决定自己生命的色彩。

自早上9点，罗爷爷就开始了新一天的"卧床任务"，7袋药水以点滴的形式输入体内，最多的需要3个多小时，最少的也要1个多小时，就这样一直卧到晚上9点，一天的光阴果真是似水而过的。而我的到来，两个小时的陪伴，120分钟的倾听，7200秒的守护，聊不完的话题，停不下的话语，充实了爷爷的医院时光。当我离开病房时，内心竟有些许的不舍。虽然只是短暂的相处，但这两个小时却改变了我们之间的关系，从陌生到熟悉，也让我明白了生命的可贵。人的一生，掌握在自己手中，也唯有自己才能决定自己生命的色彩。

生命都是脆弱的，如玻璃般易碎；但生命亦都是坚韧的，如劲草般顽强不屈。

我们都要信仰自己的生命！

志愿者：毛开颜

善始善终

生老病死，天经地义。综观人类历史长河，无数生命的生老病死，相互交织，相互衔接；无数生命的生老病死，继承传统，繁衍历史。历史发展的原动力，就是由无数对生的期待和对死的躲避而构成。生固然珍贵，然而死也具有自己的价值。死亡使一个人的生命有限，人们在这有限的生命中去奋斗、去拼搏。因此，从某种程度上说，生命的价值是死亡赋予的。

生命的神圣是不言而喻的，它强调人的生命至上，不可侵犯。一切生命都是神圣的，而死亡又是不可避免的。因此，我们只能以人性的、人道的方式来维护一个人生命的神圣，给临终患者以人格的尊重和人道的关怀。临终关怀古已有之，中国人素有敬老爱老的优良传统，讲究"养老送终"，对于长辈，临终时如何使老人死得安心，就是临终关怀在家庭内的表现。不少人因错过给长辈送终的机会而追悔莫及，凸显了临终关怀在我国民族文化习俗和文化心理中的意义。

然而我们仍处在一个对"死"讳莫如深的国度，死亡、癌症，都被漫长的世俗文化和恐惧心理异化，更不用说"死亡质量"。绝大部分的恶性肿瘤晚期患者无法得到有效的临终关怀治疗，一部分病人在医院急救室接受拖延生命的治疗，最终抢救无效全身插满管子离世，最终落得人财两空；另一部分病人无法找到愿意接收的医院，只好在家中受尽病痛的折磨，在生不如死中离世。不管是哪一种结局，都无法给病人生命最后的尊严。

与其让病人浑身插满管子痛苦地与死亡竞赛，倒不如用剩下的时间改善他们的生命质量。尤其是对于患者心灵上的慰藉，临终关怀更加能够减轻恐惧、不安、焦虑、埋怨、牵挂等心理，令患者安心、宽心。

上大学以来，我参加过各类志愿活动，例如马拉松医疗志愿活动、文明城市创建志愿活动等，但去到医院陪伴陌生老人聊天还是头一回，不过秉着自己的热情和爱心，也并不十分畏惧。

"老吾老以及人之老，幼吾幼以及人之幼。"面对着86岁高龄的老奶奶，我心底不由自主地生出怜爱与尊重之情，这也确实是人之常情。不过如果我们对那些临终者浑浊的眼神过分消极，这其实是对死亡的一种歧视。

老奶奶想要的或许只是聊天和陪伴，而不是你的过分同情和怜悯。虽然她听力下降严重，并伴随脑神经方面等问题，有时候听不清你在说什么，有时候不理解你在表达什么，有时候还会重复地询问你同一个问题，但我们的微笑和回应都能让她开心地继续交谈下去。

大丈夫处其厚，不居其薄；处其实，不居其华。随着聊天的逐渐深入，我了解到老人原本是一位十分优秀的教师。"师者，传道授业解惑也。"我越发敬佩和尊重这位奶奶。也许是这位老人感觉自己的时间不多了，想要抓紧把自己的人生故事留在世间，所以她拉着我的手一遍一遍说着往事。这个时候我觉得再多的物质都不如一直陪伴在老人身边，认真倾听她说的每个故事，给予她反馈，让她知道她表达出来的这些十分重要的人生故事已经被保留了下来。

"生时愿如火花，燃烧到生命最后一刻。死时愿如雪花，飘然落地，化为尘土。"在生命的最后时刻，拒绝没有价值的救助，拒绝没有生命质量的苟活。生命的最后尽头，应是平静安详的，没有病痛的折磨，没有未实现的遗憾。每一个人都会面临生老病死，这是生命的必然过程，每个人都有可能遭遇这样的情况，而谁都不想被遗弃。让每一个临终的人获得善终，这其实应该是整个社会要作出的承诺，也是我们这些志愿者对他们的一种责任。

志愿者：丁斯琪

暖心之旅

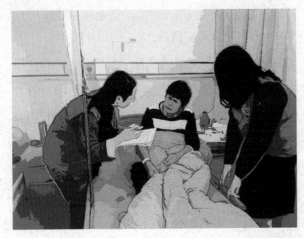

图：李慧玲

学姐学长的暖心事迹开启了我们对临终关怀活动的体验之旅。渐渐地，我们习惯了每周有这样一趟旅程。活动中总有一些暖心的瞬间、感人的画面和难忘的经历，这一点一滴被我们视若珍宝，可能我们与遇见的人只有一面之缘，但这萍水相逢令人难以忘怀。

每周六前往医院和那里的爷爷、奶奶、叔叔、阿姨说说话、聊聊八卦、读读新闻、听听音乐，已经成了惯例，少了开始的紧张和忐忑，多了敞开心扉的交流和理解。这种恬静暖心又自由的气氛，让我不禁抛开了在学校学习时的压抑。每次去和爷爷奶奶讲讲自己的经历，倾听他们的想法，相互分享故事与经验，我觉得整个人都豁然开朗了。我有时会这样想：或许我们与这些爷爷奶奶是互相陪伴。

这次去人民医院我遇见了张阿姨，她是一个非常乐观且令人敬佩的人。虽然因为病情，她要定期化疗，使身体不堪重负，头发日渐脱落，但她仍然很乐观，见到我们不忍的表情，还笑嘻嘻地调侃说自己今后出门要戴假发了，不然就不漂亮了。张阿姨有两个比我稍稍大几岁的女儿，而且成绩都十分优秀。女儿们在阿姨的教育下从小就养成了良好的学习习惯，阿姨每每提及两个女儿，眼神都会变得更温柔，

121

言语间满满的都是母亲对女儿的爱。两个女儿是阿姨的骄傲，是阿姨每次嘴角上扬的理由。张阿姨也经常嘱咐我们要努力学习，多看书，多实践，她说拥有较高的文化水平是将来良好发展的基础。

在医院这样压抑的环境里，像张阿姨这样豁达乐观的人其实不多。从阿姨的言语中足以窥见她的智慧，她常说高兴难过都是一天，不如选择开开心心地过。虽然她总是一副笑眯眯的表情，似是对自己的病情毫不担心，但我从她的举止言谈间还是能深深地体会到她对健康的渴望。这样，她就可以长长久久地陪伴在自己的女儿和外孙女身边，共享天伦之乐。

我与张阿姨不期而会，言语间的关心却是真心实意的。

这里有付出、有责任、有收获、有快乐，但更多的还是一种感动，一种生命温暖生命的感动。我们的到来对被服务的对象而言，它是感受社会关怀、认识青春活力的新伙伴的一次机会；对社会而言，它是社会人文关怀的体现，是促进社会和谐的一种助力。以后，我们无论走到哪里，常怀一颗感恩的心，去帮助需要帮助的人，让我们身边充满关爱。即使我们的能力有限，但一颗关爱之心不会磨灭，哪怕一句问候、一次搀扶、一抹微笑都会有着它强大的力量。

每段旅途都有目的地，但温暖会在这个世界里不断弥漫，这个世界终会充满爱，因为有无私的志愿者在不断努力着。在这段旅程中可能充满坎坷，但正是因为坚持不放弃，所以我们才能看到美好生活的希望。

志愿者：翁吉丽

花香四溢

搏动着青春韵律的爱心，怀揣着对每一个生命的尊重，我再一次开始了我的志愿者征程。

深知自己能力有限，无法为病患提供物质上的帮助、减轻病痛对他们的百般折磨，但我仍选择陪伴在他们身边，度过那难熬的每一分每一秒。可能，匆匆而过，我们只是对方生命中一位不起眼的路人甲；然而，字字诚挚的话语，就能连通我们彼此之间最真诚的心灵。

往后的日子里，他们幻化成我人生记忆中某段永不褪色的章节。所谓"赠人玫瑰，手有余香"，一朵满溢花香的玫瑰，正等待着我将它传递，空气中弥漫的是沁人心脾的味道。

志愿服务的开篇是两张饱经沧桑、刻满岁月年华的脸庞。真诚的沟通，热心的关怀，如同血脉至亲般和谐。望着奶奶手中轻飘飘的病情报告单，我不禁感叹老天的无情，感慨生命的脆弱。在老人的眼神中，我明白了为何单子是良性的，也明白了为何奶奶从不讲起老伴的病情。也许，这就是"善意的谎言"，这就是一种无声的爱。

乐观的心态，健康的饮食，亲人的陪伴，是治愈一切病痛的良药。每一天，奶奶都会冒着初晨的严寒，赶早出门为爷爷买回热腾腾的早点；每一天，奶奶都会坐在爷爷的床边，陪他唠家常，陪他看电视；每一天，他们都会回忆过往的点点滴滴……

细听奶奶的话语，像极了抱怨诉苦，仿佛不耐爷爷暴躁易怒的脾气，可是话语中又暗含着满满的爱。彼此的信任、宽容与谦让，让二老携手走过了多年来的风风雨雨。这让我嗅到了爱的香味，嗅到了令人陶醉的花香，沉浸在花的海洋。

一年多的时间里，家人们想方设法对爷爷隐瞒病情，为的就是给爷爷活下去的希望与勇气。撒了一个谎，就需要千千万万个谎言来圆，而所有谎言的出发点都是爱。简简单单的两个小时，我懂得了：原来，爱也可以不说出口的，在无声无息中已倾情表达。天道轮回，难得在人间走一回，何不好好去享受爱与被爱的温暖？

我想：总有一天，那授人之花可以将花香满溢整个天空。

志愿者：毛开颜

心暖生命

　　烟花易冷，个体的生命长度对于漫长的宇宙进化而言实在过于短暂。生命短暂而易逝，对于每一个人而言它都是可贵的。生命的崇高与独特为我们的生命赋予了独特的含义。我作为一名临终关怀志愿者，青春关怀、心暖生命是我的基本信念。

　　"你是最重要的，因为你是你，即使活到最后一刻，你仍然那么重要！我们会尽一切努力，帮助你安然逝去；但也会尽一切努力，让你活到生命最后一刻，这就是临终关怀的真谛。"我想，临终关怀，就是尽我们自己最大的努力，给每位爷爷奶奶温暖，用我们的热情融化他们的心，即使生命即将逝去，生活仍可以变得丰富而精彩。

　　死亡离我们并不遥远，这个世界每天都有成千上万的人逝去，也许下一个就是我们自己。佛说生老病死乃人生常事，在陪伴老人的过程中，我设身处地地思考，当我年老时谁会陪伴在我身边呢？

　　每一个生命都是平等的，他们都值得被尊重，他们都希望自己走得平静安适。作为他们生命最后旅途上的"朋友"，我们应该给予他们更多关爱，多多倾听他们内心的声音，切身体会他们的感受，消解他们的孤独感，也希望我们的到来可以让他们更加温暖，不畏惧明天的到来。

　　在这趟生命旅途中，我有幸结识了牟奶奶。她年近百岁，说话已经有些含糊不清了，身子也一日不如一日，但她非常的乐观，每次见面都会热情地和我们打招呼。牟奶奶是位教师，在交流过程中，她和我们说了她的故事。三人行，必有我师。牟奶奶的乐观积极的心态、礼貌待人的态度以及优雅端庄的谈吐使我获益良多。即便她已年迈，仍然对生活充满希望，给予了我们很多温暖。每次短短的两个小时的服务时间并不长，我们所能带给他们的温暖或许也十分有限，但无论如何，我们都应该怀着一颗真诚的心去陪伴他们，把温暖带给他们。

经历过一次次的服务过程，让我懂得了生命是那样脆弱，那样易逝，我们更应珍惜当下的每一分每一秒，珍惜身边的人和事，不要等生命即将逝去才后悔。正如黄俊铭博士所说："你们是在做一件让生命更加圆满的事情，照顾临终病人也是你们学习活在当下最好的导师。"对的，我们正是在用我们的行动、用我们的爱心去温暖那些有需要的人，让那些即将离去的人快乐离去，让那些活着的人快乐地活着。

志愿者：朱琳

暗伴

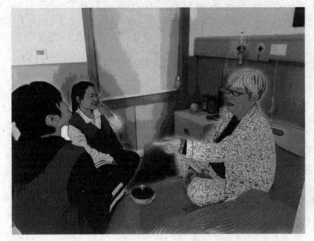

图：李慧玲

冰心曾说："爱在左，情在右，走在生命的两旁，随时播种，随时开花，将这一径长途，点缀得香花弥漫，使穿枝拂叶的行人，踏着荆棘，不觉得痛苦，有泪可落，却不是悲凉。"

因为临终关怀这个活动，我有幸到过医院去深入了解老人，真正走进他们的内心。我们拜访的是一位86岁高龄的老奶奶，虽然语言沟通存在一定的障碍，但是奶奶依旧不厌其烦地与我们拉家常。在跟奶奶闲话家常之时，我们了解到，奶奶过得很是辛苦，由于下肢行动不便，她只能整日躺在床上，连饭菜都是由养老院的工作人员送上来的。奶奶的儿女也因生活所迫，到福建打工去了，因此她与孩子们总是聚少离多，面对面聊天的时间更是少得可怜。在提及家人的时候，奶奶不禁潸然泪下，一直在偷偷地抹眼泪。"我想回家"这句话从奶奶嘴里说出来，说实话我也是蛮触动的。我原本总以为在养老院生活应该是一件很快乐的事，周围有那么多朋友，没事可以一起聊聊天晒晒太阳，可是当真正走近他们的时候，我才发现原来情况也并不是那么尽如人意。有很多老人生活都无法自理，而对于他们来说，最重要最幸福的事应该就是能够跟家人在一起了吧。中国有句古话叫作"落叶归根"，或许是受传统儒家思想的影响，老人们总是希望能够在晚年找到一种踏实感和陪伴感。而对于我们的到来，其实老人们都是非常欢迎的，他们希望有人能够来真正地关心自己，有人能够来陪陪自己说说话，讲讲年轻时候的故事，打发一下时间。在交谈中，老人字里行间流露出的是对我们的羡慕和祝福，返璞归真，从老人们的双眸中，我似乎找寻到了那种超脱于凡尘的美好与真诚。

通过这次实践，我更加深刻地体会到了老年群体的特殊性。人到老年，不仅各种慢性病的发病率不断上升，情感也慢慢地变得脆弱，变得更加需要被关爱。"有时去治愈，常常去帮助，总是去安慰。"这不仅仅只是一句简单的标语，更是我们行动的指南。我们应该利用我们的大好年华，去做些有意义的事，虽然无法改变整个社会，但是我们至少可以给身边的人带去感动。在我们走的时候，奶奶一直挥着手，跟我们说："再见！再见！"我鼻子一酸，心里顿时打定了主意。我要积极投身于志愿服务行业，为更多的老人带去关怀与陪伴，带去社会的慰问与感动。老人们其实要的并不多，他们只是希望有人能够走近自己，有人能够倾听自己的苦闷，陪伴于他们而言就是最好的礼物。

"路漫漫其修远兮，吾将上下而求索。"我一定会坚定不移地走下去，怀揣着一颗赤子之心，不忘初心，继续临终关怀。好景不常在，愿我能多去陪陪他们。

志愿者：平燕汝

恒在

世间的万物，冥冥之中都暗藏着上天的安排。人虽然不能掌控自己生命的长度，但能因为一点一滴爱心的奉献而让有限的生命焕发出无限的光彩。在上大学之前，我曾默默承诺：我要成为一名充满爱心与激情的志愿者，没有什么原因，只是享受为他人奉献后所得到的一个微笑而带来的满足与快乐。于是，大学里我便加入青年志愿者协会这个大家庭里。彼时，从稚嫩一步步地走向成熟，带给我无数的感动。

我仍清晰地记得我的第一位服务对象，那是位中年人。肿瘤的折磨使他说话都十分困难，甚至是平常的吃喝也会疼痛。第一次面对服务对象，我是有点儿不知所措的，我不知道该如何去表达自己的安慰，既同情难过又茫然无措，心里特别不是滋味。我给叔叔放他喜欢的歌，然后这样静静地看着他。病痛使他略有消瘦，但他望着窗外的眼睛却还是绽放出明亮的光芒，像闪烁的星星，诉说着许多的动人故事。那是我上大学后见到的最美的眼睛，每每与其对视，叔叔总是亲切地对我微笑，然后无奈地指指喉咙，却又似孩子般调皮地眨了眨眼睛。这样的他一点儿都无法让人感受到生病时的失意，面对这样一张笑脸，嘴角总是不自觉地跟着上扬，连时间也都在不经意间飞快流逝，第一次的志愿活动也就这么宣告结束了。回来以后，我反复思考自己的不足，想在下一次活动时让叔叔看到我的热情和成长。可一切都太过匆忙，总让人遗憾错过。当我再一次过来进行志愿服务时，医院里已经找不到叔叔的身影了。我多希望时光能倒流回转，让每一个故事都能有一个完满的结局。

时间不曾悲伤，不为谁停留，志愿活动也还在继续，我也在不断地成长着。这次，我的服务对象是一群可爱的爷爷奶奶。那位坚持种地的爷爷给我的印象尤为深刻。当我与另一名志愿者一起走进病房时，爷爷非常热情，对话也十分愉快。爷爷向我们讲述了他以前钓鱼的故事，讲他是如何挂饵甩钩的，讲他遇到大鱼时是如何将鱼钓到手的……爷爷越讲越兴奋，甚至激动得站起来向我们演示一番。除此之外，他还教我们该怎么在寝室里锻炼身体，真的是太可爱了！恰巧爷爷的老伴也在这间病房里，取笑地说爷爷都一大把年纪了还那么幼稚，然后他俩还进行了一场小打闹，你一言我一语，各自揭露对方的糗事。这样有趣的画面，洋溢出淡淡的温馨。虽然两人互相嫌弃，但其中的感情却是十分真挚。过了好久，奶奶还一次又一次数落着爷爷。爷爷却不再争辩了，只是在旁边笑笑，还抽空向我们做鬼脸，名副其实的"老小孩"一个。这是我的第几次志愿活动已经数不清了，每当回想起第一次的不知如何开口，到成长为现在的热情问候，我知道自己有了许多的进步，也从中学会了许多。

老时又或是病时，人就会重新变回孩子，十分容易满足，只需要你陪陪他，倾听他，就会变得开心，心灵也会得到慰藉。我们年轻气盛，不如老者稳重如山；我们缺乏生活经验，不像老者阅历丰富。陪伴他们也是自我成长的过程，是一份关爱相互传递的过程。他们教会我们如何勇敢地去面对生活的苦难，懂得守护坚贞感情的珍贵。

我们陪伴他们，倾听他们，让他们短暂的故事变成永恒的道理，一直存在和延续。这让他们的经历增添意义，也让我们的世界更加丰富多彩。只要简简单单的陪伴，让他们知道"有我们在"，就够了。

志愿者：陈丽芬

茶香

众所周知，茶文化是中国传统文化的一部分，从宋代起人们就有了品茶的习惯。一些茶树对种植的要求较为苛刻，需要优越的自然条件。但是对于有些茶树来讲，只要有阳光，有雨露，有空气，就能茁壮成长。而这样只需阳光雨露的茶树，像极了人民医院肿瘤科的爷爷奶奶们。他们坚强、乐观，如有茶香，丝丝缕缕都沁人心脾、回味无穷。

去年夏天，我有幸参与了"青春关怀"这个充满温情的活动，前往人民医院肿瘤科，认识了那样一群朴实无华又可爱温暖的爷爷奶奶。事实上他们不是什么特别厉害的人，基本都是普通人，但是他们面对疾病依然乐观的态度，让我们都很感动。他们为儿女辛苦半生，临老也不愿为别人添一点负担，让我懂得一个道理："我愿陪你长大，却不需要你陪我变老。"

在人来人往的人民医院，想要碰到一位曾经服务过的爷爷奶奶是一件十分困难的事，但是我却碰到了。那是一位身带茶香的爷爷，他是一位农民，以种茶为生。这位腼腆的爷爷只要聊到有关茶的话题，就会变得滔滔不绝、神采飞扬。我们可以清楚地感受到爷爷对于茶的喜爱，以及对自己所从事的事业的虔诚与热爱。

在与爷爷聊天的过程中，我们了解到一些关于爷爷家庭的事情。令人感到心疼的是，他的孩子平时基本不在身边，只在逢年过节时才能回家。在漫长的岁月中，爷爷独自品尝孤独与辛酸。而这次爷爷生病了，他的孩子们也因为工作的关系不能在床旁照顾，一切琐事都要爷爷亲自处理。我曾经问过爷爷：会不会想他们？想不想他们一直在身边陪着您？爷爷的回答却让我感到惊讶，他说："想啊！怎么会不想呢，但是我怕会麻烦他们。"可怜天下父母心，生病的他用最轻松的语气说："让孩子们回去吧，别耽误了他们的工作。"也许也是因为这个原因，这位明明很想念孩子的父亲，忍受着思念，让孩子高飞。这样的父亲在我们身边还有很多很多，更可能是我们父母的未来。爷爷的话深深地触动了我。"百善孝为先。"但是不知道为什么，经济飞速发展的现在，孝却变得不再那么重要了。父母永远不会要求儿女回报什么，他们只会默默地付出自己的爱。

这位爷爷的故事就是这个社会现状的一个小小的缩影。他们尽力培养子女长大，等到子女有能力照顾和陪伴他们时，他们却选择了放手，让子女去拼搏，不必挂怀他们。他们用那如茶香般的语句，鼓励着子女，却深深隐藏起自己的思念，展现出"父母会永远在我们背后默默支持我们"的大爱。

生命之初，当我们还是一个什么都不懂的稚童时，父母用爱浇灌我们，直至我们振翅高飞。现在，当他们累了，走不动了，也需要用我们的爱去支持他们继续走下去，就像当初他们牵着我们一样。而让我明白这一切的，来自一个温暖的角色——"青春关怀"志愿者，我很开心我属于这里。

空气中传来了一缕似有似无的香味，静下心来感受，阵阵茶香萦绕心间，飘向远方，继续沁人心脾、心生温暖。

志愿者：张婷

征服

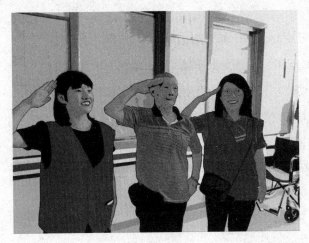

图：李慧玲

极寒之地水面结冰，这是自然征服了自然的结果；黑夜过后晨光降临，是光明征服了黑暗的表现；一次次的抢救成功，是生还征服了死亡。对我而言多数是被征服的，我被珠峰的高度征服过，被滴水穿石的精神征服过，能征服我的可远远不止这些。

临终关怀活动中认识到了一位大人物，他说是共产党培养了他，给他读书的机会，给他受高等教育的机会，给了他当干部的机会，给他不错的工作，所以他十分感恩，忠诚于党和祖国。他曾经是一个老军医，参加过抗美援朝战争，拿着枪在战场第一线冲锋陷阵，在零下四十几摄氏度的冰天雪地里度过了很长时间，成了极少数幸存者中的一个。他来自广东，曾经和香港大学的教授学过英语，感觉英语讲得比我们还要标准。因为在朝鲜待过两年，还学了一些朝鲜语。他曾经走南闯北、南征北战，博览群书。即使是90多岁的高龄，思路依旧清晰，记忆力也十分惊人，表现出了他那个年纪的人少有的清明、超群。我发现爷爷是个幽默风趣、乐观开朗的人。虽然现在因为疾病，双腿行动不便，无法再出远门，但他依旧热爱生活。他就是黄爷爷。

黄爷爷征服了战场，征服了严寒，征服了年龄，也征服了我们。

"你们来看我，我很高兴，很愉快，心情舒畅。我有可以延年益寿的感觉。"听到爷爷这么说，心里真的很开心，因为我们的目的达到了。每周去做活动，都是黄爷爷的房间里人最多，很热闹，可能是因为爷爷的幽默、乐观和丰富的学识吸引到很多人。每年重阳节我们都会去医院办活动，爷爷很期待、很认真地问他所认识的志愿者会不会来，似乎和他们已经成了一家人，想要一起过节。听到有些志愿者不能来，爷爷也没有表现出很失落的样子，而是和那个志愿者一起回忆去年活动时的情景，跟我们讲述去年重阳节发生的趣事，还有一些以前志愿者们给他讲的小故事，这些爷爷都是记住了的。

他还征服了疾病，征服了老年心态……如果向上天再借500年，我相信爷爷可以去征服世界了。而爷爷的学富五车、英勇无畏征服了我，他对生活和生命的乐观态度征服了我。他达到了我们可能达不到的一种人生高度，成了我们想要成为的风云人物，拥有着我们都需要学习的生活态度。

"人的生命似洪水奔流，不遇着岛屿和暗礁，难以激起美丽的浪花。"岛屿和暗礁并不可怕，重要的是我们要用自己的勇气、乐观和坚毅征服它们，谱写更精彩的人生！

志愿者：程倩

人生主场

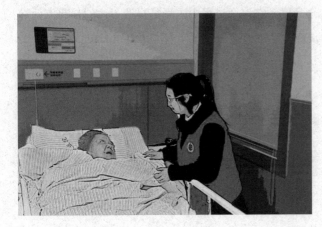

图：李慧玲

落叶真的是炫美的吗？小时候总渴望长大，渴望自由，但殊不知在其掉落瞬间得到了自由，却也失去了生命，失去了它的主场。长大的世界充满未知，福兮祸所伏，一切事物都是有双面性的。你渐渐长大，也正在慢慢老去。

牟奶奶已经年逾八旬，曾经是人民教师，看似没有什么大毛病，但是感觉比较迟钝，而且记忆力减退，也不方便行走，像个小孩子一样。我们跟她聊天都不能说是聊天，她一直在重复地跟我们说她家的房在哪儿，忘记了已经和我们说过这个事情。奶奶的脸上始终挂着笑容。她喜欢在走廊吹风，我们陪着她看过往的车辆。站在风口的她手都是冰凉的，发丝也被吹乱了，却不想回病房，还说不冷。想想曾经在课堂上指点江山，现在风烛残年，可能奶奶从未想到过自己老了会是这样的。她的儿女都在为自己的家庭和事业奋斗，正在自己的主场拼搏，担心疏于对老人家的照顾，就把奶奶送到了这里来。这样一来，虽然奶奶得到了照顾，但是他们错过了奶奶的慢慢老去。也正因为他们的缺席，才给了我们出现的机会。

我们都是这样的，长大的同时也在老去，从幼时的家庭主场到学生时代的校园主场，再到成家后的家庭主场，不断地从一个主场转到另一个主场，也在不断地老去。在不同的主场中，有不同的角色、不同的责任。

糟糕的不一定是在你老去的主场，亲人会缺席，而可能是你未能到达这个主场。在慢慢长大的过程中，你的生命也在被慢慢吞噬，慢慢消磨。人的一生等于已活过的岁月加上未经历过的岁月，活得越长剩下的也就越少了。每天都有形形色色的生命在凋零、逝去，其中可能有我们认识的、熟悉的、身边的人，也有我们不认识的陌生人。生命有时很简单，简单到可能瞬间失去，简单到就像一条抛物线一样从某一高度上升，又落下到这个高度，在这个过程中主场是更迭不休的，起点到终点这当中改变的只有年龄。就这样，一个生命完成了使命，走完了一程。

我不敢想象在我老去的人生主场里我是副什么模样，我不敢多去想奶奶坐在轮椅上看过往车辆时在想些什么。因为我害怕看到自己老去的样子，我害怕在自己老去的主场里只有一个孤独的背影，我更害怕我到达不了老去的主场……

志愿者：程倩

不负时光

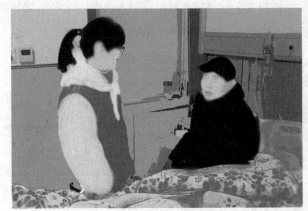

岁月不是甜蜜的童话，表层故事的泡沫必定迎来死亡的最终一击，酸甜苦辣的经历才是人生的主要构成。浮生不老，初心不灭。生老病死，时至则行。老人是时代的智者，岁月赋予了他们独特的人生阅历。遇到老人，就像与未来的自己相遇。和

图：李慧玲

老人交谈，进行一场跨越时间洪流的对话，我们从中能够受益匪浅。

时光是最有情也最无情的东西，从第一次与汤爷爷见面到最后的依依惜别，病房里承载了爷爷被病魔折磨的痛苦，也承载了我们的欢声笑语。

信念的存在提供人们希望的支点，当我们在大自然面前溃然不堪一击时，人们往往将信念寄托于触摸可及的事物聊以自慰。我去看望汤爷爷时，他用那打吊针而变得乌青的手慢慢地指着书，一行一行地读着，比上次见时要虚弱了一些。我慢慢走近了，书上的字也清晰起来。"达摩《五官总论》中云……耳须耸又明……晚运必亨通。"我向来没仔细钻研过这些术士之论，今日一见便暗暗惊奇起来。

爷爷嗫嚅着，"能不能把名字写在书上给我留一个念想。"我心里明白，或许这是我们最后一次见面，但四下摸索笔未果。爷爷就像是一个倔强的、不屈服的小老头，因为身体虚弱，说话声音很小，而且说不了多久就要喘一会儿，但仍坚持着要

我留名，尴尬与无措漫上我的心底，我不知如何才能安慰爷爷。每日例行的查房也未打断爷爷的固执，他向护士姐姐借了笔，让我在书的扉页签上我的名字，古朴的书籍被留下新鲜的时代印记。发黄的书页在昭示着它经历过的代际更迭，临终关怀也是如此。生命的延续带着温情的力量，纵然生命必定逝去，但文化裹杂着世间的善良将传承下去。

他教我看面相、脸型、脸上的痣、身形……伴随着虚弱的讲解声音，晦涩难懂的文字逐渐变得生动起来。他声音虽低，我却听得很认真，不觉丝毫狼狈。我们是河流，最终都会汇入岁月的洪流。有些人平行匆匆而过，有些人交会，激起浪花与水纹。是缘分让我们和汤爷爷相遇，和汤爷爷相谈甚欢，更是一种珍贵的情分。感情与陪伴拉近了我与爷爷的距离，住在医院的老人就像是生命的孤岛，"就像一座被吞噬了的岛，慢慢地沉了下去"。

如果孤岛要沉没，希望它的最后一个季节是春天，希望它能慢些，让我有尽可能多的造访，不负它所剩的时光。

志愿者：戴秋实

内心的暖化

温暖会使一朵雪花融化成液体，会使众多雪花融化并汇成河流，流向远方。寒冷会使小水珠凝固成小冰块，会使液体凝固成大冰块，失去自由，失去其液态时的活力。温暖的季节，处处可见大片大片或是星星点点的植物，姹紫嫣红的花朵竞相开放。这样明艳的景色透露出两个字——喜悦。寒冷的季节，树上的叶子凋零，满地枯黄，刺骨的寒风和白雪只让人感到萧瑟。看来自然与人心一样更喜欢温暖。一颗冰冷的心，不仅寒了自己，也凉了别人。一颗温暖的心，使得生活中充满了阳光，充满了温暖。

一如既往地来到陈爷爷的病房里，每次来爷爷都很热情地欢迎我们，我们照旧聊聊天。虽然来过很多次，但是爷爷更喜欢和当过兵的男孩子聊天，爷爷让我们帮他找找。大概是因为当兵的男孩子更让爷爷觉得亲切，更有话题可聊。奶奶很少和我们说话，很是文静。但这次奶奶却提出了让我们走，还跟旁边的阿姨说让我们走。尤其是在男孩子来了之后，奶奶的要求更加急切了。但爷爷出于礼貌，没有怎么回复奶奶，接着和我们聊天。我们意识到奶奶的态度后，和爷爷说下次再来看他，然后道别离开。我们一道的几个志愿者都受到了打击，对这个活动有些抵触了，因为害怕去了再被拒绝。

我们走出了门，阿姨追了出来和我们说，爷爷前两天出去散步，有点感冒了，奶奶担心爷爷的病情会加重，想让爷爷好好休息，也担心爷爷的感冒会传染给我们。毕竟病房空间小，我们人多，既怕爷爷感冒加重，也怕我们被传染。听到这里时，我的心里"咯噔"一下，原来奶奶是这么体贴、为人着想的人，感到了暖暖的关心。看来一切的表象都是不全面的，友好或不友好的背后都是有原因的。我们为自己误解这样的好意而感到羞愧，内心对奶奶更是尊敬。我们不该急于下定论，不该轻易揣测别人的态度。

在冬天，喝一杯热水，流到哪里暖到哪里。我们去关怀他们是温暖，奶奶为我们着想也温暖了我们，我们相互取暖，互相温暖。若不是旁观者的补充说明，我也许还在不知所措，不知缘由，还误解了奶奶的行为，就不会感受到这种温暖，这种有付出、有回报的温暖。这种温暖不得不说它是不一样的，我的心被融化了，在假象误解下的温暖，使人感到的暖意更加持久。

临终关怀本身就是温暖的，它不仅让我们有机会去关怀温暖别人，也让我们感受到了温暖，暖化了我们的心。它是一个可以相互取暖的途径，人与人可以互相取暖。因为它，我们学会了传递温暖。

志愿者：*程倩*

我的同乡奶奶

我们奉献出时间，换得满满充实；我们奉献出青春，收获点点价值；我们奉献出爱心，回馈丝丝感动。也正是因为愿意去奉献，才能收获温暖，才坚定穿上红色马甲做一个志愿者。在志愿活动中，我认识了这样一位性格乐观的奶奶，她很少有亲人陪伴却依旧开朗。她相信她的故事还能书写很久很久……

再来到二院，一切都已经不再那么陌生，没有了从前来时那份恐慌，取而代之的是从容和满满的热情。

上了楼梯，在拐角的地方，我看见一位老奶奶，花白的头发，慈祥的面容，让我觉得像是在哪里见过。她一直来来回回地走着，或在等什么，或在想什么。我们连忙走上前去问奶奶是否需要帮助。她似乎并没有听到我们的话，只是看到我们身上的红马甲才知道我们是来看望她的志愿者。楼道还是比较寒冷，我们便把奶奶扶回了病房。

奶奶慢慢坐回病床上，开始和我们讲述她的故事……奶奶告诉我们，她年轻时，耳朵曾被炮弹炸伤，导致现在听力比较差，只有大声说话奶奶才能听清楚。但这一点丝毫没有影响我们之间的交流。我们坐在病床的两旁，细细听奶奶述说她的故事。

奶奶说话的口音也让我觉得特别熟悉，直到我告诉奶奶我是东阳人之后这个疑惑才解开。原来奶奶也是东阳人。她年轻时一直生活在东阳，后来嫁到丽水，并在这里定居。在这里待了大半辈子，唯一不变的是那浓浓的乡音。也是因为她的这口乡音，才让我有了熟悉的感觉。

当我们问起奶奶为什么一个人在楼道里徘徊时，我似乎看到了奶奶眼里的泪光。奶奶拉着我的手，说起了自己的儿女。奶奶的一双儿女都十分优秀，但是常年在外工作，特别忙，很少来看她。因为耳朵不太好的缘故，奶奶从来不用手机，所以只能当面沟通。转眼又到了月底，她的孩子还是没来看她，奶奶按捺不住，常常去楼梯口张望。

听护士姐姐说，我的这位同乡奶奶是这一层楼里最乐观、最健谈的老人。但她又是最孤独的，因为很少有人来看望她。奶奶常常是微笑着的，很慈祥，就像歌词里写的：眼睛会笑弯成一条桥。这个微笑会一直一直留在我和她的合影里。

无论是她的口音还是笑容都与我的奶奶那么像。从小被爷爷奶奶带大的我，每次见到与自己爷爷奶奶年龄相仿的老人，心里总有一种说不清道不明的情感。

或许前方的路还是要奶奶一个人走，但是我们时常的陪伴就像一个个爱心路标，将为她蹒跚的脚步指明方向。

志愿者：马晔丹

心怀祖国，满心珍惜

医院，像是天堂，又好似地狱。它迎接着无数新生命的诞生，也见证着无数生命的消逝。

这是我第一次踏进ICU，印象中这里充斥着恐怖和痛苦；病人无时无刻不在与病魔做斗争，他们被关在这小小的屋子中，在挣扎，在努力……他们正处在一条临界线上，越过了便是生命与光明，越不过就是永远的漆黑与沉寂。

可是今天我去的这个地方却感觉像是一个温馨的家，护士姐姐们和爷爷奶奶们特别亲近。如果不是看到病历上所写着的各种疾病名称，我似乎已经忘记这些躺在床上的人此刻有多么脆弱。人本向死而生，但在这里，他们都是微笑着的，脸上丝毫没有畏惧。

在这里，我认识了丽院的元老胡爷爷。爷爷15岁便参加抗日战争。爷爷说，国家对他很好，自己很惭愧。他的话语中总流露出一种壮志难酬的感慨，虽年事已高，但仍怀一腔热血，愿再效力祖国！在祖国饱受战乱摧残时，爷爷曾不顾生命安危，不惧死亡，抛头颅洒热血；在祖国安定繁荣时，他走上讲台，拿起教鞭，孜孜不倦地教书育人。胡爷爷的前半生都在付出，到老了躺在病床上还在反思自己做得够不够多、够不够好，仍然觉得对国家心怀愧疚。爷爷是伟大的，他用实际行动来告诉我们什么是心怀国家。

临终关怀这个活动不仅关心了爷爷奶奶，更荡涤了我们自己的心灵。我发现，自己从老一辈人的身上看到了我们这一代人所缺乏的精神，学习到了很多可能这辈子都无法从课本上学到的东西。

我们的一个眼神，一句关心的话，或者一次简单的看望，都能够让老人感受到温暖。这种温暖是相互的，是一种不可替代的精神食粮。我们也许还没有能力去做一些大事，但是可以尽己所能帮助他人。看着病床上的爷爷奶奶们，听着他们诉说着那些充满激情和热血的岁月，脑海中仿佛能够想象出他们年轻时的模样。他们曾像现在的我们一样朝气蓬勃，充满阳光。只是每个人都会苍老，这是亘古不变的。

史铁生曾经说过这样一段话：四肢健全的时候，抱怨周围环境如何糟糕，突然瘫痪了，坐在轮椅上，怀念当初可以行走、可以奔跑的日子，才知道那时候多么阳光灿烂。又过几年，坐也坐不踏实了，出现褥疮和其他问题，怀念前两年可以安稳坐着的时光，风清日朗。又过几年，得了尿毒症，这时觉得褥疮也还算好的。开始不断地透析了，一天当中没有痛苦的时间越来越少，才知道尿毒症初期也不是那么糟糕。你看，大多数人都是这样，总是在失去后才发现忘记了珍惜。爷爷也许格外珍惜能为祖国作贡献的机会，如今还想着能为祖国做些什么。

我很庆幸我能拥有这样一种身份，用这种身份去走进他们的世界，用这种身份去向他们学习生命真正的意义——珍惜。

志愿者：李月欣

为你倾听　因你倾心

"爱是生命的火焰，没有它，一切变成黑夜。"

——罗曼·罗兰

爱是什么？爱位于恨的对立面，难道不恨就是爱吗？如何去诠释爱？这种困惑一直困扰着我。带着这样的困惑我加入了临终志愿服务团队，随着志愿经历的增加，我对爱有了更深刻的理解。

兴奋与紧张撕扯着我的心脏。以志愿服务为媒介，我能够去服务老人，为他们做一些力所能及的小事，让他们心情轻松一些。但我服务的对象毕竟是这样一群特殊的人，死亡已经摩拳擦掌地盯上了他们。我不知该如何与他们相处，我不知我的行为是否会引起他们的反感，而被拒之门外。而医院走廊那寂静又压抑的氛围，仿佛死神已悄然来临，令我喘不过气。

或许，这就是人复杂的一面吧。面对未知，既充满恐惧，又无比期待。

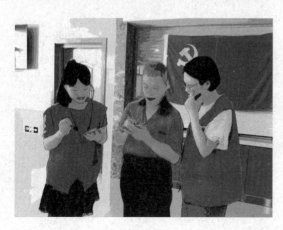

图：李慧玲

随着一次次临终服务的推进，我经历了许多。有不愿交流的病人曾将我拒之门外。我生气过、悲伤过、迷惑过、放弃过，但总会问自己一句，你害怕被拒绝吗？你还有从头来过的勇气吗？我始终坚信："精诚所至，金石为开。"也曾遇到过和蔼的病人，不是亲人胜似亲人。被所有人肯定是十分荒谬的想法，但只要有一个人愿意肯定，我就会在临终关怀服务的道路上坚定地走下去。

胡爷爷是一名退休的历史教师，我去探望他时，他还在ICU里，气管被切开了，白白的软骨裸露在空气里。文字是我们交流的唯一工具，倾听成了最主要的一部分。纵然如此，爷爷脸上的笑容从未退却。他身体不好，我总担心他吃不消，以为不能再继续下去了，但爷爷摆摆手，示意我们继续。他在白板上费劲地表达心意，颤抖着写下"聊天有利于我的病情好转"。看到这些字，我更加坚定了自己参与临终关怀活动的决心。爷爷优雅、从容，彬彬有礼。每次去探望时，他总会教导我一些为人处世的道理，鼓励我好好学习。

人生若白驹过隙，忽然而已。当我第四次探望时，爷爷患上了耐药菌感染，我不能再去接触他。玻璃门挡在了我和爷爷之间，门外是我的世界，门内是独属爷爷的世界。我站在他的门外，盯着他那骨瘦如柴、蜷缩在病床上的身体，拍了拍玻璃门，向他挥挥手，告诉他，我来看他了。那天之后，我再也没见过爷爷。那时，我才意识到，生命是如此脆弱，人生是一次通向死亡的旅行，不知不觉间，就会走到尽头。

得到认同和肯定很重要，但我也不会因没有人认同而对此失去热忱的心，因为他们是需要我们的，需要我们陪他们聊聊天，以缓解情绪。很高兴我能遇到临终关怀志愿者服务团队，以生命关怀志愿者的身份去倾听别人的心声，为临终关怀志愿服务倾心倾力。

志愿者：陈程

暮色蹒跚，幸而与共

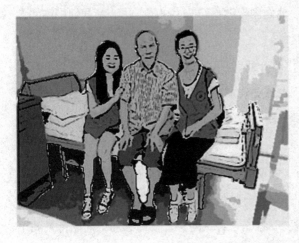

图：李慧玲

被人牵挂着，是件幸福的事；有人陪伴着，是暖心的故事。当陌生的名字变成熟悉的名字，当熟悉的名字渐渐模糊，是一个故事的结束和另一个故事的开始。在不断的相遇和错过中，我终于明白，身边的人或许只能陪你走过或近或远的一程，并不能伴你走完这一生。

参加临终关怀活动已经有一个学期的时间了。从第一次踏上去往二院25路公交车的陌生忐忑，到后来的轻车熟路；从第一次难以和带有乡音的老人很好地交流，到逐渐与他们相谈甚欢；从第一次与老人见面的尴尬无措，到敞开心扉可以互诉衷肠，临终关怀活动带给了我很多人生第一次，也带给我人生不一样的经历。

我服务了一个学期的老人，是黄爷爷。

每周六，像是一个无形中拉过钩的约定。当我推开门打招呼"黄爷爷我们来啦"，黄爷爷总会亲切地回应我们，眉眼间的笑意好像要溢出来了。刚开始的几次活动，我和爷爷虽然已经见了好几面，但爷爷总是要一遍遍地问我的名字。我不禁有些失望，觉得自己是不是哪里做得不好。随着活动次数的增多，突然有一天，爷爷欣喜地和我打招呼："你来啦！今天来得好早！"我的身上如过电一样，虽然表面上波澜不惊，但是狂喜早已涌上了心头，充满消毒水味道的病房也似乎温馨起来。

后来因为学校的事情，我缺席了两次活动，等到我再次出现在爷爷面前的时候，爷爷嘟囔着说："你已经有两次没来了，是不是把爷爷忘了？"他撒娇般的语气让我真正意识到他对我们的依赖。病房里济济一堂，大家笑成一片，爷爷比画着我们教他的比心的手势，关节弯曲而突出。原来这就是被需要的感觉啊，爷爷可能是我们生命中的一小部分，但是我们对于爷爷来说，就是他一周的念想。黄爷爷经常说："五湖四海都是一个爱字。"他偷偷告诉我们的小秘密，用心给我们讲述的人生故事，都让我回味无穷，受益匪浅。

我觉得最深沉的爱，莫过于你离开我以后，我活成了你的样子。我们给老人们的生活带来了一丝烟火气，自己也感受到来自老人们的温暖，我们用热情关怀他们，他们用温润滋润我们，陪伴是个相互的过程，不变的是每次活动都让彼此的心贴得更紧。

"有时候，很迷茫地去看前方，明明知道那片海没有你在，却还要固执地踏上火车去追逐那个有你不了解的爱。"这是一种使命感。"你是重要的，因为你是你，你一直到最后那一刻仍然那么重要。"这是一种认同感。使命感和认同感都是我不懈的追求，岁月将老人的旧时存储，虽然现已是暮色蹒跚，幸能与共。

志愿者：上官雪儿

愿陪您驱散孤独

依旧是平静的心情，无悲无喜，只感到一种莫名的孤寂。孤独是在很多人的地方，身边却没有人陪伴；寂寞是在很多人陪伴时，也只能沉默。

时常听到这样一句话：我逐渐地了解到，所谓父母子女一场，只不过意味着，你和他的缘分就是今生今世不断地在目送他的背影渐行渐远。你站立在小路的这一端，看着他逐渐消失在小路转弯的地方，而且，他用孤独的背影告诉你：不必追。

医院，一个充斥着复杂情感的地方。走进病房，我遇到了林爷爷，一个让人觉得孤独而心疼的老人。已经80多岁高龄的他，因为生病，整个人显得骨瘦如柴，身上的皮肤如同枯树皮般贴在身上，四周有着些许的伤痕。林爷爷儿女双全，都非常孝顺，尽管工作忙碌，仍旧抽空来看望爷爷。但爷爷并不是很喜欢与人交流，时常独自一人在外散步，或是对着窗边的风景发呆。病房中，尽管儿子陪伴在身边，他却更喜欢听他人说话。

林爷爷文化水平不高，普通话也讲得不好，平时不看报纸和电视，老人也不像其他同龄人那样参加太极等群体的活动，孤独仿佛成了他的代名词。比起和他人交流，他似乎更喜欢沉浸在自己的世界里，想着自己的事情，不知道是性格使然，还是不知道如何与人交流。

子女有了自己的事业，也有了自己的孩子，慢慢地，他们的目光不再停留在父母身上。爷爷做得最多的不过是看着子女忙碌，目睹他们与自己渐行渐远。或许不是不想说，而是不知道说给谁听。子女们似乎与这繁忙的都市融为一体，不再愿听自己的唠叨，时间一久，将话藏在心里成了习惯。这时，有些话即使到了嘴边，却再也开不了口。

　　尽管身边有着再多的人，没有人知道自己内心真正的想法，更没有人想要去倾听。有时候，不需要太多时间，不需要太过刻意，哪怕一点儿时间的陪伴，也会给老人的内心带来巨大的安慰。

　　人都会感到孤独，特别是逐渐被忽视的老人们。青年人就像长了翅膀的天使，总是飞奔在老人看不见的虚无里，而忽略了对他们的关心，留给老人的只有孤独，时间久了也就习惯了。当一切习惯成了自然，老人便与孤独融为一体。他们虽然变得不爱与人交流，但内心还是渴望家人的陪伴，渴望和孩子聊天，不愿一个人孤独地待在冰冷的病房里。

　　看到那双充满期望的眼睛，看到那个孤独的身影，让我想起我们活动的初衷不就是陪伴他们，让他们不再孤寂吗？不就是给他们带去温暖吗？一个眼神，一抹微笑，也有着极强的感染力，我愿尽自己的一点微薄力量多陪陪他们，为他们驱赶孤独，不让他们带着孤独离开。

志愿者：吕泽艳

一条藤径绿，万点雪峰晴

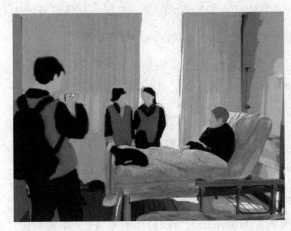

图：李慧玲

在万木凋零、寒风刺骨的季节，我踏上了志愿服务这条道路。这一天的天气不怎么好，天空被乌云遮挡得严严实实，路上稀疏的行人匆忙地走着，仿佛一切都在向肆无忌惮的寒风投降。

我们必须习惯，站在人生的交叉路口，却没有红绿灯的事实。一路上，我都思考着，当人们面临着即将走到尽头的人生时，他们会想到什么？回顾自己的一生又会有什么遗憾与后悔？对人生最大的感悟又是什么？此刻，他们最需要的是什么？最大的愿望又是什么？我们能为他们做什么？而我们又将怎样度过自己的一生？

怀着复杂的心情，我们见到了交流的患者——一对80多岁的夫妻。爷爷虽然行动不便但思维敏捷，奶奶忘记了以前的事情，只能简单对话，哪怕是爷爷她也不认得。奶奶被局限在一个快速遗忘世界、也在被世界快速遗忘的过程中。

本来我们害怕见到他们会因不知道说什么而尴尬，但爷爷的爽朗打破了我们的尴尬，我们也因爷爷的开朗而打消了不知道该说什么的顾虑。爷爷说住院是因为他们身体不好，子女工作又不在身边，住医院更方便一些。而且这样也不会给子女造成负担，自己也方便。

　　我们和爷爷聊了很久，爷爷说起他的子女相当自豪，脸上一直洋溢着开心幸福的笑容。其间爷爷不时地看向墙壁上金黄色的时钟，像是在等待着什么。原来，每逢周末，爷爷和奶奶的儿子会在特定的时间段来看望他们。

　　孝有三：大尊尊亲，其次弗辱，其下能养。就在我和爷爷相谈甚欢的时候，病房的房门有了动静。虽然隔着房门，但不难猜出肯定是爷爷的儿子来探望爷爷和奶奶了。叔叔带来了爷爷最爱吃的红薯，爷爷开心得像个得了糖果的孩子。可惜，奶奶记忆力不是很好，不知道红薯是什么，而且把她的儿子也误认为是她弟弟了。

　　时间在我们的欢声笑语中飞逝，很快就到了告别的时刻，最后一刻我们用照片记录了这一美好的瞬间。我们的活动也取得了圆满成功。

　　这一次的交流，爷爷也解开了我来之前的疑惑，而爷爷乐观开朗的生活态度也值得我们学习。人的一生就是在岁月流逝中见众生、见天地、见自己。给时光以生命，而不是给生命以时光。人生没有白走的路，每一步都算数。我们应该积极地拥抱生活，纠结太多是跟自己和生活过不去。世界以痛吻我，要我报之以歌。经过这一次交流，可以看出爷爷很爱他的子女，老人在这个时候最需要的就是亲人的陪伴，特别是子女的陪伴。而爷爷在人生即将走到尽头的时候不是把子女绑在身边，而是想着如何减轻子女的负担。"树欲静而风不止，子欲养而亲不待。"作为子女，应在父母有生之年多多陪伴，以报答父母的养育之恩。

　　习惯于绝望的处境比处境本身还要糟糕。"回首向来萧瑟处，归去，也无风雨也无晴。"在这个寒冷的季节里，我看到了爷爷的积极开朗，看到了亲人陪伴给老人带来的欢乐，如同在冬日里看到一抹绿那样感到无限欢喜，似乎春天即将到来，万物焕发生机！

志愿者：廖秋瑜

待下次花开之时，再相见

卷一缕红尘踏开百花齐放，看一缕青烟拂破长空，思绪不禁飘回至一年前。

在医院见过病人的离去，见过亲人的不舍，而之前的我唯一能做的却只有静驻目送。年少轻狂，参加过几次临终关怀活动后，我也问过自己：此刻的付出是否真的有意义？此时的自己是否在浪费他人的时间？这种选择是否真的正确？如今，我只想告诉曾经忧郁、困惑过的自己：你在最美的青春追逐成长，在最好的年纪感悟了生命。

有一幅画面模模糊糊，脑海中只记得爷爷那张满脸褶皱的老脸和那无助却惹人怜的双眼，而我已忘却爷爷是姓罗、姓王抑或姓李了。还未踏入房门，我便听见了他低低的呻吟声，小心翼翼地走到床边，一声微弱的"小姑娘"将我引到了爷爷跟前。他微微颤抖的双唇像是想询问些什么，无奈没有说出一个字儿。我只好先做了自我介绍。许久，爷爷没那么疼了，才稍稍能够与我闲谈，每每提及他的青葱岁月，他就特别开心、激动。看到我，让他想起来和我一样年纪时候的他。他开始感怀曾经，像极了一个吃了糖的小孩子，笑起来眼睛弯得和月牙似的，殊不知他也是当了爷爷的人了。

他酷爱花花草草，一辈子都扎在花草堆里，与花草为友，与花草相伴。可是他现在病了，他开始担忧在自己生病的这段时间没有能力，也没有精力去照料它们，只能眼睁睁地看着它们一天天枯萎下去。他也很怕自己有一天会和这些花草一样老了，萎了。爷爷说过，他不怕死亡，但怕离去，死亡只是一瞬间的事。他害怕的是倘若他离去了就没人替他照料那些小花小草，就没人替他欣赏它们的美丽。

爷爷栽种的花花草草中，有一些是可以做药材的。爷爷爱好广泛，平日对中医也有所研究，在当地获得了一些荣誉。那一刻，我才明白了什么叫"当爱好遇见坚持，便成就了一个人"。是啊，滴水还能穿石，铁杵尚能磨成绣花针，只要我们随心而动、持之以恒地做自己，在不久的将来也一定可以活成自己希望的样子的。

人，总免不了一死，但并不是每个人都可以了无遗憾、了无牵挂地离去，也不是每个人都能做到面对死亡非常坦然。今天、明天、后天……都可能是个意外，甚至是下一时、下一分、下一秒。很喜欢《萤火虫之墓》中的一句话："珍惜今天，珍惜现在，谁知道明天和意外，哪一个先来。"

握住那双微颤着的手，我想为爷爷做点什么，却又什么都做不了。我能做的只有与他相约待来年花开之时，再相见。留下希冀，即使无法确定这个约定是否能实现，但我依旧会盼望它的到来。

志愿者：毛开颜

心态决定幸福

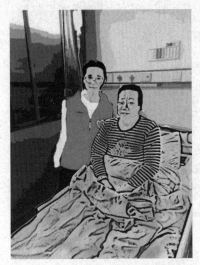

图：李慧玲

上帝在给你关上门的同时往往给你开了一扇窗，但仍有很多人抱怨老天的不公。他们可知，有多少人正在与病魔积极做斗争？一切发生都是有原因的，所有不幸的发生都有其必然性。

冬天已经悄然来临，但凛冽的寒风阻挡不了志愿服务的脚步，阻挡不了我们用爱去温暖寒冷的冬日。

在肿瘤内科的病区里，我服务的是一位阿姨。我们一进病房，阿姨很热情地招呼我们。简单的寒暄之后，我们得知阿姨姓桑，46岁，有一个在读高三的儿子。不幸的是桑阿姨2019年查出来自己得了结肠癌，并且癌细胞已经转移到肝脏，饱受病痛的折磨。在这一年多的时间里，她独自奔波于杭州、丽水两地寻医求药，接受了手术治疗和多达14次的化疗及靶向治疗。虽然治疗的艰辛非常人能想象，但阿姨的精神一直很好，十分积极乐观。由于丈夫忙于工作，儿子也在备战高考，桑阿姨就自己一个人在医院接受治疗，从未向家人抱怨过一句。话语间，我感受到了她对于健康的渴望和积极向上的生活态度，也明白了她的无奈与痛苦。阿姨向我们说道："我这一生没做过坏事，从来不做缺德事，为什么老天爷会如此不公平，让我这样的好人得这种最不好的病，而那些坏人却不得病？"说着说着，阿姨流下了热泪。这时无论多么华丽的语言都显得有些苍白无力，命运往往就是如此捉弄人。我们只好安慰她："一切都会好的。"桑阿姨也笑呵呵地宽慰我们："现在不想这些烦心的事情了，只想过好每一天，希望可以看到儿子结婚。想想老天爷有时候也厚待我了，我化疗那么多次都没怎么受罪，没有很强烈的不良反应。"在聊天过程中，阿姨一直笑脸相迎，向我们倾诉着自己的痛苦与幸福，也展现着她那坚强的意志与顽强的毅力。我们也拿出了那不怎么专业的宽慰之语来安慰着阿姨，希望能让阿姨有个好的心态，让阿姨不再感到那么绝望。短短的志愿服务时间很快就结束了，我们不舍地和阿姨告别，她依旧还是那个笑脸相送的桑阿姨。

其实我们都知道，有时候生活就是不公平的，但我们却没理由对此感到绝望。人生就是一场修行，修的就是一种不卑不亢不喜不怒的心态。有些人，我们深深地记住，未必不是幸福。有些痛，淡淡看开，未必不是历练。

生活，本就是五味杂陈，把快乐装在心中，静静融化，慢慢扩散总会有意外的感受。其实，人生原本就是有如此多的不公平，不要总怀疑命运对别人更加眷顾，关键在于调整自己的视角和心境。与人不攀不比，怎么活都是一辈子。走好自己的路，欣赏身边的景，平淡而真实，幸与不幸全在于自己的心态。你的自如，也会成为别人眼中的一道风景。

志愿者：周思倩

乐观是病痛的良药

　　乐观积极一向都是人们推崇的生活方式，乐观的人更有生活的动力，更会自我安慰，更懂得人生之道。因为随着参加"青春关怀"活动次数的增加，我对于"青春关怀"活动也有了更加深刻的理解和感悟。

　　在肿瘤内科的病区里，我服务过一位十分开朗的周奶奶。已经70岁高龄的周奶奶见证了岁月的流逝，也体会了子孙满堂的幸福。奶奶一见到我们就十分热情。周奶奶在年轻时经常在社区扭秧歌、打鼓和唱歌，业余爱好十分广泛，但是由于身体原因，唱歌成为奶奶在病房里所剩不多的乐趣，那天她还主动给我们唱起《南泥湾》等老歌。我们有会唱的歌都和她一同唱，不会唱的歌就跟着她打节拍。奶奶笑着说自己老了，只会唱这些老歌了。我们摇摇头说奶奶不老，我们喜欢听奶奶唱歌。纵然疾病缠身，但奶奶与我们交谈的过程中笑容从未消失，似乎忘记了疾病的疼痛，看得出奶奶是个积极乐观的人。

　　奶奶一直嘱咐我们："虽然生活多变，但是我们要用不变的乐观的心态去面对。"虽然我们与周奶奶仅仅接触两个小时，但这平凡的话语不禁让我们感动，不是热泪盈眶，而是一种发自内心的颤抖。正如奶奶所说，只要我们懂得乐观应对，所有的痛苦都不值一提，所有的辛酸也会悄然远离。再想到奶奶的病情，她没有抱怨，没有忧心忡忡，而是在告诉我们如何生活。生活有时会让我们遍体鳞伤，乐观的人只会越挫越勇，那些受伤的部位愈合后会更加坚强，然后会渐渐变得不畏惧挫折。

　　如果我们做每一件事都带着认真负责的态度，带着一种不畏失败的勇气，带着一颗乐观的心，我们在平凡琐碎的生活中能找到更多的快乐。临终关怀活动是微小的，因为它涉及的范围太有限，但它又是伟大的。因为它在有限的范围中给需要陪伴的老人带去了温暖，让老人们感受到了生命的温暖，让我遇见了"乐观"，学到了课堂以外的知识，也让志愿者们有了新的感悟。

我作为一名生命关怀志愿者，很清楚在帮助别人的同时，也是在帮助自己，在使其他人生命活出色彩的同时，我们也能够从中得到思想上的升华，学会与人沟通，学会关爱他人，也学会乐观对待生活。在哪里存在，就在哪里绽放，不要因为艰难，就忘了散发芳香，也不要因为复杂多变的世界就放弃乐观。在爱的路上，哪怕跌跌撞撞，我仍会向阳而笑。

志愿者：周思倩

愿时光能缓，让我永远陪伴

世间有太多太多的真情让我感动：一声亲切的问候，一次真诚的付出，一份真挚的关爱，一些微不足道的陪伴，等等。最让我感动的莫过于陪伴，陪伴是最简单但又很少有人能做到的感动。可是每次参加活动就只有那么短的时间，它的流失总在我的不经意间，让我还未曾感受到它的热度就结束了。只愿在今后活动的日子里，时针能走得慢些，让我能多陪陪他们。

不知何来的缘分，我能有幸参加临终关怀这个有意义的活动。

在医院里，我与之交流过的、印象深刻的有两位老人。一位是爷爷，他是一位军人。提起他的从前，他的眼里流露出的是满满的自豪，是坚定，是怀念。我们每次去的时候，爷爷都戴着鸭舌帽，衣服上的纽扣扣得整整齐齐，显得非常有精气神，看不出一点病态。从这位爷爷身上，我看到的是他对待生活积极乐观的态度，对待疾病从容不迫的心态，对每一天都充满热情。他还时常看看新闻，关注着国家大事，让我肃然起敬，自愧不如。每次与爷爷的交谈都让我很舒服，受益匪浅。爷爷还和我们说起他的爱情故事，感觉军人家庭就是不一样的，我们都进入了爷爷美好的故事里。只是活动很快就结束了，真希望时光能慢一些，让我多陪着爷爷聊一聊。

另一位是面容慈祥的奶奶，这位奶奶有点特殊，由于一些原因耳朵听不见了，在她的世界里没有声音了。一进病房，只见奶奶坐在床边看着窗外，不知在想些什么，当我们在她眼前晃过时才知道我们的到来。从奶奶的眼里，我看不到乐观与希望，只看到孤寂、淡然。可能是因为无声的世界太过于枯燥、孤独，也可能是因为对疾病的无可奈何。通过其他人的介绍我们得知这位奶奶从前是一位老师，所以我们就用一支笔和一个小本子与奶奶交谈。见奶奶的情绪很消沉，我们就给奶奶讲自己的趣事。刚开始奶奶面无表情，听我们讲了一会儿后，她主动给我们讲笑话，讲谜语。虽然交谈的时间不长、过程不易，但奶奶紧蹙的眉头慢慢舒展开来，嘴角也不禁上扬。旁边的人高兴地说，好久没看到奶奶笑了，顿时我的自豪感油然而生，心里别提多开心。多希望时光能缓一些，我想让奶奶多有一刻的笑容满面。

听说，时间会把陪伴熬成最美的情话。而我能给他们最好的礼物就是我的时间、我的陪伴，因为我给出了我永远要不回的东西。然而时光易逝，我还未曾把我的温暖完全传递，活动就结束了。在今后的日子里只愿时光能缓一缓，容我能将我的温暖传递完全，容他们在开心的那一刻多停留一会儿。

志愿者：王燕明

02
PART

人生之道

道不尽人生的别离与舍予，
只知晓你我同在一条归途，
一条彼此照亮的归途。
用我们的笔，传递你们的
声音。

奉其一生，素履以往

　　季爷爷，生于1958年，浙江省丽水市龙泉人。自幼勤奋学习、刻苦钻研。1978年大学中文专业毕业后在丽水学院工作，后来担任中文系的教授，因为其独特的教学方式广受学生们的喜爱，培养了数届优秀的大学生，擅长启发式教学。他始终把工作放在生活首位，勤勤恳恳孜孜不倦一直工作至今，于2020年退休。

　　因为长期高负荷工作，爷爷落下了好多病根。这些年脑梗又反反复复发作，让爷爷痛苦不已，每次都不得不住院好长时间。因为各种各样的疾病，爷爷总是在各个病区辗转，如今在医院住院部心血管科接受长期的治疗。

　　季爷爷是一个饱读诗书、学富五车的人，自幼爱学习，从小练习书法，有良好的学习习惯，做事认真负责。爷爷大学读的是中文专业，这与他小时候爱看文学作品有关系，四大名著、四书五经等书籍是爷爷当年反复阅读的书。那个年代条件不好，并没有现在这么多的娱乐活动，所以看书成了爷爷最大的乐趣。

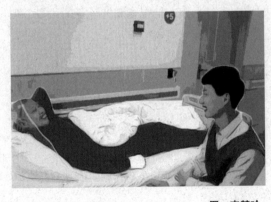

图：李慧玲

　　爷爷大学毕业后回到家乡丽水，在丽水学院担任中文教师。他是一名中华文化的传播者。他的坚持缘于对祖国的热爱，也正是这份热爱和初心让爷爷成了优秀的中文教授。爷爷对待工作非常认真，经常备课到深夜，只为给学生带来更好的学习体验。他采取启发式教学法，而非填鸭式教学法，希望同学们自己发现问题、思考问题，并且尝试解决问题，而不是等待老师直接给出答案。爷爷的这种教学方式感染了一代又一代的中文学生，也吸引了很多非专业的学生前来听课。几十年的教书生活使他桃李满园，他是学生们喜爱的季老师。

爷爷的尽职尽责是学生们和其他老师有目共睹的，可正是这份鞠躬尽瘁使爷爷落下了很多毛病。爷爷的身体一直不太好，年轻时也没有及时治疗，长此以往累垮了身子，落下了病根。

随着年龄的增大，爷爷身体越发不好，常年住在医院中，除了几年前回去看过曾经工作过的大学校园，就再也没有回去过了。季爷爷每次提到这个话题，言语中满是遗憾与怀念。

季爷爷写得一手好字。他骄傲地告诉我们，在学校可是没几个老师可以和他媲美的。即使长期卧床，但当说起书法，他的眼中依然闪烁着自信的光芒。每次看到我们，爷爷总是会展示自己的书法功底，尽管双手颤抖，还是坚持练习写字。爷爷的双手抖得越发厉害了，连平时的饮食也无法自理，需要护工协助。但是每次听人提及书法，他总是会激动地从被子里伸出手讨要纸笔，挥笔书写，然后像孩子想要得到夸奖般地询问你，"还可以吧？"每次听到别人的夸奖，他都会抑制不住地露出笑容。问及季爷爷的爱好时，他说之前是喜欢德国哲学，读读文章、练练书法，也喜欢旅游，但住院以来就没有接触了，只能通过电视新闻来了解国家、社会现况。对于电视剧等，季爷爷并不是很感兴趣。季爷爷最常说起的就是他之前去过的地方，他说近的地方去过温州，远的地方去过云南。他很喜欢楠溪江的风景，那里空气也很好，只是现在去不了了。身体健康真的很重要，但生死由命，谁也阻挡不了。

爷爷说，我们的到来让他不再寂寞，虽然远离讲台但依然有人愿意倾听他的声音。爷爷喜欢在志愿者面前展示书法，是希望得到他人的认可，自己并不是老了就没有用了。

季爷爷一直是单身，年轻的时候习惯一个人生活，老了反而喜欢听到欢声笑语了。我们的话语不再是吵闹，而是爷爷最期待的声音。

在病房里，除了护工阿姨，爷爷没有其他人可以交流，不像其他爷爷奶奶那样有子女来看望。他说，只有在节假日时学院里的代表会来慰问，偶尔几个要好的同事也会来看望，大部分时间都是自己一个人安静地躺着，没有人可以交流。虽然患有脑梗，但是季爷爷的思维与语言表达依旧流畅。每周志愿者的来访让季爷爷更加健谈，对于长期住在医院里的他来说，志愿者的到来是他最期待的事。爷爷需要别人的陪伴，志愿者的到来让季爷爷打开了话匣子，释放出积攒许久的孤单与寂寞。

季爷爷总会主动握住志愿者的手，这是一周等待他们到来的慰藉，而每次离别时，他也会热情地握住志愿者的手说谢谢。这是对他们的到来的感谢以及再次分别后又许久不能相逢的难舍。

这样一个一辈子教书育人的老教授，在本该安享晚年的时候却病痛缠身，一个人孤独地住在医院里。或许对于季爷爷来说，这些年轻的志愿者是他的最佳倾诉对象。我们和他的关系不仅是志愿者与关怀对象，还是学生与老师，而他所教授的则是人生的阅历与经验。

志愿者：董佳佳　马晔丹

学无止境，乐此不疲

汪爷爷，生于1936年，是浙江杭州人，从小学习刻苦，喜欢读书，每读完一本书或者一篇文章就要写一些小记。年轻时常与好友饮茶品茶、畅谈人生，发表对当今社会的看法和自己的见解。1958年，从杭大毕业后从事了两年教育工作，他幽默的谈吐和高尚的人格受到学生的喜爱。爷爷在改革开放时代的主旋律下转为从事商贸和一些服务性工作。在他的工作生涯中，他担任过科协主席、区划主任、环保主任、农业经济委员会副主任、革命老区促进会副主任等重要职位。

最印象深刻的还是，每一次去医院看汪爷爷，他都坐在床上，床上横放一张小桌子，上面放着几个本子和一些报纸，汪爷爷手里拿着笔，戴着眼镜正俯身在病床上认真写着些什么。

我们悄悄地走向爷爷，看看爷爷写的是什么。爷爷似乎对我们的到来习以为常，对我们露出了笑容，让我们坐在床边看他写字。在党的十九大召开期间，我们看到爷爷床上的桌子上摊着关于十九大的报纸和几个摘抄得满满的本子。爷爷一本正经地向我们介绍他正在了解的国家时事政治。他向我们强调政治是关乎国家的大事，每个人都得了解和学习。他用颤抖的手一页页地翻开他的学习笔记，为我们答疑解惑，热情地和我们分享他的心得。他向我们说道："每个人都应该关心时事。"随后他拿起小横桌上的笔记本给我们看，有国内政治知识、世界政治知识，还有世界各国和地区经济发展水平排名等许多内容。在笔记本上，我们看到了用小篆字体写着的一句令我们记忆深刻的话："闲来以写字为乐，忙时唯读书养性。"看到这个时，我们的敬佩之情油然而生。这句话就在笔记本的第一页，是他这一生的真实写照。他跟我们说，自住院以来他每天都坚持看报纸、杂志，然后从上面摘抄句子。

身患癌症的汪爷爷并没有失去对生活的信心，反而更加坚定地去享受自己所喜爱的事物。他说躺着是一天，学习也是一天，为何不学习呢？读书不会有坏处，读书让人受益匪浅。像我们这样的年轻人，虽然知道"少壮不努力，老大徒伤悲"，但还是没有花太多时间在学习上。绝对不能虚度光阴，浪费青春年华。他让我们一定要认真思考他说的话，不然以后会后悔的。

他1958年于杭大毕业，之后从事过两年教育工作。直到现在，一些和他一样满头银发的学生感恩他的教育之恩，有空还找他一起喝茶，聊聊以前的日子，也一起谈谈自己的家庭。他还特别向我们讲述了特殊年代的故事……

多年来，爷爷不断探索、发掘、反省自我，这也是他一直在追求的。他才华横溢，在那样不容易的年代也没有枉费了高才生的资质，充分地让自己发光发热。

飘逸的银发，睿智的眼神，棱角分明的脸庞，为爷爷平添了几分魅力。他年轻的时候就是一个帅小伙，妻子是在他做教师的时候认识的，妻子和他是同一个学校的教师。他们一起走过了许多年，而现在只留下他独自生活。

汪爷爷有一个儿子，儿子在他的影响下也成为一个学识渊博的人，对文学很感兴趣，从事与文学相关的工作。如今汪叔叔也退休了，因身体不好，只能偶尔来看望父亲。

我们的到来让汪爷爷很开心。他说，能有这么多人听他这个快要入土了而且还素不相识的老头子讲那么多枯燥乏味的政治知识，让他觉得每一天都过得很快。他和我们已经很熟悉了，见了很多次，聊了很多话题，感觉自己的秘密都被我们知道了。我们和他孙子的年纪差不多。他孙子在外面上学，很少有机会来看望他，所以希望我们经常去陪陪他，让他也了解了解年轻人的想法，让他不会很想念孙子。他感谢我们听他唠叨，他总会忍不住教育我们作为医学生要做好以下几点：①学好技术，熟练操作；②真诚地对待他人，付出真心去帮助他人；③坚持学习，不断进步。每天不学习就会落后别人一截。

他说，志愿者和医生、护士一样，都是很神圣的存在。他唯一的遗憾就是没有做过志愿服务，希望我们继续做下去，多去看看那些像他一样孤独的老人家。

志愿者：程倩　马晔丹

将相本无种，幸福需自寻

　　王爷爷，生于1946年6月10日，老家在丽水市莲都区水阁。他有三个孩子，两个女儿、一个儿子。他出生于以前的地主之家，却从未享受过大户人家的生活。他外公开了很大的厂子，他母亲也开店赚钱。18岁以后，他自己也开了杂货店，开始了经商之路，找到了自己想要的生活。在此期间，他找到了他的另一半。现在，爷爷的孩子都在外省打拼。他由于身体原因不得不回到家乡的怡福家园休养。王爷爷将自己的经商之道教给孩子，代代相传。

　　王爷爷的爷爷是一个有名的大地主，在水阁拥有大量的田地和财产，但是后来家产被没收了。虽然那时王爷爷还是个孩子，但对于他来说是很大的打击。也正是因为这样，他的妈妈伤心很久才振作起来，之后自己开店赚钱。而他的外公也开了一个大酒厂，后来因为政策的缘故，酒厂变成了合营的公司，外公成了厂长。

　　在长辈的耳濡目染下，王爷爷对做生意有了自己的见解。初中毕业没多久，他就在社会上闯荡，终于在18岁那年开了一家杂货店，也在那段时间他邂逅了自己的爱人，不久后便有了爱情的结晶。为了让妻子与孩子们生活得更好，他坚持不懈地工作，机缘巧合之下经人介绍去了待遇很高的海南某单位。他主要负责采购物品，从东北运送玉米到海南。因工作需要，他跑遍了大半个中国，去过新疆、吉林、黑

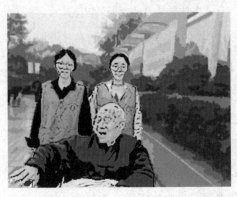

图：李慧玲

龙江、山东等地。他与供销社合作，每个月运送的玉米可以发十几个火车皮，为他之后重新经商奠定了一定基础。但是，也正是因为这份工作，他一年只有春节的时候才能回家，与妻儿聚少离多。每次回去过年，孩子们都不太认识他了。因为他是初中毕业，而且奶奶的文化水平也很高，这在那个年代是比较少见的，所以孩子们主要是由奶奶来负责带的。家里非常重视孩子的成绩，后来他的孩子都上了大学。

其实他到海南工作三四年之后，他就已经挣到了很大一笔钱，于是在海南开了一家超市，成了个体工商户。1980年，他拥有了自己在老家的第一套房，自己买的地皮，自己雇的人来建造的，一平方米的建造成本就要10元钱，造了300平方米的房子，在那个年代十分了不起。建完房后他的生意越做越大了，所以把家里人都接到海南去了。那年《丽水日报》刚创刊，没有办公的地方，而他们家也没有人住，在一些亲戚的介绍下，《丽水日报》的负责人找到他，以880元一年的价格租用了他的房子。直到现在还有人租用他的那栋房子开了宾馆，这也是他现在可以在怡福家园自己交钱养老的原因之一。

受到他们经商的影响，他的孩子也都在海南经商。他的儿子开了一家超市，每年收益非常可观，比当年的他更加优秀，他对此也是很开心的。

2008年，他开辟了事业新版图，成立了一家房产中介公司。不幸的是，2010年一场突然的疾病让他不得不停下来，离开自己奋斗多年的商场。他的超市交给了女婿打理，而他回到了故乡丽水。他先在颐养院待了9个月，然后在南城待了两年多。因为他的儿子认为怡福家园环境更好一些，于是将他转入怡福家园养老。

我们也只在周末时才去看他。他说一看到我们就很开心。他的孩子都在外面忙着自己的生意，他理解他们，因为他是过来人，能体谅孩子。而他的妻子身体不好，也照顾不了他。他的孙子孙女都在海南上学，没办法常来看他。我们就像他的孙子孙女一样，而且感觉比他的孙子孙女还要亲近。因为我们每周都能来看他，陪他晒晒太阳，吹吹风。在过节的时候，还带礼物来看他。他希望我们多去，多待一些时间，因为他的亲人都没在身边，院里那些老人经常有家人来看望，让他觉得一个人在这里没人有时间和他聊天，所以很喜欢我们去和他聊天，去陪他。他也很想给我们这些年轻人讲讲创业，讲讲做生意。因为他是做了一辈子生意的人，一下子停下来什么也不干让他很难适应，就希望我们多听他讲述往事。

志愿者：程倩

蹉跎一生　心怀希冀

　　翁奶奶，丽水雅溪人，生于1947年，膝下有一儿一女，子孙成绩优异。因出生于旧社会，未接受过任何学校教育，先前与老伴住于雅溪乡下，一辈子以种田种菜为生，家庭和睦，幸福美满，过着劳累的生活。奶奶苦了一辈子，饱受岁月的蹉跎磨砺，经历过吃大锅饭、赚工分的生活。她的生活并不只是用一个"苦"字就能概括的。时至今日身患重病的她在我们的陪伴鼓励下又树立了对生活的信心。

　　刚走进病房的时候，并不清楚服务对象是哪里人，经介绍，得知她是雅溪人，都是丽水人，算是老乡，语言应该相差不大。我们开始了交谈，我能听懂她说的丽水话，或者说是"拉家常"吧。

　　奶奶听力很好，口齿清晰，她说她平时几乎没得过病，有一回得了结石，痛得直想躺到地上打滚，之后去做手术打掉了。总共就得过3次病，而这次肿瘤，需要住院化疗。她说晚上睡不好，早早就醒来，早上6点左右来挂盐水，一天要挂个五六瓶，差不多要挂到下午三四点。奶奶满脸无奈，嘴里一声接着一声叹息。

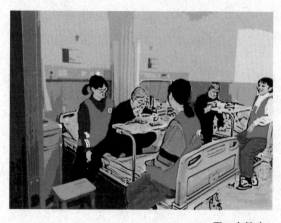

图：李慧玲

　　她说每天中午她女儿都会来送饭，有时候是家里做的，有时候是医院食堂买的。她女儿是家庭主妇，外孙在上海读研究生，今年是他读研究生的第二年。说到这里的时候，她脸上气色稍微好了一点。在我们看来，家里有个子孙能够在学习方面这么优秀，已经很不错了。但是奶奶家里可谓人才辈出，更优秀的还在后面呢。她自豪地告诉我们，孙子在丽水中学读高中，今年高二了，初三没读，就直接被丽水中学提前录取了，成绩在年级段里排五六名。说着，老奶奶用手比画着。她打开了话匣子，脸上挂着笑容，我们也笑了。她看到我们身上的红马甲，问道："你们是学院来的吧？我们生病住在医院里，还能有你们这么一群志愿者来看我们，你们可真是好孩子。"我顺着她的话问她："你的孙子平时会过来聚一聚吃顿饭吗，比如周末？"她补充道："现在他们学习忙，我叫他们不要经常过来，把书读好就是给我最好的礼物。你们也一样，平日在学校要好好读书，将来出来找份好工作，也算是给家里人最好的礼物。"这话朴实到不能再朴实，却道出了老一辈人因为那个时代的原因而不能接受教育，希望子孙能接受良好教育的美好祝愿。但是我心里暗暗思忖：如果能做到陪伴和成就同时拥有，翁奶奶的心里一定更加开心，毕竟"陪伴是最长情的告白"。努力奋斗一辈子，年老时，膝下子孙承欢，一定是每个老人内心最深处的期盼。

　　她那一辈人历经沧桑，吃过大锅饭，一起干活，赚工分，生活并不只是用一个"苦"字就能概括的，只有那个时代的人才能体会得到。所有人在一个大食堂吃饭，就没有吃饱的时候。那时候丽水很穷，几乎没有大路，都是小土路。连肚子都填不饱，更别提读书了。奶奶再次提到教育问题。她说，现在时代好多了，生活质量很高，只是自己得了病，啥时候走了都不知道。这时我才下意识地想去了解她到底是得了什么病。我接着话茬，"现在我们生活多便利啊，想吃什么就直接去超市买，这生活水平高了很多啊！""是啊，现在交通也便利多了，以前还要走山路，现在公路都通到家门口，这放在以前想都不敢想啊。还是政府好啊，咱们共产党好啊。"我陷入了沉思。确实，好多次与老爷爷老奶奶的交谈中，他们都夸了共产党，更老一点的那一辈人说只有共产党才是真正为人民谋福利的，只有他们才是真心实意为了这天下的穷苦百姓考虑的。经交谈得知，她现在由于得病住到了城里。我说："奶奶，你说是住在城里好，还是住在乡下好？"她说："乡下好，乡下自由。"我说："是啊，我爷爷奶奶也说住乡下好，我爷爷说到城里来就不能抽烟喝酒了，城里人讲究啊。"翁奶奶说："我们老年人就适合住在乡下。天黑就睡，天亮就起。自己种点菜卖一卖也自由。"许多老年人都有这样的想法，在城市里虽然生活方便，但是失去了下地劳动带来的快乐，而且城市喧嚣、快节奏的生活并不适合他们休养。

病人更需要的是鼓励。"有时去治愈，常常去帮助，总是去安慰。"我们跟翁奶奶讲她现在得多吃点，稍微睡得好一点，把自己的身体养好，心态要好，每天保持愉悦的心情。当然，也听有些医生讲过，有些病本来不是大问题，只是病人的心态不好。想到这儿，我联想到了自己的专业，以后成了医生，我们自然不希望病人在我们面前那么痛苦，所以现在得学好相关的知识，多一些实践，努力成为一位出色的医生。翁奶奶脸上的神情缓和下来，她似乎看到了希望。她夸我们当医生好，她还说这个科室的护士和医生对她都很好。不可否认，医者确实是好，因为医者的天职即治病救人，可谓"白衣天使"啊。她还说为了祖国的医药事业，我们这年青一代得努力了。

她并不只代表一个人，她身上带有属于她们那个时代的印记，那是岁月的沉积。

志愿者：潘成龙

浮生若梦，往昔已存，今朝正续

　　黄爷爷，1924年出生，广东人。他有三个儿女，至今已经儿孙满堂。他曾经和香港大学的教授学习过英语，在上海和广州的军医院任职。他还是一个退伍的老军医，参加过渡江战役、抗美援朝战争。黄爷爷的双腿在战场上留下了隐患。如今他已年逾九十，记忆力还是很好，讲话思路也清晰。他非常注重养生，饮食和作息很规律，热爱运动，心态积极乐观。他作为一个知识分子，用自己的双手为下一代人辛苦奋斗，换来他们安逸的生活，坚毅果敢的形象更显光辉。

　　黄爷爷来自广东，由于身体原因在医院里养病。每次见到他时，他都是坐在轮椅上，吃药时将一把红红白白的药片丢到嘴里，一口就吃下去了，他调侃着说每天吃药都吃饱了。爷爷清楚地记得每一种药片的名称和作用，一种一种指出功能给我们看，有些功能甚至护士姐姐都没他记得清楚。思路清晰得让我们都不敢相信他已经是一个90多岁的老人了。

　　抗美援朝时，年轻的黄爷爷带着他的激情和勇气与战友们一起奔赴异国他乡的战场。战争前线的条件是很艰苦的，那个时候物资不是很充足，他们只能住在防空洞里，用树枝当作床。他们随身带有口粮，因为怕被敌军发现不敢生火煮饭，所以很多时候粮食无法煮熟，温饱都成了很大的问题，还要顶着严寒与敌人作战。美军的飞机在低空盘旋，见到人就炸，不留一个活口。战争的残酷真的是令人咋舌，不给他们一点喘息的机会。有的人冻死了，有的人被炸死了，剩下的人还要继续扛着枪械前进。黄爷爷说，只有自己强大了，才能用小米加步枪挡住美军的坦克和飞机。一些战友在他身边倒下了，但是他没有屈服，还是顽强地战斗到战争结束，胜利回国。

他与妻子是在那时候相识相知的，那时候男同志扛着行军打仗的物资，女同志大多拿着医药箱，里面是各种药物。他们各自扛着极重的行李，当女同志扛不动自己的东西时，黄爷爷总是很绅士地帮忙。这群年轻人在异国他乡互相帮助，互相慰藉。又因为黄爷爷十分优秀，所以他与心仪的女子渐渐产生了情愫。当时在部队谈恋爱结婚是很严格的，需要向上级报告，查查双方的政治面貌，良好才能得到批准。黄爷爷到了30岁时才与奶奶喜结良缘，在他们那一代算是很晚的了。同样地，他们也是那一代自由恋爱的先锋，感情好得让人羡慕。

黄爷爷还很注重养生，告诉我一定要早睡早起，吃的饭要少放油少放盐，多吃绿色蔬菜。他虽然已经90多岁了，但是脸上皮肤依旧很光滑，只有凑近了才能看到些许皱纹。他教给我们一些养生小技巧。一是要饮食规律，每天吃够红、黄、黑、白、绿、蓝这几种颜色的蔬菜，这样营养才会均衡。二是要经常运动，年轻时最好每天登1000级台阶，能走尽量不乘坐交通工具。三是要有积极乐观的心态，以提高幸福指数。他说像我们这样的夜猫子，熬夜已经成为常态，不仅加重了身体的负担，还影响别人休息。学生应该合理安排时间，才能好好学习，将来为祖国作贡献，这才对得起他们那一代人的辛苦战斗。

他是个忍受不了孤独的人，我们每一次去，他都很热情地招待我们。每次见到志愿者来，他都要给大家看他和老伴的照片，眼中满是宠溺。照片中的爷爷一身军装，帅气十足；奶奶则是一身旗袍，说不出的好看。他会问好几遍："爷爷有没有军人的感觉？"他和妻子一辈子没有吵过什么架，和和睦睦，相互扶持到老，只可惜妻子已经离开了人世。他说，只有我们会听他讲这些和妻子的故事，陪他一起回忆那些珍贵的时光。只要我们来到这里，他就可以多出去晒晒太阳，吹吹风了，就不会日复一日地重复着单调的生活了。他不只能通过电视还可以通过我们继续了解外面的生活。

当护士姐姐来给爷爷做日常检查的时候，爷爷很开心地对护士姐姐说："你看，他们又来看我了。"我们每次去，他都要把眼镜找出来戴上，说这样才能清楚地看到我们的模样。

　　他的女儿黄阿姨也住进了这家医院。阿姨没有他那般乐观，似乎接受不了自己的病情，爷爷有些为她担心，想让我们也去陪陪阿姨，可是阿姨不怎么接受我们的陪伴。得知不久就是阿姨的生日后，我们给她准备了礼物，陪她过生日。自那之后阿姨才接受我们，她说很感谢我们的关心，很感谢我们对黄爷爷的陪伴。是我们让她不再害怕，不必担心爷爷会在病房里感到孤独，我们让爷爷的笑容更多了，希望我们多去几次。

　　爷爷说，他在这家医院住了很多年了，很多志愿者来看望过他，他对很多志愿者都印象很深刻，连小名都记得。每次我们去做志愿服务，他都会亲切地叫我们的小名，还询问没有到的志愿者小伙伴怎么没有来。我们的这个志愿活动对他来说很有意义，他每个周六都等着我们过去，和我们分享他的青春岁月。

志愿者：程倩

喜提乐观，尽如人意

李奶奶，生于1953年，地地道道的丽水人。22岁时与老伴相识，成家后大部分时间住在云和县，育有一子一女。她和老伴文化水平都不高，工作也非常辛苦。她的工作没有双休日，没有节假日，常年辛苦劳作。随着年纪的增加和身体机能的衰退，她身体素质变得很差，还患有重病。在家人的影响下，她变得很乐观，做过手术后身体恢复得很好，精神状态也十分不错。

在那个饭都吃不饱的年代，上学成了一种奢望。那时候，李奶奶家并不富裕，所以她小学毕业就辍学了。她找不到好工作，只能在家务农。

刚开始，她只是想帮家里干点活，解决一家人的温饱问题。在解决了这个问题之后，她发现家里的粮食还有剩余，就想着拿去卖了，还能赚点钱。她在卖粮食的时候，认识了和她一样来卖蔬菜、粮食补贴家用的老伴。对方性格幽默，让性格内向的她很是欣赏。之后，他们经常一起上街赶集，做一些小本生意。他们就这样走到了一起。一年后，双方家长一起商量了他俩的婚事。婚后，她到老伴的家(云和)定居。

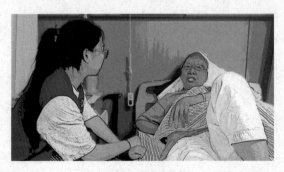

图：李慧玲

她和老伴都有着种植粮食、蔬菜然后去集市上卖的经历，成为一家人之后自然继续做下去了，而且卖的品种和数量比以前还要多，所以他们很辛苦，每天日出而作、日落而息。他们每天都要打理庄稼，而且也没有耕地机，想要松土都是靠一双手，手上的茧子越来越厚。但是为了家庭、为了孩子，她和老伴坚持了几十年，把孩子抚养长大，供他们上学读书。如今，他们的子女已成家立业，连孙子孙女都长大了。她闲不下来，就喜欢在地里倒腾庄稼。

她是一个不喜欢麻烦别人的人，即便是自己的子女也不想过多打扰，平常身体不适都是暗自忍耐。这次，她感觉实在撑不住了才告诉老伴。家人马上带她去医院检查，住进了肿瘤科病房。刚知道这个结果的时候，她当然是害怕的，本来就很少说话的她，更沉默寡言了。

还好她有一个很乐观的女儿，每天都在开导她。她渐渐地开朗起来，什么检查都去做，什么治疗都配合，手术后也保持良好的心态。她说，女儿告诉她，既然有机会治好，就没有必要去想那么多不一定会发生的事。很多人不是病死的，而是自己把自己吓死的。每天想那么多，人都抑郁了，抑郁了就是用再好的药效果也不好。心情好起来了，病也好得快了。她不想住在人多的病房里，因为那样容易受到其他病人情绪的影响。

她和老伴将他们的工作描述为"修地球"。她修理了一辈子的地球，现在需要"修理"自己的身体了。她现在每天都有娱乐时间，看看小视频，听听歌曲。她还说，听儿歌会更开心，似乎回到了童年一样。刚做完手术那几天，有很多管子插着，她说话很费劲。如今的她口齿清晰，行动自如，和健康的人一样。

我们刚到病房的时候，她正在摆弄手机。见我们过来了，她放下手机和我们说起话来。她说，医院不像家里一样，在家里就算一个人住也不会觉得孤独、无聊。她能和邻居聊天，能做家务，能去料理庄稼，还能带放学归来的孙辈玩耍……在医院除了躺着就是坐着，看手机也不能看一天。我们陪她聊聊天，她能暂时忘记自己是在医院，也能想象一下大学生活，感觉更开心。她说她女儿和儿子都有自己的家庭和自己的子女，还要忙着工作，虽然都安排好了来照顾她的时间，但还是会因为一些事情耽误了。老伴要在家里照顾着家，大多时间都是晚上来陪她。她说她很多时候都是一个人在医院的，一个人的时候更容易想很多事情，所以很希望我们多去和她说说话，多说一些新鲜的事给她听。还说让我们多几个人和她一起聊天，就像在家里聊闲话一样，这样就显得很热闹。她说她也很感谢我们能去陪她聊天，陪她度过一个人的时刻。

志愿者：程倩

外看残酷的现实　内练坚强的内心

李爷爷，60多岁，现居于浙江省丽水市莲都区，曾在某单位上班，工作期间一直勤勤恳恳，任劳任怨。李爷爷踏实本分的性格获得了同事一致赞赏。退休后查出胰腺癌，化疗多年，身体逐渐消瘦，依旧保持乐观平和的心态，近两年一直用药物治疗。李爷爷虽身患重病，却仍旧关心国家民生大事，尤其是医疗方面的，而且教育我们要努力为自己的未来奋斗。

李爷爷说，在医院里，这两层楼的病人都患有癌症，癌症几乎无法治愈，随时随地都有可能结束生命。都说得了癌症的人要保持乐观的心态，其实说实话，如果没有足够的治疗费用，连医院都住不起，向亲戚借钱还要看人脸色，讲得难听一点，就算借给你了，也未必治得好，反正人老了都是要死的……自己也就是年轻时攒了点钱，子女还能提供点生活费，否则现在光是吃药每月就要花掉好几千块钱，真的是负担不起。

他说，工作和赚钱，其实机遇很重要。丽水是小地方，现在只有投资行业最容易赚钱。近几年，丽水许多高楼拔地而起。像是一些小县城，比如龙泉、庆元等地方，地方越小，拨款越少，发展的机会就少，这些都是很现实的问题。自古以来，社会就是很难公平的。他喝了口茶，继续说道，自己也算是农村出来的，年轻的时候在单位上班，还承包了一些项目，才攒了点钱，谁知退休后就这样耗在医院了呢。

得知我是临床医学专业的学生，李爷爷给我讲了其艰辛的求医历程。他的病，目前并没有针对性的药物可以治疗，之前还去上海做过基因检测，两万多个基因试过去，都没有找到合适的药物。他现在都是靠服用一些异病同治的药物维持着，就像是赌博一样，即使明知结果无法让自己恢复，还是想去碰一碰运气，去挑战那万分之一的可能性。前两天他突然发高烧，感觉呼吸困难，要不是及时吸氧，后果不堪设想。这两天都在挂消炎药水，也不是什么针对性的治疗药物。

的确，疾病与死亡只有一线之隔。他感慨道，虽然这几年都是熬过来的，但是与那些更严重的、一经查出就是癌症晚期相比，自己还算是幸运的。他拿藤上的南瓜作比，来说明肿瘤对人体的危害。一个南瓜，如果瓜熟蒂落，就是自然死亡；如果它是因为患病而从瓜蒂开始烂起，那么没过多久就会落地了；如果它是从底部开始烂起，这还好说，把底部去掉，它还能撑一段时间。他认为自己的疾病算是第三种情况，暂且这么过活，能过一天是一天。如果是第二种，有点钱的，你还能看到他躺在医院的病床上；没钱治疗的，只能在家中痛苦呻吟。

还有一点就是现在医院的卫生是由外部的人员承包的，最近遇到的一个打扫卫生的人员，态度很不好，都不顾及病人的感受，不仅做不好本职工作，还要求病人自己清扫，没有考虑到病人的休息时间，就进来打扫卫生，给爷爷和在一旁照顾他的家属造成了极大困扰。

为了缓和沉重的气氛，爷爷伸手去拿了桌子上的梨子给我吃，我削好一个递给他，他拒绝了，自己开始削了起来。我说，多吃水果挺好的。他叹了叹气，说自己的这个病连吃东西都不能多吃，只能少吃多餐，香蕉一次都只能吃半根，不然会痛。你们学医的，现在偏重于学习专业技术，不像初高中的学生就只是学习书本知识。你说什么病是由什么原因造成的，该用什么药治疗，这些知识要学扎实的。但是现实中的病会受很多种因素的影响，一定要实事求是。

总之，他最想说的一句话是，年轻人一定要努力，要有一份稳定的工作，趁风华正茂，出去看看世界，开阔自己的眼界。特别是女孩子，一定要经济独立，不能完全依靠男人，自己赚来的钱，用起来硬气、踏实。如果完全依靠男人，会使自己活得很卑微。他不认同"女孩子就应该找个好人家嫁了"这个说法，但是如果能够找到一个爱自己的终身伴侣，那是再好不过的了。我们还年轻，刚刚接触到社会，总是偏理想主义，但是社会十分现实，我们还是要未雨绸缪。

志愿者：范高玲

眼里有甜蜜，心里有幸福

徐爷爷，生于1932年，土生土长的丽水人，一生都奉献给了讲台。工作时兢兢业业，时刻为学生着想，退休后也继续关注教育事业。现已退休20多年了，来到医院养老。他的三个孩子都是从国家单位退休的，一个孙女是大学教师，一个孙子在上着大学。他与妻子是青梅竹马，到现在也是陪在身旁，羡煞一众旁人。

徐爷爷小时候学习成绩很好，但因为经济困难，所以没有继续深造。他毅然承担起了对于他们来说属于天文数字的债务。令人庆幸的是，有个好心的村干部了解到他们家的情况和他的才华后，推荐他在村里面教书。为了偿还家中的债务，他辛勤工作，因为在乡村教书的工资并不足以偿还债务，所以徐爷爷在教书之余还干了很多份工作，就连教书都是教了语文和数学两门，而且小学初中都在教。就算在寒暑假也没有停下赚钱的脚步。他和兄长还开了个农场，养了一些牛和猪，每个寒暑假都过得非常充实。就这样年复一年，直至快退休了，欠下的债务也基本还清了。或许是习惯了几十年的忙碌生活，突然一下子闲下来反而不习惯，每天上完课就想着教孙子孙女学习。到了寒暑假，喜欢到人多的地方旅游。虽然曾经是那么艰苦，但熬过来谁也不知道

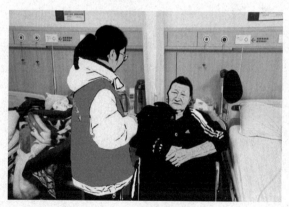

图：李慧玲

会遇见多少幸福。

他的妻子文化水平不高，和他是青梅竹马，因为从小相识，彼此了解。细心体贴的妻子从没有嫌弃过他，他为了生计奔波忙碌，妻子就将家里打理得井井有条。对孩子们的教育也很成功，三个孩子都在国家单位工作。说这些话时他不自觉地坐正了身子，彰显出来的是内心里的骄傲与自豪。夫妻俩拼搏多年终于把债务还清了。等孩子们成家了，他也退休了，有空带着妻子到处旅游。他们走遍祖国南北，游览了许多风景名胜，弥补了这么多年对妻子的愧疚和对自己的"不舍得"。这一生他们互相扶持，很是恩爱。如今，他在医院里养病，妻子不让他再操心家里的琐事，自己在家打理大事小情，照料着还在上学的孙子，每天忙完了都会做好他喜欢的食物带到医院来，看着他吃完，妻子脸上甜蜜的笑容是岁月也挡不住的。

徐爷爷对我们说，一切工作都不是一开始就能胜任，就像自己教书一样，要慢慢来，慢慢积累经验、掌握技巧，自己会那些知识不是主要的，主要的是将自己所学教给他人，不仅要教知识，还要教他们为人处世的道理。令他记忆最深刻的一件事发生在课堂上。一个炎炎夏日，他走到教室时已汗如雨下，由于工作忙碌、学生吵闹，加之没注意及时补充水分，他昏倒在了讲台上。同学们一窝蜂拥上去，呼唤着他，班长等人送他去了医院，一群学生等待着他清醒过来。醒来的他对学生们的行为特别感动。自那之后他和学生的关系就更密切了。除了在课余时间给他们讲解课本中的难点，还时常和学生交流自己的心得。学生们都记得他的恩情，工作后也不会忘记在教师节给他发祝福短信，有机会还到家里看望他。生活虽苦，但是也有幸福的缓冲剂，使苦涩的生活中带有一丝甜意。

他认为医院生活是辛苦的，身边有个愿意倾听的人使乏味的病房生活变得有趣了。他年纪大了，眼睛花了，连戏曲都看不了，但耳朵还是很好的，与人交流没有问题。我们每周去陪他聊天也解决了他的一点烦恼，他给我们讲了很多有趣的事情，我们时常哄堂大笑，引起了护士姐姐的好奇心，多次流连在他的病房里。

他说看到我们就像看到他以前的学生一样，很想给我们上上课。他有时像教师一样点名问我们一些问题，一副很严肃的样子，然后下一秒就哈哈大笑起来。我们的红马甲在他看来有着幸运的颜色，他每次看到红马甲都觉得很高兴，运气都会变好，身上也轻松了不少。

他还夸赞我们的重阳节活动，说我们的表演很用心。虽然他看不清，但是因为他年轻时都在忙碌，没有时间看这种的现场表演，所以还是很愿意去看我们现场表演的节目，而且在参加我们活动的同时也认识了很多新朋友，遇到了很多多年未见的老朋友，引起了他的很多回忆。只是每次我们来表演时他的妻子都没有看到，每次我们去都会问我们什么时候再有活动，他想陪着妻子一起看。说到这个，他的眼睛都弯起来，脸上显现出的都是幸福的纹路，我们也很荣幸能为他们带去开心快乐。

志愿者：程倩

淡然处之　强者自强

胡爷爷，生于1950年，浙江省丽水市龙泉人。自幼勤奋学习，刻苦钻研，毕业于农业大学。做过大队长，之后回到了哺育他的家乡，回报社会。他当过兵，双手布满老茧，有被子弹穿过留下的瘢痕。改革开放后，他积极投身于经济建设，也穿着草鞋种过地，在炎炎烈日下扛过锄头。他还做过木匠，一双手长满茧子。他跟随时代的步伐，走过了风风雨雨，如今对自己的疾病淡然处之。

谈起过往，胡爷爷眼里含着泪水。他这一路走来，太过艰辛。从小立志当一位科学家的他，为了生计放弃理想，当过兵，种过地，做过木匠……我的目光移到他那抬起的手，那双手伤痕累累，有被子弹穿过留下的瘢痕，还有因长期劳作结下的厚厚的茧，我知道那是岁月遗留下的痕迹。胡爷爷看我盯着他的手，慢慢地跟我们说起那些疤痕的来历。当年他因生活所迫，不得不当了木匠，在一位老木匠手下当学徒。他年轻气盛，做事沉不住气。有一回要给村里一户人家的新房子做楼梯栏杆，那是他出师后接到的第一个活儿，这让他干劲十足，兴冲冲地跑到人家家里量尺寸，和主家谈好了样式和价钱，回到家就埋头苦干。可是很快他就尝到了苦果——因为着急赶工，他把手弄伤了，不仅没有比平时更快地做好栏杆，反而因为手上的伤耽误了进度，得不偿失。他不仅在手上留了道疤，还为此对那家主人抱歉了许久。

后来，他有木工活的时候就接活，没有的时候就下地干活。为了能尽量多赚钱，他在炎炎烈日下扛着锄头，锄头上吊着装着开水的大可乐瓶，脚踩一双麦秆编成的草鞋，肩上搭一条湿毛巾，就这样下地，在毒辣的日头下挥汗如雨。有时站在水田里插秧，脚上爬了水蛭也浑然不觉；有时又牵着从别人家借来的牛犁地……

我听完爷爷的话，不禁感叹，岁月带走了爷爷的青春，却带不走那些鲜活的回忆。他接着说："你们这代人啊，就是生活太安逸，父母太过宠溺，总是不知道知足常乐的道理，太过骄纵，对身边真正对你好的人，也不知感恩，形成许多不良社会风气。就像我女儿一样，对工作挑三拣四的，一下嫌弃这个工资低，一下又抱怨那个工作太累，不肯踏踏实实做好一件事，这怎么行？真该把你们拉出去练一练。"这突如其来的一顿批评，让我羞愧难当。因为胡爷爷这番话戳中了当代许多年轻人的痛处。现在许多年轻人的确如爷爷所说，从小生活条件优渥，导致了他们惰性越来越强，对工作的要求越来越高，总是想找份轻松又高薪的职业，对自己却没有一个准确的定位和评价，没有考虑到自己本身工作经验的缺乏和动手能力、实践经验的不足。思考到这里，我连忙说道："您批评得有理，我以后一定加以改正。"

当他得知我是学临床医学的，又谈起了当今医疗服务，"看病难"成了当今社会的重要民生问题。他就转了好几家医院才做成手术的，很多和他有着相似病症的人却迟迟挂不上号，错过了最佳治疗时间。这种现象持续了这么多年，也没得到彻底解决。听到这个，我无奈至极，陷入了沉思。胡爷爷在身患癌症的情况下仍为病友操心，而作为医学生的我，却未必能有这种开阔的胸襟，我想我能做的只有好好学习，提高自己的医术水平，从而帮助更多有需要的人，尽可能减轻他们的痛苦，最大限度地帮助他们恢复健康。对于那些即将面对死亡的病人，与其让他们浑身插满治疗的管子痛苦地与死亡竞赛，不如通过药物治疗减少痛苦，改善他们的生存质量。

他笑了笑，又说道："你看我们这两层的病房都是肿瘤科的，每个人都是患了中期或晚期肿瘤才来这里，前一天还生龙活虎的一个人，第二天便可能不在了。这里每天都会上演的一幕是：'那个人呢？怎么不见了？''没了，他走了。'生老病死不可避免，大家都明白这个道理。所以在肿瘤科，很少能有机会多次在同一张脸上看到忧郁的表情。"有一次他看了看表说："哦，该去吃饭了，吃完饭就要去化疗了，你先坐着吧。"从他的语调中，仿佛化疗是一件很普通的事，他的眼中一片宁静。

　　胡爷爷的心态令在场的我们十分动容，正如泰戈尔诗言："死如秋叶之静美。"当死亡成为必然结局，人应该静美地、有尊严地离去。如果病痛和苦闷剥夺了这种安静离去的尊严，才是无法弥补的遗憾。

　　目送他离开病房的背影，不知是灯光的原因，还是别的原因，他竟显得如此伟岸。人生就是这样，匆忙地来到，又慌乱地离去。生与死是永恒的哲学命题。当死亡即将来临时，人所面对的将不是形而上的问题，而是追寻如何与生命最后一次和解。平淡对待死亡，乐观生活。在该拼搏的年纪，就勇往直前，最后，无悔于人生。

志愿者：刘春燕

生活可期　笑而以对

　　李爷爷，生于1943年，浙江省丽水市青田人。以种田为主业，以砌土灶为副业，勤勤恳恳、兢兢业业。爷爷一直居住在乡下，种植杨梅、板栗和橘子等特产，凭自己的能力挣了很多钱。他喜欢下象棋，是个优秀的棋手。他思想也比较前卫，认为人生不能将就，他敢于追求想要的婚姻。爷爷育有两女一儿，目前已经没有经济负担，但仍然辛勤劳作，在劳动中创造价值。他更是对医护行业寄予厚望，希望医护人员能给病人们带去希望。

　　李爷爷身患肝癌四年，最近又犯病了，到丽水市人民医院治疗，前两天刚做完手术，一根管子插到肝里，一根针直接扎入肝中。由于肝不舒服，爷爷一直侧着身子躺在床上。爷爷的大女儿一直在身边陪着。

　　阿姨说，父亲患了肝癌之后，由于长期的治疗、用药，身体消瘦了许多，从原来的116斤瘦到106斤。爷爷说，他最近都在吃流食、喝粥之类的。虽然没有太多忌口的食物，但是自从住院治疗后，胃口就一直不好。

　　关于砌土灶，爷爷回忆了自己年轻时候的一些糗事。爷爷一年里大部分时间都是在耕作，只有正月比较空闲，而恰巧自己的侄子想跟他学习砌土灶，于是他就带着侄子去庆元、龙泉等地寻找需要砌土灶的人家。由于山多路险，交通不便，他们一路跋山涉水，又恰巧碰到风雪交加，历经千辛万苦，磨破脚皮，好不容易才走到庆元，却吃了闭门羹——正月里庆元一般不会砌土灶。他们铩羽而归。经历了此次事件，侄子放弃了学习砌土灶的念头。而李爷爷仍然把砌土灶作为副业，虽然工钱不高，但是爷爷觉得自己可以以此补贴家用，就一直坚持，基本上有活就接。

爷爷一直都很乐观地直面病魔。他说，有一天过一天，病痛是会有的，但是生活还要照常进行。他还能干，儿女也悉心照顾，没必要整日愁眉苦脸的。爷爷种西瓜，去年夏天西瓜卖了一些钱。爷爷经济很独立，用他大女儿的话来说，就是很客气，不希望给子女带来负担，到了可以享福的年纪了，还是上山下地。子女叫他不要这么辛勤劳作，爷爷平时开销不大，靠养老金和子女的赡养费已经可以养活自己了，但是爷爷还是不停地劳作，不断地创造价值。

李爷爷家庭和睦，他思想也比较前卫。爷爷现在的妻子是二婚，他的前妻不是自己喜欢的类型，是别人介绍的。以前的婚姻还是比较传统，在农村也没有很多机会去结识恋爱对象。但是爷爷认为人生不能将就，既然互不吸引，何必彼此耽误，于是便离了婚。后来，爷爷遇到了现任妻子，并且生育了两女一儿，其中大女儿是最贴心的了。由于妻子与自己共同劳作，家里农活多，家务繁忙，恰巧大女儿在正月比较空闲，就在医院里陪伴李爷爷。爷爷回忆说，由于姐弟仨年龄相差不大，小时候经常小打小闹，彼此之间感情很好，现在各自成家，有什么需要帮忙的，也都会相互帮助。

爷爷说，其实人老了，最欣慰的就是儿孙满堂，子孙都有出息。大女儿靠摆摊谋生计。在他们的家乡，人们多以家庭为单位去镇上摆摊。她是个女强人，家庭地位较高，在同行眼里她是实打实的能干。大女儿育有一儿一女，也就是爷爷的外孙和外孙女。爷爷以前种了很多桃树，没卖完的桃子就带回家。外孙女见有小伙伴想吃桃子，又知道这是爷爷的劳动成果，不能送给别人，就以很便宜的价钱卖给了小伙伴。如今，她考取了教师资格证，如爷爷所愿，成为一名人民教师。

爷爷的爱好是下象棋，是个优秀的棋手，平时会和自己的亲人下象棋。外孙就读于一所外国语学校，放学回家总会拉着爷爷下象棋，爷爷也乐此不疲地奉陪。辛勤劳作一天后，这是爷爷最喜欢的放松方式了。他们总是搬来小板凳，将其拼在一起，放上棋盘，然后开始高手之间的对决。说到高手，爷爷很是欣慰，外孙没有专门学习象棋，却能够在校赛中夺得桂冠。他是在与李爷爷的切磋中学习到的棋艺，可谓名师出高徒啊。

谈到关于儿孙很懂事、很争气这一点，爷爷脸上洋溢着幸福的笑容，病房里也充满着欢声笑语。爷爷说谢谢我能来和他聊天，开导自己。现在医院的医疗服务较好，丽水很多县区的人生了病都是来这边看医生。更有我们这些志愿者前来陪他们聊天，让自己回忆起年轻时那些让人哭笑不得的糗事，还有自己在过去年岁里的辉煌事迹，让自己觉得癌症真的不算什么，人生值得了。

　　医院的医生得到了爷爷和他的大女儿的一致好评，他们表示对医生这一职业有崇高的敬意。听说我是临床专业的学生，他积极地向我询问报考医学专业的相关信息，希望外孙能够成为一名医生。他说，人还是要乐观地活着。他身边也有癌症患者，因为患病后治疗费用高昂，整日昏昏沉沉无所事事。希望外孙能够成为医生和如我们一样的志愿者，给予病人关怀，让他们能够积极地面对疾病，珍惜当下。

志愿者：范高玲

奉其所有　心怀感恩

　　牟奶奶，生于1926年，浙江省台州市黄岩人。退休前是一位人民教师，她将自己的青春献给了祖国的教育事业。奶奶的一生，是奉献与感恩的一生。她师范毕业后就到丽水从事小学教育工作，之后她就一直在丽水实验学校教语文和数学。她年轻的时候也爱写写文章，培育了许许多多的优秀学生。直到现在已经在丽水定居了数十年。她是比较开明的，从岗位上退休后为了让子女能为自己的生活和梦想拼搏奋斗，就来到丽水市第二人民医院老年楼养老。

　　牟奶奶回忆自己未出嫁时，家里是开鲜货店的，家里一天三餐都是吃海鲜。刚刚到丽水的时候，由于丽水多山多盆地，当地没有海鲜，加上交通不便，外地运进来的海鲜不仅少，也不新鲜，饮食很不习惯，但到后来慢慢也就适应了。那时候教学资源稀缺，牟奶奶被分配到丽水任教，为丽水教育贡献了自己的青春。奶奶说，学生们常常来医院看她，但是自己人老了，加上教出来的学生太多了，也不记得谁是谁了。

　　奶奶回忆中最多的是家乡的特产，大概人都有"叶落归根"的情怀吧。奶奶说黄岩蜜橘，是台州市黄岩区特产，是中国国家地理标志产品。小时候，奶奶的父亲在山上栽种了一片蜜橘林，每到蜜橘成熟的季节，家里总有吃不完的蜜橘。她说，黄岩蜜橘一个个长得很大，也很甜，非常好吃。只是她身体不好，不能吃太甜的东西，而且现在也很难吃到正宗的蜜橘。

　　奶奶已近百岁，腿脚不便，一只眼睛因为眼部肌肉松弛而难以睁开。和我聊天时，她时常会用力地挤眼睛。当我问她"是不是不舒服，要不要休息"时，她总是

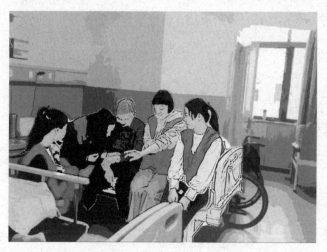

说自己没有毛病，眼睛是好的，还看得见，腿脚也没有毛病。奶奶说，其实自己在丽水有房子，但是孩子们因上班而无法照顾自己，就算给她雇了保姆，买菜也不方便，保姆没工作多久就自己辞职了，于是就把她送来院里养老了。她说和自己同一个病房的刘奶奶也没有什么毛病，这样住在这里也有个伴，挺好的。

牟奶奶像小孩子一样快乐。在她身上，我丝毫看不到疾病给她带来的痛苦。每次我去看她，她总是大老远地就向我招手，示意我坐到她身边，对我说："谢谢你！你能来看我，我很高兴。"我将她冰凉的手握在手中，她总是会轻轻地抚着我的手，面带微笑地点点头。每次护士姐姐给她打完针，她都会亲切地说一声："谢谢你。"护工阿姨调侃道："她都打你了，你还说谢谢。"她便噘起嘴巴，像小孩子一样。

牟奶奶没什么爱好，在病房里要么躺着休息，要么坐着看电视，天气好的时候，就会出去透透风。她以前教书，教过语文和数学，没有去外面的世界好好看看，现在老了，再想去看已心有余而力不足。她谈吐优雅，于是我试探性地问她是不是文笔很好，还向她请教写作技巧。她说年轻的时候会写写文章，现在思维不活跃了，手也不灵活，写不动了。作为一名人民教师，她将青春献给了祖国的教育事业。数十年来，她培育了许许多多的优秀学生，可谓桃李满天下。她说，学生前些日子来看望她，给她带来了好吃的。很感谢这些学生还能记得她，只是她不记得来看她的是谁了，希望他们不要因为她的记性不好就不再来了。她也记不住我们的名字，只知道我们每周都会过来陪她聊天，给她捏腿。她很感谢我们的陪伴，希望我们经常去陪陪她，不要嫌弃她忘记了我们的名字。

奶奶的一生，是奉献与感恩的一生，她感恩身边每一位关心、照顾她的人。无论是谁，她总会真

图：李慧玲

诚地说一声："谢谢你。"每每有志愿者来看望她，她总希望能为我们做些什么。她说："你来看我，我也没有什么东西能给你吃，要不然你中午留在这里吃饭，我叫阿姨去买。"说完，她又起身搜寻能够拿给我吃的食物。

奶奶说，现在没什么念想，这里有刘奶奶陪她，我们又会来看她，挺好的。能吃是福，趁现在还能吃，把想吃的都吃了，每天都有所期待，到了这个岁数也就剩下这个爱好了。做人应该怀有一颗感恩的心，世界上的东西本来就没有什么是我们该得的，我们所拥有的都是命运的安排。我们来陪她是老天爷的恩赐，很感谢我们陪她一起度过了许多愉快时光，让她不至于重复同样的老年生活。我们会给她捶腿，扶她去晒太阳。在我们没去的日子里，她只能和刘奶奶聊天，有时候刘奶奶家里来人了就没人陪她聊天了，所以每到周末都很期待我们去病房陪陪她。每个周六，她早早就坐着轮椅在走廊上来回穿梭，等待着我们。其实能让她有这样的感受，我们的心里也感到很安慰。

志愿者：范高玲　程倩

老骥伏枥　志在千里

　　邵爷爷，生于1933年，浙江温州人，原职业为会计，后被调配到医院、卫生局工作。邵爷爷一生兢兢业业，热爱国家，关心社会，关注时事。他是具有"正能量"的爷爷，用自己的行动证明了学无止境，怎能让人不心生敬佩？他还是一个学识渊博的长者，喜欢研究历史。他因长期久坐，患有严重的颈椎和腰椎疾病，所以退休后到丽水市第二人民医院养老。

　　由于工作性质，邵爷爷患上了职业病，颈椎和腰椎都出现了问题。而邵爷爷工作兢兢业业，不肯在工作时放松一刻，长时间的久坐加重了病情。颈椎和腰椎疾病是难以治愈的，疾病程度较轻时，外人看不出来病人有什么异样，但是爷爷的病总是反复发作，一发作疼起来可能连扭头都不方便，或者走路都没法走，加上爷爷年事已高，身体大不如前，发作起来就更是难受。

　　刚开始接触邵爷爷时，可能因为疾病的性质，又或者由于爷爷本身的性格原因，他对于我们的帮助并不接受，表现为委婉地拒绝我们，虽然很有礼貌但是略显冷傲，让人难以接近。慢慢地，他敞开了心扉，打开了话匣子，我发现他其实是一个很有爱国情怀、文化素养较高的老者。

　　邵爷爷爱看《新闻联播》，关注时事，对于国家新推出的一些政策十分关心。他说，在他们还年轻时，科技没有这么发达，手机、电脑都没有，平时都是通过看报纸、听收音机来获取新闻资讯。如今他因颈椎不好，很少看报，大多数时候都是看电视新闻，听主持人评论事件，让他有了参与社会时事的感觉。与邵爷爷同住一间病房的老人、前来查房的医生、来换药的护士，都会和邵爷爷讨论新闻，让沉寂的病房活跃起来。

邵爷爷说，在我们前来看他之前，最能让他提起精神来的，当数抗日题材的电视剧。每个男人多多少少都有英雄情结和誓死报效祖国的热血。爷爷初中文化，打得一手好算盘。爷爷虽然没有上过战场杀敌，却用手中的算盘计算着资金的分配，为国家和社会作出自己的贡献。他学识渊博，总是给我们讲历史故事。他看了有关周恩来总理的电视剧，就给我们讲周总理的丰功伟绩。

别看邵爷爷现在很少出门，但以前他可是每天早上5点半就起床锻炼。在单位上班时，爷爷的生活作息很有规律，每天早睡早起，锻炼完就去上班。平日里工作量不算大，到了年底结算的时候，可有的他忙活了。随着工作时间的加长，邵爷爷的颈椎和腰椎负担逐渐加重，加上年龄逐渐升高，爷爷已无法承受高强度的工作压力。尽管爷爷工作业绩优秀，但是实在不再适合继续从事会计这份工作，于是转而负责调教新人，直到从岗位上光荣退休。

邵爷爷语重心长地对我们说，人就是要多学习，活到老，学到老。特别是年轻人，趁着年轻，就应该广泛涉猎，多培养一些兴趣爱好。只是很多年轻人很难摆脱手机瘾，年纪轻轻就患上了颈椎和腰椎疾病。现在社会对年轻人的要求越来越高，有空玩手机，还不如多多学习技能，俗话说"技多不压身"，就是这个道理。

邵爷爷的女儿每周都会来看他，给他带来喷香可口的饭菜，让爷爷大饱口福。所以爷爷一般不吃医院食堂的饭菜，他说女儿做的饭菜最合自己的胃口。女儿的爱是给爷爷的，但爷爷是不会吃独食的，经常和同病房的人一起分享美味。

爷爷如今不需要工作了，最重要的事情是把自己照顾好。他也不再高冷，每天都戴着一顶帽子，告诉我们这是一名志愿者给他买的帽子，也没先跟他说，就给了他一个惊喜。换上了新帽子，爷爷显得精神多了，笑起来就像孩子般可爱。他还常常和护工叔叔说笑，完全不是我们刚接触他时的模样了。

对于我们每周六去医院看他，陪他聊天，邵爷爷感到十分高兴。常来看他的志愿者由于课程安排或其他原因无法再来，他就十分惦念。他经常问我们学习忙不忙，说学习要紧，还是要好好学习。有时周末恰逢下雨，他本以为我们不会来了，但是我们冒雨去看他，他脸上总是会流露出关切的神情。我们之间的关系，就在点滴之中向亲人靠近。

爷爷说，虽然人老了，只能认命，他的病也没办法治愈，只能被困在医院里，但是这里的医生和护士都挺好的，还有我们每周六都会来看他，他已经非常满足了。他接受现实，"一个人能被毁灭，但不能被打败"，他绝对不会向病魔认输。虽然自己的疾病不致命，但是发作起来也很难熬，攻克病魔这项伟大而长久的事业，还要由未来的我们来承担。我们要好好学习医学技能，为祖国的医疗事业作贡献。爷爷的这番话让我感触颇深。一个卧床养病的老人尚且如此关心国家大事，作为新一代青年的我们，更应该打起精神，努力学习，为国家作贡献。

志愿者：范高玲

关怀常在，温情承载

　　王奶奶年轻时是一位医护人员，工作时兢兢业业，对待病人也十分温柔耐心。她的大半生都奉献给护理行业，同时特别关注民生方面的热点话题，也关注医疗服务业的发展，可谓"忧国忧民"。王奶奶性格很温和，气度非凡，温文尔雅。职业习惯使她对疾病十分敏感，也使她很会养生。如今，她因为身体机能的衰退，在医院里养老。

　　王奶奶年轻时是一名医护人员，多年的工作经验让她很关注自己的身体情况，稍有不舒服就会去做检查，平时也很注意卫生，将医学上的"一级预防"贯彻到底，东西整理得井井有条，让人挑不出一丁点毛病。奶奶是极懂得养生的，最喜欢吃橘子，总会准备一些水果与前来看她的志愿者一起分享。她经常为其他患者普及医学知识，介绍哪种水果里的哪种维生素含量高；多晒太阳，因为晒太阳能促进维生素的合成，进而促进钙的吸收，可预防骨质疏松。

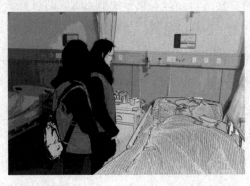

图：李慧玲

　　与室友何奶奶一样，王奶奶很喜欢到户外散步，晒晒太阳。两位奶奶说，丽水的空气好，常出去走走能锻炼身体，还能呼吸新鲜空气，有利于身体健康。这两位奶奶的心态和年轻人一样乐观，她们之间的友情也十分令人羡慕。每次乘坐电梯，何奶奶走得快，会拦着电梯，等候王奶奶。而王奶奶则会在何奶奶的催促声中笑着说"慢慢来"。那一瞬间，感觉十分温馨。她俩经常分享年轻时的趣事，每每说到有趣的点就会默契地相视一笑，接着又打趣对方。

王奶奶热情、亲切，她的眼睛一笑起来眯成了两条缝，嘴角微微地上扬。她年轻时辛苦劳动，手上有一层薄薄的茧子，但并不硬，握着很温暖，让人十分安心。她很喜欢牵着我的手，和我一起晒太阳，和煦的阳光照在我们身上，格外温暖，仿佛一直照进人的心里。奶奶对我们就像对自己的孙子孙女一样，在我们的心里奶奶也像自己的亲人一样。我们之间毫无距离感，一起聊天时就像再自然不过的祖孙，这让我们对她的喜爱之情油然而生。每次回去的时候奶奶总会出来送我们，都快走到六楼电梯口，转身还能看到奶奶站在门口目送我们。也许我们真的带给奶奶许多快乐，这种情形让我们心中十分熨帖，我们为能带给奶奶快乐而欣喜自豪。

王奶奶十分健谈，与她谈话，与其说是与医疗服务界的前辈交流，不如说是和一位老师在探讨学问，而更多时候还是像和自己家的奶奶在聊天，感觉很亲切、很温暖。奶奶是个贤惠的妻子，心灵手巧。她的老伴在中心医院住院，她时不时就会过去看他，起个大早去菜市场买来新鲜的红薯，仔细处理干净后亲手煮好番薯糊给老伴送去。奶奶能够和老伴携手一生，年老后虽没有过上闲云野鹤般的生活，但至少有属于两个人的岁月静好。这种陪伴也让我们十分羡慕。

奶奶很有自己的想法，不喜欢麻烦别人，事事亲力亲为。很多时候我们想要去帮她，她怕麻烦我们，就都是自己完成。有一次，我们要过去帮她整理衣服，奶奶连连说不用了。在我们的坚持下，奶奶终于松了口，看着我们仔细地将她的衣服叠好，整齐地按次序放进衣柜，她的脸上出现了欣慰的微笑，眼睛眯起来。我们看到这个温暖的微笑，仿佛被夸奖了一般，动作更加小心了。整理完以后，奶奶要去削苹果给我们吃。我们受宠若惊，连连谢绝。莎士比亚说："得到他人的关爱是一种幸福，关爱他人更是一种幸福。"在和王奶奶的相处过程中，我们切切实实体会到了幸福的感觉。我想奶奶也一定是幸福的吧！

奶奶喜欢看报纸，关注新闻时事。一次我们过去看她，她十分兴奋地和我们说着两会的热点话题，比如有位人大代表提出应该扩大医保覆盖范围，还有提高退休人员基本养老金，等等。说起我国日益完善的社会保障制度，奶奶的笑容更加灿烂了，直夸党的政策好。她还和室友何奶奶一起讨论一些话题，有时因为观点不同辩论上许久。她俩虽有不同的职业、性格，但因同样的孤独与病痛缘分般相遇了。她们成了长期的"室友"，彼此不同而又如此相同，相互陪伴，形影不离，成了别人眼中一对可爱的姐妹花。

奶奶乐观的心态让我知道，临终病人并不是一味地悲观，反而更加豁达。每个人都是哭着来到这个世界，希望走的那一刻是笑着的。奶奶告诫我们，要努力、坚强、乐观，未来才会更好。我们也带着奶奶的期盼，更有信心地走向未来。

志愿者：范高玲　吴浩洁

零距离的接触，心与心的交流

陈爷爷，生于1943年，浙江省丽水市景宁人。年轻时是政府里的一名干部，一直公正清廉，以身作则，始终把人民放在首位，深入群众，深得周围人的赞许。陈爷爷与妻子共养育了五个儿子、两个女儿。陈爷爷于四年前患上了癌症，他很乐观地对待生活，坚持与病魔对抗。回顾退休以来的生活，一直没能实现与子女共享天伦之乐的愿望是爷爷最大的遗憾，大部分时间仅能与老伴相依相偎。

陈爷爷自从四年前患上直肠癌，一直在接受治疗。最初，癌细胞是在右边的直肠中，做了切除手术后，癌细胞又转移到左边的直肠里，陈爷爷再次进行了切除手术。但是在这四年的时间里，陈爷爷所接受的治疗还不止这么多。2020年陈爷爷在复查的时候，发现肺部有肿瘤。我们知道肺是人呼吸的主要器官，所以不可能再做切除手术，唯一的办法就是药物控制。爷爷告诉我们，这家医院的药物疗效非常好，用了一次之后肺部肿瘤已经小了很多，减轻了病痛的折磨。虽然爷爷已经76岁高龄了，但是不难看出他是一个文化人。一个人的内涵与修养都可以通过面部神情传达出来。很多病人被病痛折磨得久了，对生活失去希望，整个人如同失去了灵

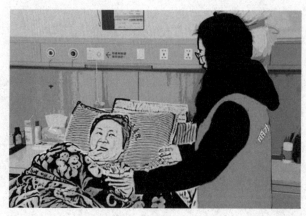

图：李慧玲

魂，表情沧桑、木讷。陈爷爷则不同，他的脸上没有一点点沧桑，反而充满了自信与阳光，似乎对病痛的折磨已经习以为常。面对病痛，他依然能够谈笑风生，丝毫不惧。在聊天的过程中，陈爷爷告诉我们，他有两个女儿、五个儿子，都有很好的工作，生活在不同的地方。说到这些，他的脸上满是自豪与欣慰。再后来，爷爷介绍了他的家乡浙江省丽水市景宁县，那里有很多特产，例如香菇、木耳、竹笋等，我们有机会可以去游览，品尝当地美食。我们知道化疗的过程极其痛苦，通常会出现掉发、呕吐，以及身体虚弱、精神状态差等不良反应。最后陈爷爷说要去化疗了，但是他看起来很乐观，还热情地感谢我们陪他聊天，希望我们可以常来。在场的人无不被陈爷爷的坚强打动。

每个人都希望自己有一个幸福美满的家庭，每一天都过着快乐的日子，但是生活不可能尽如人意。人生没有一帆风顺的，总要经历困难与波折。我们根本无法体会癌症患者的痛苦与煎熬。对我来说，以前只在电视里看到过癌症患者的情状，这次近距离接触癌症患者、乐观向上的陈爷爷，感触很多。他已经有四年的病史，我无法想象四年以来病痛是如何将一个健壮的老人折磨成如今这副瘦弱模样，更让我震撼的是身患癌症的陈爷爷居然那么乐观。尽管现在医疗水平有所提高，但癌症仍是一个棘手的病症，每个人都不希望这种病找上自己。陈爷爷说，自从患上癌症，家庭基本毁掉了一半。生活中的意外谁也无法预料，生老病死是人之常情。四年的时间，可以让一个人从高峰跌到谷底，可以让人失去健康的体魄和心智，甚至可以改变很多事情。但是像陈爷爷那般以坚强乐观的心态坚持对抗病魔，我相信很多人都做不到。

虽然现实是残酷的，但是逃避无济于事。每一次的志愿活动都会让我有不少的收获，对生命有新的体验与感悟。这次与癌症病人的零距离接触，让我感受到了生命的可贵。陈爷爷告诉我们，不管是年轻还是年老，都要注意饮食健康，对自己的身体负责，不要因为年纪尚轻就过度放纵自己，我们需要珍惜这只有一次的生命。面对癌症，病人会感到恐惧和无助，我们需要做的就是给病人营造一个轻松快乐的生活环境，让他们尽量放松心态，不再逃避现实，积极配合治疗而不是轻易放弃生命。我们也要听从老人的建议，好好学习，爱护身体。

　　这是一次传播爱与温暖的志愿活动，希望更多的人加入进来，使癌症患者重燃对生活的希望。随着科技的发展，对于癌症的研究一定会更加深入，愿患者的痛苦会得到减轻。

志愿者：罗金美

就此一生，谁无坎坷

陈爷爷，生于1951年，丽水本地人，来自农村。爷爷幸运地在城市里上了初中，成绩优异，后到乡下做知青。爷爷与结发妻子育有一儿一女。他精明能干，在村干部的推荐下到一家国有企业工作。他退休了，因癌症入院治疗。由于子女工作繁忙，身旁仅有妻子陪护。

陈爷爷因政策回到农村后，与妻子相识了。妻子文化水平不是很高，但是他们的相处没有隔阂。陈爷爷工作不久后，两人就结婚了，有了一双儿女，家庭幸福美满。如今，孩子们都已成家立业，陈爷爷也退休了。他不喜欢下棋、钓鱼，可能是以前经常一个人出差而且还是长途的，所以他现在更喜欢热闹，得空了就端着茶杯去看人家打牌。

他以前的工作是销售烟酒，需要出差运输货物，开着货车几乎跑遍了全国，非常辛苦。现在退休了，终于可以和家里人多待在一起了。可是由于常年吸烟，积患成疾，还没好好享受这闲适的日子，就住进了医院。我们第一次见到他时，他正在挂着点滴，两只手上都打了留置针，两只手和两只脚都是肿的，上面还敷着一些黄黄的药，下床后也走不了多远，更加上那几天下雨，温度有些低，他索性连病房也不出了。他的子女忙于工作和照顾孩子，没有太多时间陪伴他，每次都是来了一会儿就回去了。只有妻子照顾他。自从患病后，他多数时间都躺在床上，即使这样他也没有被疾病打败。他的眼睛仍然炯炯有神，和我们谈笑风生，随意地说着自己的病情。他不是我们想象中那般脆弱，意志很是顽强。

刚退休时，他不习惯整天待在家里无所事事，就喜欢端着茶杯到人多的地方和年纪相仿的人唠嗑。然而，他现在只能孤独地躺在病床上。或许他在意的并没有很多，只希望妻子别将他一个人留在病房里，他希望身边有人陪着。

我们来到他的病房后，他不再害怕妻子因为去排队打饭、去购买物品，而剩下他一个人。我们每次进入病房前都要在门外观望一番，要先观察他们是否在睡觉、休息，或者是不是在病房里面。我们看到最多的画面是，陈爷爷注视着茂菲滴管内一滴一滴掉落的液体，就像在看计时的沙漏。他还时不时地望向窗外的天空。他说，我们的到来让他不再觉得时间难熬，不再担心妻子外出时独自一人守着空旷的病房。我们可以和他说说话，他也可以给我们介绍自己去过的地方、遇到过的困难，等等。现在抽烟的人越来越多，尽管都知道吸烟有害健康，但是照吸不误。他想和我们说说自己的疾病，让我们替他把这种危机感在人们的心中放大。他说一切的相遇都是命中注定，很感谢我们来到这里陪他这个不知何时会离开的老人家聊天。自从知道我们每周都会过去后，他很期待周末，等着和我们分享一些新鲜事物。

他是一个有经历、有故事的人，经历得多了就与一般人的思维不一样。他说我们做的这件事——陪病人聊天，很有意义。因为他有一些话不能与家人说，担心家人会为他难过，而我们是最佳倾诉对象。他在得知自己生病后，才后悔当初所做的事，只可惜后悔也没有用了，还是得面对现实。这辈子他该尽的责任和义务都尽到了，没有太多遗憾。现在只是想多给我们讲一些他的经验教训，让我们不要做那些伤害自己身体的事。他还有好多我们不知道的事，而我也不知道我还能再见到他几次，但这段经历我会时常想起。

志愿者：程倩

乐观以对，馨享生活

何奶奶，生于1951年，浙江省丽水市龙泉人。奶奶原在公安机关工作，性格十分率直。由于工作的特殊性，奶奶看待事情十分理性，从不让冲动支配自己。工作期间，奶奶兢兢业业，恪尽职守，为人民作奉献。由于工作强度大，饮食和作息不规律，她落下了一些毛病。当时医疗条件不够先进，奶奶也没有得到很好的治疗。随着年龄的增长，她的身体越发不好。如今，奶奶长期住院疗养。即便如此，奶奶仍然不忘初心，时常为他人做调解工作。

何奶奶心态很好，坚强乐观，不似有的患者死气沉沉的，对生活失去了希望。何奶奶是个十分热情的人，我们每次都能相谈甚欢。在聊天的过程中，我们发现何奶奶对自己曾经的职业十分自豪，讲述自己办案经历时总是情不自禁地流露出骄傲的神情。她说，自己身体不好，视力很差，稍微走动就会腰痛，手脚也没力气，不如年轻的时候那般意气风发。但是闲暇时，总会溜达到外面的亭子里，津津有味地看别人下棋。不出门时，就戴着老花镜看报纸，安逸且舒适。我们时常误以为何奶奶健健康康的，和我们一样，而不是诸多疾病缠身的患者。在别人眼里，她如同一个开心果，每天开开心心的，精神头很好。何奶奶总说，趁现在还能出去，就多走走，透透风，看看外面的风景。她年轻的时候，因为工作的缘故有机会出去看看外边的世界，饱览杭州、温州、绍兴等地的风景，现在老了终究还是归于丽水。丽水空气好，十分适合养老。对于常年被困在病房的老人来说，能够吸一吸新鲜空气，也算一大乐趣了，每天待在病房里看着冷冰冰的墙壁总会让人觉得心里悲怆。

这里还有许多身患疾病却乐观坚强的爷爷奶奶，他们一起抗争疾病，建立了深厚的友谊。何奶奶和同病房的王奶奶成了好朋友，她们分享生活中的喜怒哀乐，互相鼓励，互帮互助，共抗病魔。无论是患者还是医护人员都愿意与两位奶奶相处。她俩外向开朗，乐于助人，不容许自己闲下来，擅长提出合理的建议来调解矛盾，以至于医院里好多人都认识她俩。

何奶奶感慨，人老了，记性不好了，去年还好的，现在突然不好了，有时让别人帮忙带东西都记不住，前脚交代的事后脚就忘了。随着年纪的增长，眼睛也逐渐看不见了。"你别看我现在还能看电视、报纸，其实我眼睛很累，都睁不开，针都穿不进去。"她语重心长地说，"很多毛病都是这样一点点积累出来的，你们年轻人尤其要注意。有些人不舒服的时候喜欢嚷出来，说'哎呀，我这里痛'……我就不喜欢，因为说了也没用。与其哭天抢地，还不如冷静下来，从容面对。说多了，不仅自己心里不舒坦，也让别人感觉不舒服，甚至讨厌你。总的来说，我的身体还算可以，会动会吃，比那些患有严重疾病的人好多了。别人说我能走动，看起来还不错，但是我躺下来就起不来了，仿佛全身都失去了气力。一直躺在那里还不苦啊！自己的子女也不可能贴心，他们建立了自己的家庭，他们也有儿女，他们也有事。虽然我真的十分想念他们，希望他们常伴身侧，但是可怜天下父母心，父母哪有不为儿女着想的，想想看还是算了。我尽量照顾好自己，就不必麻烦子女了，让他们轻松一些。"

她说，很开心我们去看望她，但是学习也要抓紧，没空的话不去也没事。每个人都有好的地方，也有坏的地方，一只手的五根手指尚且不齐。如果有的人特别优秀，我们可以羡慕他，但不可以妒忌他。以前讲究礼义廉耻，现在追求道德，说到底还是同一个东西，心里要多想想别人。她现在老了，人如同机器，一不动就要生锈。她要是躺下，就真的起不来了，所以她时常出去溜达。人总要生老病死，死亡是每个人的必经之路，人生最后一段路，放宽心态也是过，担惊受怕也是过，那为什么不开心一点呢？心态很重要，与其每天浑浑噩噩，不如放宽心态面对未来……有句话说，风雨过后便是彩虹。我们不必惧怕风雨，在风雨中翱翔何尝不是一种历练呢！无论年轻与否，无论贫富、贵贱，只要有一颗坚韧不拔、如磐石般的心灵，

我们就已经在人生道路上成功了一大半。无论结果如何，重在过程中的历练，能有
所收获。

志愿者：范高玲　邱荷艳子

愿得一人心，白首不相离

　　王爷爷，生于1950年，浙江省丽水市缙云县本地人。他自幼家境贫寒，通过自己的努力，成为一名优秀的内科医生。曾就读耶鲁大学于中国山东开设的分校，有着丰富的行医经历。赴美交流后回国定居，为国内内科研究作出贡献。在大学期间，他与小自己5岁的同乡李奶奶相知相爱。奶奶在医校就读，最后成为一名优秀的护士。两人被分配到同一地方工作，同甘共苦。退休后，他们到医院老年区养老，在同一个病房里守护彼此。

　　王爷爷出身于一个贫寒之家，身为长子便主动背负起照顾弟弟妹妹的重大责任，一度差点中断学业。这样的困苦让王爷爷明白一个道理：只有好好学习，将来才能摆脱困境，改变命运。王爷爷在村里的学校读完了小学、初中，凭借着优异的成绩考到杭州念高中。当时，高中毕业生在小县城里算知识分子，有学校向王爷爷抛出橄榄枝，希望其去任职。这是很不错的条件了，至少能让他和家人衣食无忧。

　　但王爷爷深知经历过炮火的中国迎来了新生，但医疗水平仍处于世界低水平层次，急需更好的医疗条件来拯救伤病中的人民。鲁迅先生的志向从"救人"转变为

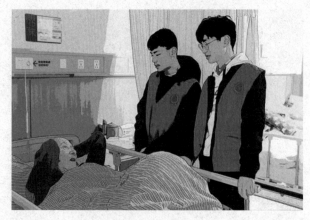

图：李慧玲

"救国"。此时国既安，王爷爷便想着用医术来报效祖国。青春承载着梦想在远航，但现实与梦想的强烈冲突使这个年轻人迷失了方向。他纠结、徘徊、犹豫，既希望为家庭分担经济压力，又希望成就自己的梦想。

自古忠孝难两全，鱼和熊掌不可兼得，梦想和现实也是如此。

王爷爷选择暂时向现实屈服。他来到县里的中学教授外语和数学。"古之学者必有师。师者，所以传道受业解惑也。"在讲台上站了两年后，王爷爷重新做回学生。在离开高中的第三年，他重返学校。

这一年，他凭借优异的成绩被耶鲁设于山东的分校录取。王爷爷现在回想起来，黑米馒头配咸菜是大学三餐的标配，南方人吃不惯。白米饭对于他来说是很奢侈的东西，他无时无刻不想着重回故土。

王爷爷期待的爱情不需要5克拉的钻戒，而是遇见有趣的灵魂。感谢他的大学，让李奶奶与王爷爷相遇相识，并白头偕老。命运都是冥冥之中的注定，在合适的时间遇见对的人，何其幸运，何其幸福。

那是在大学新生晚会上，王爷爷借了美国老师的西装，站在台上担任主持。上衣松松垮垮挂在肩膀上，西裤长到盖住了脚背，虽有几分滑稽但掩盖不了少年风采。翩翩少年气宇轩昂，眼里有着对未来的憧憬和向往。

舞台上，王爷爷紧张又羞涩；舞台下，校长、老师及各年级学生端坐着。

无数眼睛盯着他，他的手心出了一层又一层的汗，毛细血管轻轻膨开，将他的脸涨得通红。让他不自觉地躲闪的是第二排正中那个短发女生的目光。她就那样含笑看着他，他感觉自己的内心被洞穿。慢慢地，他反而静下心来。

那个女生就是他未来的妻子。这个从小娇生惯养、在国外长大的大家闺秀，觉得主持人不得体的西装和气宇轩昂的外貌形成了鲜明对比。那个人站在台上，还没家里的司机穿得得体。

"如果我知道我后来会爱上你，初次见面的时候我一定笑出声来。"

后来，李奶奶加入学校的合唱团。王爷爷担任主持人的次数越来越多，他们互相合作。再后来，王爷爷经常会有一些不会的英文题目去请教李奶奶。再再后来，王爷爷和李奶奶出现在电影院的门口。在一次又一次的相处中，感情的种子渐渐萌芽，成长为一棵参天大树。

"你去哪儿，我就去哪儿。"真正美好的感情就是这样陪你一直走下去。

毕业听分配，跟着国家走。王爷爷和李奶奶被分配到福建莆田成了乡村医生。从小生活条件优越的李奶奶不得不习惯这种生活。好在王爷爷和李奶奶一直相互扶持，携手共进。他们一起应对各种危机，也共享家庭新成员诞生的喜悦。美好的爱情不需要轰轰烈烈，平平淡淡的感情才是真。

"生当复来归，死当长相思。当我老了，我想你在我的身边。"

现在爷爷和奶奶住在一间病房，尽管他们都失去了昔日的容颜与健美的体魄，但爷爷看着奶奶觉得安心，因为这是他陪伴了一辈子的人，也是陪了他一辈子的人。一辈子那么长又那么短，能有一个人陪你到老是多么幸福的事。这种纯粹、美好的感情是每个人都向往的，愿得一人心，白首不相离。

他将用余生陪伴她，她也是。

志愿者：戴秋实

趁你还在，趁我还爱

　　章奶奶，生于1929年，丽水本地人。她小时候没有受到正规的文化教育。20岁嫁人为妻，为供孩子上学，奶奶努力做绣活，卖水果。在此过程中，奶奶不断提高自己的文化水平，以谋求更好的工作。她是一个伟大的母亲，四个孩子都考上了大学，等孩子们成家立业后她才轻松了许多。她的老伴早早离开了人世，她一直由子女照顾，在几个子女家轮流居住。她的孩子现在也都退休了，上有老下有小，生活十分忙碌。比起在家，奶奶更希望去有更多同龄人的院里居住，于是奶奶长期住院养老。

　　她说她有一个庞大的家庭，共有33个兄弟姐妹，可谓亲人众多。她的父亲曾经是地主，但并不是那种霸道专横的地主，他与村里的人关系很好，经常给予邻居帮助。有一段时间，当地土匪横行，每次邻居都会提醒章家人先躲起来。她懵懵懂懂中认知了父亲，在父亲的影响下，她成长为一个正直善良、乐于助人的人。

　　章奶奶的父亲深受封建思想影响，认为女子无才便是德，所以她的兄弟们都去念了私塾，而她和姐妹只能在家绣花，成了封建旧社会大家眼中的大家闺秀。

　　奶奶的丈夫家境不好，有一次本是为了赚钱来她家干活的，偶然间看到了她，对她一见钟情。他托了很多关系找到她家的几个亲戚帮忙做媒。那个年代门当户对的观念已经不强了，父亲认为他为人还不错，便同意了他们的婚事。那是传统的年代，虽然两人已经订婚，但是在结婚前连手都不敢牵。

　　中华人民共和国成立后，章奶奶的父亲从地主转变为平民。已经嫁人的她失去了家里的经济支持后，打起了自己的小算盘。由于不认识字，她只能做那些粗活。

幸亏绣花学得精，她能够绣一些东西拿去卖钱贴补家用，还可以在纺织工坊干活。作为一个旧社会走出来的女性，面对发生了翻天覆地变化的新社会，她深知教育的重要性。她和丈夫共育有四个孩子，但是因为家境贫困，丈夫不想让孩子们继续读书，她为此苦恼了很久。最终，为了让子女受到良好的教育，她收集农户的水果到学校门口售卖，自己赚钱供孩子们上学。有一段时间，生活真的很艰难，她砸锅卖铁也要支持孩子们继续求学。而且她也顺应时代潮流，白天工作，晚上积极参加政府组织的扫盲班，努力提升自己的文化水平，最后获得了小学文凭，能去找更好的工作。那些年，或许是她记忆中最难忘的过去。她有了四个孩子，并且将他们全部培养成大学生，这是她一生的骄傲。

章奶奶信佛。她生在战乱年代，现实让她感到无助，于是她想从佛教中寻求慰藉。她一度想出家当尼姑，最后在儿女的苦苦劝说下决定带发修行。

第一次接触奶奶的时候，发现她的房间总有一丝淡淡的檀香，不同于其他房间的香味。虽然她年纪大了，但是还能够自理，房间里井井有条。她总说自己这一生没有做过值得夸耀的事，殊不知她让四个孩子在那个时代考上大学，已经十分不容易了。子女有所成就，就缘于她当初对子女教育的坚持。

章奶奶以前和子女一起生活时，很少下楼散步，也没人陪她一起散步。在这里，有我们这样的志愿者陪她聊天、散步，让她感到很开心。她说，老人家多少都有些行动不便，我们还可以帮她捶捶腿、捏捏肩。家人有时心情不太好，会说一些不好的话，虽然不是故意的，但还是会伤到她的心，所以她更喜欢在这里生活。因为我们都很尊重她，不管我们是要回学校，还是去上个洗手间，都会考虑到她的感受，做什么都会向她先解释一遍。我们就像她的亲人一样，经常探望她，连她的生日都记得，她心里很感谢我们。她现在年龄很大了，希望我们有时间多去看她，让她多感受一下年轻的气息。

志愿者：程倩

无惧岁月，一生乐学

王爷爷，生于1927年。从小热爱学习，博览群书，除中文外，还会英语、日语、朝鲜语等多种语言。20世纪50年代入党，是一位有着68年党龄的老党员。他参加过渡江战役，直面战争的残酷。回到故乡与妻子重逢后，继续学习，教书育人。参战时的超负荷工作使他的身体一直不好，离休后就一直在医院住院，接受长期治疗。即便如此，王爷爷依然对生活抱有无限热情。

王爷爷从小喜欢读书，学富五车，会多种外语。他年轻时，正值国内一片混乱，因此他毅然决然地加入了中国共产党，报效祖国，为人民服务。他印象最深、最危险的一个情景是，敌军的飞机低空盘旋，不停地射击，爷爷的上级就在他身边被一颗子弹击中，而王爷爷侥幸逃脱。这一幕，是王爷爷心中永远不会忘记的一幕。他幸运地存活下来，从此以后更加热爱生活，珍惜当下。生活本就充满了未知数，与其畏惧命运，不如珍惜自己脚下的路。战争结束后，王爷爷回到故乡，与妻子重逢，他没有忘记自己心中最喜欢的那件事——读书。此后，他重拾课本，学习深造，教书育人。他认为，要学会批评和自我批评，不要后退或原地踏步。他对后辈寄予厚望。他那缓慢却带着乐观的一字一句之下承载着的是那一代人最崇高的信仰和最厚重的情感。

尽管饱经风霜，但爷爷依旧耳聪目明、口齿伶俐，看见医生或者志愿者来探望，总是离得老远就挥手问好。当我们怀着忐忑的心情走进病房时，爷爷爽朗地招呼"你们来了啊"，一下就打消了我们的紧张和焦虑，拉近了大家的距离。他的热情招待，使原本沉闷的病房变得热闹起来，也打破了我们对临终关怀活动的刻板印

215

象。岁月和病痛看似打倒了他，但实际上他依旧是那个武可上阵杀敌、文可教书育人的人。

尽管已经耄耋之年，爷爷却依旧保持良好的学习习惯。对知识的热爱、对自己的爱好的向往，驱使着他不断学习，提高自己的知识储备。平时待在医院闲闷无事之时，他也会看书。如今的他，提及自己所学滔滔不绝，眼中充满自信。他说这种"活到老，学到老"的精神是从革命时代遗传下来的。他坚信，只要坚持一定会有收获。他嘱咐我们，要好好学习，趁还年轻，应该做得更好。

王爷爷是无私的，如今国家欣欣向荣，都是他们那一代人顽强拼搏的结果。他们无愧于国家，爷爷却说那是共产党员应该做的，从入党那一刻起，他就决心为祖国奉献一生。他见证着国家走过风风雨雨，如今虽然年事已高，却依旧笑看人生，欣慰于社会的高速发展。当我问及他对下一代人、对国家的期望时，爷爷笑呵呵地说出简单又美好的祝愿：越来越好。

令人痛心的是，王爷爷无法在家享受天伦之乐，被疾病困在医院中，饱受病魔带来的痛苦，很多对平常人来说很简单的事，对他来说却很困难。我们希望爷爷早日康复。

或许是子女探望的次数有限，爷爷对于难得来探望的志愿者们相当热情。爷爷说，志愿者不计回报地付出自己的时间和精力，一如他加入中国共产党，报效祖国，为人民服务，也是不计回报的。志愿即是付出，但是在这几次活动中我却渐渐感觉到，身为志愿者的我们，收获到的要比所付出的多得多。爷爷欢迎我们，也喜欢我们，认为我们的年龄与他的孙辈相仿，却更懂得与他和病友们沟通，更了解他们精神上的苦闷，好似树洞一般，只有对着我们，他们才能将心中的寂寞、参悟的人生道理一一诉说。

最后，爷爷对志愿者们表示感激，他说不尽、道不完的人生经历和感悟，也只有对志愿者们讲讲。都说应对命运充满敬畏，但在那一刻，真正应该敬畏的不是命运，而是那些被病痛和衰老折磨却依旧鲜活的生命。

志愿者：叶子菲

一带一路，精神永驻

　　夏爷爷，生于1930年10月，浙江青田人。爷爷曾在丽水市海事局工作，1990年退休。爷爷共育有6个孩子，他把工作交接给了有很强工作能力的大儿子，他的长子和爷爷是同行，而且不负众望，现已升为海事局局长。二儿子是一名成功的商人。爷爷注重教育，支持后辈求学。大孙女即将从北京大学毕业，并准备考研究生；一个孙子考上了华中科技大学。如今爷爷年老体弱，听力较差。家人忙于事业与学业，他孤身一人在医院疗养。

　　夏爷爷的二儿子小时候经历过一场火灾。当时火势非常凶猛，好在二儿子一向聪明机智，从大火中逃了出来。有个女儿在杭州生活，对夏爷爷很孝顺。一个孙女成绩很好，爷爷承诺，如果孙女考上北京大学就给她1万块，后来孙女考上了，爷爷遵守了承诺。有个孙子在华中科技大学求学；还有个孙子在中国地质大学读书……子孙后代的成功从侧面反映出爷爷的过人之处，所以面对夏爷爷时，我们的心情十分忐忑。

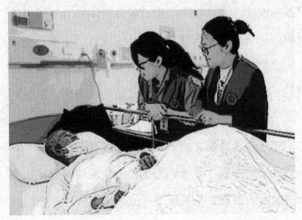

图：李慧玲

　　当我们进门的时候，夏爷爷很开心。因为天气干燥，夏爷爷的嗓子有些沙哑，但这并没有影响他的好心情。他给我们讲了许多难忘的往事，而我们也是怀着崇拜的心情去细细聆听的。夏爷爷是一名公务员，他一直强调身为一名公务员要为人民服务，要公正廉洁，工作勤恳。夏爷爷很有兴致地给我们分享他在职时的故事，尤其他年轻时的事迹，讲到激动处，还会手脚并用为我们演示。他一点架子都没有，让人觉得十分亲切，很快让我们放下了心中的顾虑。爷爷生动有趣的肢体动作更是让我们连连大笑。仔细聆听爷爷的故事，我们了解到就是这样一位躺在病床上的普通老人，曾经以一己之力救了好多人，他为社会作出的贡献不是我们这群90后能够想象的。夏爷爷还讲了年轻时遇到的困难，那些在我们听起来就觉得不可能克服的困难，夏爷爷都挺过来了。爷爷说虽然困难很多，但他并不气馁，他知道"粉身碎骨浑不怕，要留清白在人间"。现在夏爷爷因病住院，但是在爷爷的脸上看不到一丁点儿郁闷或是沮丧的神情。他一如往常神清气爽，眉宇间透露着坚定。我们从护士和医生那里了解到，爷爷的病是可以治愈的，大概20天后便可出院。

一说起自己的子女，夏爷爷的脸上露出了笑容，眼睛也变得明亮起来。他好像有说不完的话，一直和我们说着家里人的事情，都停不下来。儿女们非常体贴父亲，来看望他时经常塞给他红包，给他带补品，但是倔强的爷爷从来不肯接受。他总是拍着胸脯说："虽然我老了，身体也不如以前了，但是我有退休工资，能照顾好自己。"虽然夏爷爷嘴硬说儿女浪费钱，总是买特别贵的东西，一点儿不知道节省，但是我们看得出来，他脸上洋溢的笑容才是他内心真实的想法。爷爷开心，我们也跟着高兴。夏爷爷的孩子们都很成功，非常忙碌，没有很多时间来看爷爷，因此每次陪伴他住院的只有护工阿姨。爷爷从来没有埋怨他们，他说自己一家人都是党员，为党和人民做事情，是不能埋怨的，这些都是党员应该做的事情。爷爷的这种胸怀或许是党员特有的吧。我们不得不对爷爷肃然起敬，之后的交流中，我们更加尊敬爷爷了。

夏爷爷喜欢热闹，如今儿孙不在身边，志愿者们的到来让他既开心又感激。对于志愿者来说，这是一次挑战，是全新的体验。爷爷认为这种关怀活动对于被疾病缠身的病人而言，在心灵上是一种极大的慰藉，从某种意义上来说或许比药物治疗更有作用。因为久病缠身，人往往会对周围的事物失去兴趣，对生活失去希望。当他们在志愿者的开导陪伴下解开心结、重拾信心后，再进行后续的药物治疗，他们会更加配合，这样能更好地发挥药物的治疗效果。夏爷爷以自己为例，他的儿女们很忙，平时陪伴他的是护工，他经常感到很孤单。他不无夸赞地说，一见到这些充满朝气的年轻人，便有股暖意慢慢地从心底升起，似乎看到了国家的希望。见到我们，他总是乐得合不拢嘴。对于年轻人而言，参加志愿活动可以学习沟通技巧，学会关爱他人，深刻领悟生命的意义。我们接触到许许多多不同职业、不同年龄的人，开阔自己的视野。夏爷爷的一番话让我们十分动容，也明白了这个活动的真正意义：青春关怀，温暖人心！

志愿者：潘成龙　吴浩洁

生如夏花，岁月静美

　　蓝奶奶，生于1961年，浙江省丽水市景宁畲族自治县畲族人。她育有两个女儿、一个儿子，一生充满传奇色彩。年轻时远赴意大利打工，回国后自己创业。最后沉下心思学习，自考取得教师资格证，开始从事教育事业。直至临近退休之际，因为腹部阵痛入院治疗。

　　1961年的浙江省丽水市景宁畲族自治县，是一个落后至极的偏远少数民族山区。蓝奶奶只是一位平凡至极的畲族姑娘。畲族人民在迁徙过程中，在拓荒殖土的同时，创造了绚丽多姿的文化艺术，具有鲜明的民族特色。虽然蓝奶奶从小穿着美丽多彩的畲族传统服饰，吃着畲族世代流传的美食，唱着畲族独具特色的山歌，但是这一切都"挽留"不了蓝奶奶那颗飞扬的心。

　　蓝奶奶自出生以来，就一直是个"闲不住的主"，她唱歌跳舞样样精通，少数民族能歌善舞的天赋在蓝奶奶的身上发挥得淋漓尽致。在每个晴天，蓝奶奶都带着满怀的期待与喜悦，从山脚一路唱山歌到山顶，林间都是她的歌声在回荡，鸟儿听到她的歌声都竖起耳朵，花朵也伴随着她的脚步翩翩起舞……大地上的一切都苏醒了，但是蓝奶奶却用尽全力踮起脚尖，在山顶上眺望远方。在蓝奶奶的心中一直有个大胆又惊奇的"妄想"，她想离开大山，去外面的世界看一看。或许不止于中国的边境，世界极美，她不想错过。

　　蓝奶奶在少女时期一直怀揣着这样的梦想，但是她藏得很好，一点声息都没有，因为她害怕世俗教化会让她无地自容。终于有一天，她忍不住了，她小心翼翼地问妈妈："妈妈，外面的世界很美丽吗？"妈妈带着宽容且明了的笑容，抚摸着她的头："美丽不美丽，你只有出去看看才知道。"蓝奶奶惊喜地看着妈妈，她双眼放出了无与伦比的光芒，比阳光还要耀眼。

就这样，蓝奶奶带着母亲的叮嘱和家族的期望，开启了人生新的篇章。蓝奶奶在机缘巧合下认识了远在意大利经商的同族人，在贵人的指点下，只身一人去了意大利。但是因为语言不通、毫无人脉等原因，蓝奶奶在意大利的异国生涯并不轻松。只能在意大利的华人开的商店里打工，蓝奶奶在意大利待了不到两年，在这期间她洗过盘子，端过菜盘，扛过行李……生活的压力让她无暇顾及这世间的美丽。突然有一天，蓝奶奶想通了自己出国的目的，不是为了生存，而是为了更好地生活，所以她毅然决然选择回国。

当蓝奶奶一踏上祖国的土地，就仿佛闻到了泥土的清香，那是母亲的气息。回国之后，蓝奶奶仍不愿回到大山，她决定自己创业。但是不是所有的创业都会成功，总有人会在一次次失败中找到真正属于自己的方向。蓝奶奶在前半生的跌宕起伏中获得太多，一切的暴风雨终会归于平静，她明白了，最美的风景不在外面的世界，而在自己强大的内心。

蓝奶奶的生活慢慢归于平静后，她决定潜心学习，并通过自学考下了教师资格证，踏上了她的育人之路。正因为她丰富的阅历，造就了她爽朗的性格。她说：生命看似很长，但生活无常。我们唯一能做的也就是好好生活，在该努力的年纪去奋勇拼搏。我始终相信，命运偏爱热爱生活和珍惜生活的人，只愿你眼里藏着希望，笑里满是坦荡，把每一天过成你所期待的样子。正因为这样，她把生活过成了一首诗。

蓝奶奶是一个热情的人，一见到我们，她就对我们微笑，她的笑拉近了我们的距离。同时，她好像看出了我们内心的紧张，主动与我们攀谈。她说自己有两个女儿，都在外地上班，外孙今年刚上小学，前面两个女儿来看她，刚刚才送走了她们。说着说着，流下了两行伤心的泪，或许是想到了女儿和可爱的外孙，想到自己本该在享受天伦之乐的年纪，却因疼痛在病房中度过一天又一天，医院不似家中，总有一些拘束。而自己生病使女儿们更加忙碌，失去了很多休息时间。

她又说，很感谢我们这些志愿者来陪她聊聊天，解解闷。说着说着，她忍不住唱起歌来："洪湖水呀，浪呀嘛浪打浪啊，洪湖岸边是呀嘛是家乡啊……"我们静静地欣赏着，随着她的调子打着拍子，欢笑声、掌声、歌声融合在一起，真是一片其乐融融的景象。不一会儿，送女儿出去的老伴回来了，便和我们一样，静静地坐在奶奶身边，聆听这动听的歌声。

奶奶唱完歌，看到老伴回来了，便讲起他俩的故事。她说自己不喜欢油腻，闻到肉味都躲得远远的，老伴便给她用小锅炖蔬菜。有趣的是，她极爱香菜，什么菜都必加它。老伴是一个对香菜敬而远之的人，却为了她细心择香菜，烧给她吃。听到这里，坐在身边的老伴脸红了，宠溺地说，妻子就应该宠的嘛！突然间，我好羡慕他们，彼此相伴终生。

快到吃药时间了，护士姐姐拿着药进来，奶奶像个小孩子似的撒起娇来，一脸无辜地看着护士说："不想吃药可不可以？""不行！"爷爷说着拿起药和水，递给奶奶。奶奶一脸无奈，只能吃下去了。身为旁观者的我们，满脸羡慕。

奶奶说，等她出院后，他们准备去旅游，在最后的年华里，好好享受最美的时光。生如夏花之灿烂，就像三毛说的岁月极美，在于它必然的流逝，春花、秋月、夏日、冬雪。我不惧生命的短暂，只希望在最后的时光，享受这慢时光。

志愿者：邱荷艳子　刘春艳

亦师亦友 关怀共有

　　留奶奶，生于1951年，浙江丽水市莲都区人。她是一位小学语文老师，在当地小学教书数十载，培养了一批又一批学生，于几年前退休。她育有一子，儿子继承了她教书育人的精神，成了一位大学教授。长期伏案工作导致她颈椎和腰椎出现问题，现在长期住院。她的老伴已于几年前去世，儿孙成了她心灵的寄托。他们十分孝顺，时常抽空过来陪她，还带她出去游玩。

　　第一次去医院见留奶奶时，她半躺在病床上，一头银发，脸上有些许皱纹，炯炯有神的眼睛上架着一副红框眼镜，看起来儒雅又和蔼。她正在和隔壁床得了阿尔茨海默病的奶奶聊天。也许是太孤单的缘故，见到我们志愿者来，两人都有些激动。初次见面，留奶奶就紧紧握住我的双手，问我的名字，似乎是想牢牢记住我。而以后的每一次见面，紧紧握着彼此的手已成为我们心照不宣的温暖。

　　留奶奶和我们聊天时，经常回忆起教书的那些日子。那时她总会早早起床，提前到学校教室写好板书，等学生们都到齐了，就一遍遍地教孩子们读拼音、认字，为他们默写。总会有调皮的孩子因为贪玩而落下课程，面对这些孩子，她从不会体罚，而是单独叫他们到办公室，语重心长地教导他们，给他们辅导功课，直到所有孩子都通过测试。每每望着留奶奶笑容满面、滔滔不绝的样子，就仿佛看见了当年她作为老师时的样子。

　　留奶奶有一个小的旧相册，珍藏着她这一生最珍贵的回忆。里面有她年轻时的照片，有她的家人，更有她一直念念不忘的学校和学生。看着一张张毕业合照，望着那上面一届届早已毕业的学生，留奶奶总会出神。奶奶有时候也会感伤，她说现在记忆力一天不比一天了，很多事情都记不得了，至于学生们的名字，她也渐渐忘记了。但是不论过去多久，奶奶对学生的这份心意都不会改变。

留奶奶因为数十载教书育人的工作而患上了严重的职业病，长期伏案工作，使她的颈椎和腰椎出现了问题。奶奶时常觉得脖子僵硬、疼痛，坐久了也会腰酸背痛、下肢胀痛，不能长时间保持同一个姿势，需要经常下床活动。但即便疾病缠身，留奶奶也以积极乐观的态度去面对，并时常教导我们，坐久了要起来活动一下，不能熬夜，要好好锻炼，照顾好自己。

奶奶太需要有个人陪她说说话了，因为儿女工作比较忙，常常抽不出身来，每次志愿者去探望时，留奶奶开心得像个孩子。记得有一次去看奶奶，她好像很累的样子，眯着眼休息，我们便静静地等着，直到护士姐姐进来帮奶奶挂针，浅眠的奶奶醒了，奶奶刚睁眼时还有点小迷糊，然后说了一句"你们来了，怎么没叫醒我"，这个样子看起来很可爱。奶奶和我说，她已经挂了两天药水了，她的血管不好找，扎了一次没扎进去，后来换了一个护士才扎进去，不过没一会儿就肿起来了，护士只能再扎，好在第三次终于成功扎进去了。我心里不太好受，就在旁边静静地陪着她。过了一会儿，奶奶精神好多了。这时，从隔壁床传来《歌唱祖国》的旋律，奶奶轻声跟着哼唱。于是我也播放了《歌唱祖国》，和奶奶一起唱起来。奶奶笑得很开心，心情也变好了，我们走的时候奶奶很舍不得呢。

奶奶平时在病房里就是看看电视，有时候我们去看她，她看电视看得入神，我们也就没有打断她，陪她看起电视来。奶奶边看边给我们讲解剧情，评价各个角色。她总会结合实际生活给我们传授一些为人处世的道理，让我们受益匪浅。奶奶娓娓道来的语气、认真严肃的神情，体现出她的严肃和认真。冥冥中仿佛有一条线连接起两个时代——我们的时代和他们的时代。

可能是因为比较投缘，只要奶奶身体状况较好，我们就能和她聊很久，到奶奶要吃午饭的时候才离开。她总是有商有量地和看护的阿姨讨论中午吃些什么东西，是出去吃还是买回来吃，还经常询问我们要不要留下来一起吃午饭，我们总是委婉地拒绝她。可以看得出来奶奶对我们的疼爱和关怀，她很想回馈我们些什么。但是我们让她知道，她的快乐，就是对我们最大的回报，这也是我们提供关怀服务的目的所在。

　　这么多次关怀体验下来，我发现人与人之间的情感都是互相的。在更多时候，奶奶会主动关心我们的学习和生活。奶奶说，付出才能让自身的价值得以体现，现在的人都忙，她也年轻过，如果想有所作为，就要合理安排时间，不要虚度光阴。我们关心她，可见都是善良勤奋的孩子。他们作为长辈，能做的不多，倘若我们生活中遇到烦心事，可以和她聊聊，她会以自己丰富的人生经验为我们出谋划策。

　　能与奶奶建立如亲人般的关系，是我们提供关怀服务的情感基础，也是彼此心间的温暖源泉。

志愿者：张锦双　李慧玲

念念不忘　必有回响

周奶奶，生于1951年，浙江丽水松阳人。她一直从事小学全科教育工作，白天教学，晚上去夜校上辅导课，回到家还要照顾一家人的生活起居，每天非常忙碌。她从业35载，桃李满天下，但是积劳成疾，故此入院治疗。

周奶奶是一名自律的女性，在教育方面有高远的追求。无论是求学还是教学，她都是一丝不苟。

奶奶受过较好的教育，在同龄人中出类拔萃，家里对她寄予很大的期望。奶奶就是"别人家的孩子"，无论是学习还是在别的方面都不甘示弱，在做很多事情前都给自己制订计划，对自己的要求非常严格。她从小就立志成为一名优秀的人民教师，以培养国家栋梁为己任。奶奶这种要强的性格，是她成功的基础，也是她苦恼的根源。

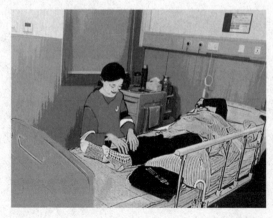

图：李慧玲

这一路奶奶总是苛责自己做得不够好，纵使别人认为她很优秀了。遇到挫折时，奶奶就会比常人更忧心，很害怕目标无法实现，导致有时候不够自信。

奶奶工作35载，是一名出色的全科教师，桃李满天下。那些年，奶奶非常辛苦，这份心酸苦楚并不是因她能力不足，而是因生活各方面压力太大。她白天在学校教学，晚上在夜校给学生们上辅导课，从早到晚根本闲不下来。好不容易从夜校下班回家，还要照顾家人。

奶奶任教了十几年的学校破旧不堪，当年没能提供给学生好的教学设施及伙食，这是奶奶的一个心结。奶奶一直认为，再穷不能穷教育，再苦不能苦孩子。一直到奶奶退休后的第二年，学校全面翻新，还修建了新食堂，这个心结才算是解开了。奶奶每每提到这件事都说："哎，真难过，没能在退休前使用一下新校园呢！"奶奶略带伤感地说，"现在生活越来越好了，教育受到越来越多人的重视，可是我却病了。好不容易退休了，本该享福了，我却生了这种病。老天真的好不公平啊！"

奶奶自从患上恶疾住进医院后，心情一直不好。她是一个不喜欢掩饰自己的人，喜怒哀乐溢于言表。现在奶奶白天总会把电视机打开，然而这并不是因为她与其他人一样喜欢追剧，她只是单纯地想让时间过得快一点，不再一直想着自己的疾病。她倔强、好强，不想在家人面前表现出脆弱的一面，于是假借看电视以掩饰恐惧和痛苦。

奶奶是为数不多的对志愿者的到来表示抗拒的老人，从前她都是以独立女性的姿态出现在外人面前，然而突如其来的疾病让她不知所措，强大的内心也被击溃。她觉得自己遭受了这般痛苦后，已经没有办法面对来自陌生人的温暖了，便拒绝志愿者的靠近。她说："我很好，你们去忙别的吧。你们去看别的人吧，不要在我这里浪费时间了。"作为一个拥有长达三年临终关怀服务经历的志愿者，我在那一刻非常理解她，觉得纵使再多的话语，在那一刻都显得苍白无力。我觉得她需要一些时间和空间来适应，再慢慢转变态度。于是我后退几步，并没有走远，就这样默默陪着她，直到她被我执着的守候打动。她渐渐打开心扉，不再对我视而不见。她蹒跚地朝我走来，拉着我的手，让我扶着她走到床旁，对我讲起了她的故事，说起了她这忙碌却并没有特别美满的大半辈子的故事。

奶奶为家庭和事业操劳半生，她没有什么特别的爱好，基本上把精力都放在了家庭和事业上，为自己考虑得很少，牺牲"小我"为"大我"，后来还得了恶疾。她告诫我说，生活再累，也别忘了自己。年轻人精力旺盛，可以打拼，但是要注意身体。

年轻人有奉献精神和"大我"意识固然重要，但是归根结底，生活是自己过的，别人看到的你的生活都是片面的，冷暖自知。她还感慨，人在年轻的时候，总该有点理想主义，对独立自主有着执着的追求，随着年龄的增长，逐渐知晓如何面对现实，直到有一天你发现自己真的老了，扛不住了，才会真正打开心扉。"我自己就是这样，一开始来到医院，与卧床不起的病人相比，我觉得自己还行，不需要你们的关怀。可是后来发现其实我和同龄人一样，也需要有人陪伴，有人倾诉。你们的关怀的确很好，也让我逐渐释怀，对生活有了另一种理解。"值得欣慰的是，接受我的关怀之后，她觉得自己接下来的生活更有意义了，她要卸下疲惫的伪装，为自己而活。

志愿者：马晔丹

平凡之叶，朴实无华

孔爷爷，生于1936年，浙江丽水青田人。他是一个朴实的农民，大半辈子都在种茶。爷爷有一个爱他、对他不离不弃的妻子，育有两个儿子、一个女儿。

孔爷爷是一个农民，做点小生意，足迹却走遍了大半个中国，可惜现在疾病缠身，只能住在医院里。爷爷患有肺癌，是从老二院转来新二院接受相关治疗的。

我们刚到病房时，他正坐在轮椅上仰头睡着，模样可爱极了。换作是我，这个姿势是肯定睡不着的。他唯一的爱好是唱歌，被妻子叫醒后，他说的第一句话就是"唱歌"！我们陪爷爷唱了许多歌，如《十送红军》《七律·长征》《小二黑结婚》《歌唱祖国》《敢问路在何方》《甜蜜蜜》等。虽然有些歌曲我们没有听过，但是能为爷爷伴唱也很开心。

唱了一会儿后，爷爷打算休息一下，开始说起自己以前的故事。他身体素质很好，在他读书的时候，学校选拔两名飞行兵，其中一个就是他。但是因为他们家以前是地主，所以就不能去当兵了。这件事情是他人生的一个重要转折点。之后，他对种茶产生了兴趣，一种就是大半辈子，对茶文化有着深厚的了解。

那个年代，生活十分艰辛。爷爷的父亲是一位老师，工资很低，只靠发的一点坏了的粮食养活6个孩子，不饿死就算好的了。他怪自己生的年代不好，如果出生再早几年，当兵还是容易的。看得出来，爷爷对自己没有当上兵终生遗憾。

爷爷觉得自己的人生不够圆满，幸运的是他有三个优秀的子女，让他感到无比骄傲。爷爷的两个儿子，一个留在本地做厨师，一个去了山东打拼，负责绿化园林建设。唯一的女儿从小备受宠爱，现在在杭州卫生局工作，对父母的生活关心更多。外孙女赴美留学6年了，三个孙子都在读研究生。一说起这些，爷爷的嘴角就不自觉地上扬。爷爷告诉我们，要好好学习，无论未来从事何种职业，只要自己有一技之长，生活就不会将你打倒。

爷爷心态特别好，不会觉得每个月都要来医院是一种负担，哪怕有时候要从早上9点一直挂盐水到晚上9点，依旧乐呵呵的，因为每次来化疗都有老伴相陪。爷爷还特别乐观地告诉我们：只要再一次复查没事了，就可以出院了。其实爷爷的肠胃不是特别好，平时喜欢吃稀饭，腿脚不便，也少走动，而且他的眼睛看东西也不方便，所以唱歌对爷爷而言真的是最有趣最解闷的事情了。爷爷向我们寻求帮助，他说收音机的video功能找不到了，许多音乐没有了，现在只能听调频里的随机歌曲，而这些歌曲爷爷都不爱听。我们倒腾了许久，可惜没能弄好。爷爷很开心我们愿意帮助他，他说成不成功都没事，我们有这份心对他来说就是莫大的安慰。

爷爷说我们的造访让他觉得少了很多的寂寞，而且有人愿意听他的故事，对他而言是很幸福的，他可以把这些老故事讲给我们这些新时代的娃娃听，并从我们的眼睛里看到了对以前事情的好奇，让他找到了满足感，也让他的人生变得有意义了一些。在病房里，除了爷爷的老伴和其他病人，少有人能静下心来和爷爷聊天，孩子们虽然很关心他们，生活物品缺什么就买什么，可是毕竟都有自己的工作，而且多数不在本地，所以爷爷精神上比较空虚。我们的到来，让爷爷觉得热闹了许多，他非常感谢我们的到来，和我们握手道谢。

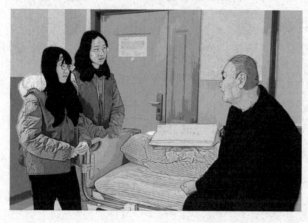

作为一名志愿者，我陪伴老人的同时也在学习与成长，与其说这是一次服务过程，倒不如说这是一场灵魂的交融。我们不是服务者与被服务者，而是老师与学生。对我们而言，有着比我们更多生活阅历的人就是师者。

图：李慧玲 这是一位朴素的老者，也是

我的老师，他的生活平凡，可是晚年的他却因疾病而变得不平凡，本该顺着生活轨迹安享晚年，却被可怕的疾病缠身。但是他有着极好的心态，不会向病痛低头，没有失去生活激情，他在痛苦中继续享受平凡生活。他教会我的就是，如何在空虚与痛苦中仍能认清自我并享受生活，享受美好，然后灿烂地微笑。我也想对他说声：谢谢！

志愿者：吴浩洁

纵情高歌，乐观楷模

　　周奶奶，生于1949年。奶奶年轻时是一名工人，长期熬夜赶工为疾病的暴发埋下了祸根。离岗后，奶奶培养了很多兴趣爱好。她有三个子女，两个女儿都开了服装店，儿子在市里开了一家超市，有一个5岁大的孙女。儿女忙于工作，奶奶多数时间是自己一个人待在病房里。

　　第一次见到周奶奶的时候，她背对着我们蜷缩在床上，因此我们不是很确定这位老人的性别和年龄。因为她需要做化疗和放疗，头发都掉得差不多了，戴着顶帽子。为了确认身份，我轻唤了一声"周奶奶"。那个背影一动，然后缓缓地试图换个方向躺着。我便猜到这位大概就是我们要找的周奶奶，于是快步上前。当她转过来和我们讲话时，听着声音我们就知道她是一位可爱而又慈祥的老奶奶。因为她刚刚一看到我，就热情地向我伸出手，并紧紧握住，说道："你们来啦，快坐。小姑娘，叫什么呀？"奶奶掌心的温度，一下子温暖了我的心灵。在相处的过程中，我们发现奶奶的听力及记忆力都不大好，一遍遍问着同一个问题，我们也耐心地一遍遍回答奶奶。我们深知，现在的周奶奶需要的就是陪伴、耐心及倾听。

　　周奶奶精气神特别足。她平时经常在社区扭秧歌、打鼓和唱歌，业余爱好十分广泛，生活有滋有味的。现在虽然生病了住在肿瘤科，还是十分乐观，脸上一直挂着笑容，丝毫看不出病态。奶奶十分喜欢唱歌，主动给我们唱《南泥湾》等老歌，病房内的气氛十分活跃。奶奶是因为妇科疾病住的院，她原本身体很好，只是因为年纪大了才生了这样的毛病。虽然奶奶儿女双全，但是他们都很忙碌，只能轮流来医院照看她，也难免有没人来的时候。

与奶奶深入交谈之后，我了解到，奶奶年轻时在工厂上班，二三十岁时是最拼的，经常加班，连着熬几天夜赶工那是常有的事儿。只是那时候不懂事，觉得熬点夜没关系，况且也没有不舒服，便没在意这些对身体的长期损害。她说，虽然很忙碌，但内心的那种温暖和充实，在别处是感受不到的。

我们陪周奶奶待了一会儿后护士姐姐来挂针。她抬起奶奶的手，为了找血管较重地拍了几下："血管不好找，很难一针就成功呀。"果不其然，第一针没扎进去。她没敢扎第二针，换了另一个护士来，一下就扎进去了。不过没一会儿就肿起来了，没办法也只能继续扎。奶奶紧皱着眉头。第三针终于成功扎进去了。周奶奶笑着摇摇头说："人老了，皮肤就是容易松弛，血管也跟着容易移动。"听她这样说，我心里不太好受。我看了看奶奶，发现她似乎并不难过，可能是太过乐观，也可能是早就知道难过也没有用。不等我安慰她，她自己就转移了话题，好像刚刚手被扎肿的人不是她。奶奶说，以前身体还好的时候喜欢唱唱小曲儿，听听歌，经常和老姐妹在社区扭秧歌、打鼓和唱歌，日子很滋润。她哼唱了几句，紧接着似乎想到了什么，拉拉我的手，像个小孩子献宝似的挤着眉头问我要不要听她一展歌喉。不等我们答应，她便眉飞色舞地来了一段《歌唱祖国》。我们在奶奶高昂兴致的带领下，不由自主地跟着"高歌一曲"。

看着奶奶笑容满满的脸，我的心一下子觉得舒服了很多。我深知在肿瘤内科病区的奶奶身体肯定不好受，加之她的孩子们又那么忙，平日里也只能用唱歌来解解闷。但是在聊天的过程中，我发现周奶奶的脸上一直挂着笑容，丝毫看不出病态。我想，大概是因为乐观的心态使现在的她看上去很健康。受周奶奶开朗的性格感染，我知道即使生活有诸多不易，也不要被轻易打败。因为太阳在第二天依旧会升起，生活依旧是充满阳光的，我们依旧是最勇敢的自己。

在快离别之际，我问周奶奶如何看待我们此次来看望她。她愣了一下，我刚想为今天的打扰说抱歉，周奶奶便一脸慈爱地看着我们，说道："我真的很感谢你们。医院的日子太无聊啦，隔壁床的又不会说普通话，我平日里和她们也很少交流。天气好的话就一个人下去散散步。今天你们那么多人来看我，陪我说说话，甚至还和我一起唱歌，是我这段时间来最开心的时候了。真希望你们以后多来看看我。"说完便拉着我的手，一脸期待地看着我。我感动不已，连忙点点头，保证下周还来看她。

这次的活动让我认识到，如果我们以认真负责的态度去做每一件事情，发自内心地关爱他人，即使在平凡琐碎的工作中，也能找到快乐。我们的青年志愿者活动其实只是一份微小的力量，因为它涉及的范围有限；但同时它又是伟大的，因为它在有限的范围中让很多老人重拾欢乐，让他们感受到了来自社会的温暖。

作为一名志愿者，在帮助别人的同时，其实也是在帮助自己。在使他人活出色彩的同时，我们也从中得到思想上的升华。让我们学会与他们沟通，学会关爱他们。这个志愿者活动我会一直做下去，因为它给了我一个去接触生命、温暖生命的机会。

志愿者：徐瑶莹

03
PART
志愿之说

说不清志愿者执着为何，
只相信你我皆有一份信念，
一份舞动志愿之旗的信念。
让世界充满爱。

情之所系，望其安康
——家属陪伴者访谈

1.你对临终关怀的理解是什么？

◎　我认为的临终关怀，是我们怀着一颗真挚的心，来到病房，在相应条件下陪伴病人，了解他们的心境和感想，给他们送上我们微小却温暖的心，让他们感受到来自志愿者的爱与关怀，让他们的心灵得以宽慰。

◎　我了解到的临终关怀并不是一种治愈疗法，而是一种专注于在患者将要逝世前的几个星期甚至几个月的时间内，减轻其疾病的症状、延缓疾病发展的医疗护理。尤其是对于患者心灵上的慰藉，临终关怀更加能够减轻恐惧、不安、焦虑、埋怨、牵挂等心理，令患者安心、宽心。

◎　临终关怀（英文：hospice care），并非是一种治愈疗法，而是一种专注于在患者将要逝世前的几个星期甚至几个月的时间内，减轻其疾病的症状、延缓疾病发展的医疗护理。临终关怀是对一些老人给予精神上的关心与支持。这些老人一般都很孤独、身体不好，他们需要外人以乐观心态与他们交流，排遣忧愁。

◎　临终关怀是对处于生命旅途末期的人们提供的一种主要来自情感上的心灵慰藉，帮助其减轻疾病带来的痛苦，延缓疾病的发展；是一种区别于医疗治理的对病患的护理方法；是社会的需求和人类文明发展的标志，最终目的是让生命走得温暖。

◎ 一种专注于在患者将要逝世前的几个星期甚至几个月的时间里，减轻其疾病的症状、延缓疾病发展的医疗护理。最大限度地帮助患者减轻躯体和精神上的痛苦，提高生命质量，平静地走完生命的最后阶段。

◎ 临终关怀是对无望救治病人的临终照顾，它不以延长临终病人的生命为宗旨，对病人采取生活照顾、心理疏导、姑息治疗，临终关怀主要针对的是终末期的病人，控制病人疼痛，缓解病人痛苦，消除病人及其家属对死亡的焦虑和恐惧心理。

◎ 临终关怀并不是一种治愈疗法，而是一种专注于在患者将要逝世前的几个星期甚至几个月的时间内，减轻其疾病的症状、延缓疾病发展的医疗护理。临终关怀不追求猛烈的、可能给病人增添痛苦的或无意义的治疗，但要求医务人员以熟练的操作和良好的服务来控制病人的症状。

◎ 通过理念建立减轻恐惧、不安、焦虑、埋怨、牵挂等心理，令其安心、宽心，并对死后充满希望及信心，回顾人生以寻求生命意义。临终关怀不追求猛烈的、可能给病人增添痛苦的或无意义的治疗，但要求医务人员以熟练的业务和良好的服务来控制病人的症状，要求社会工作人员或志愿者们给予病人温暖和爱。由于临终关怀必然要涉及各种症状的姑息治疗，所以在肿瘤科领域它和姑息治疗往往是同义语。

◎ 临终关怀是对处于生命晚期的人们提供的一种主要来自情感上的心灵慰藉，帮助其减轻疾病带来的痛苦，延缓疾病的发展，是一种区别于医疗治理的对病患的护理方法。

◎ 对病情严重的病人给予关怀，在平时生活中照顾老人，和老人聊天，让他们开心，更加希望他们病情好转。在他们需要我们的时候我们陪在身边给予帮助关心。

◎ 它是对处于生命旅途末期的人们提供的一种主要来自情感上的心灵慰藉，帮助其减轻疾病带来的痛苦，延缓疾病的发展的一种人文关怀般的护理方式。

◎ 临终关怀，在我看来就是给那些上了年纪的常年待在医院的老人们一个聊天解闷的机会吧，让他们觉得生活还是那么有乐趣，就是给他们单调的生活带来一些新鲜的生机与活力，为他们注入鲜活的能量。

◎ 临终关怀的根本核心，是对生存时间有限的患者进行心灵性关怀，并辅以适当的医院或家庭的医疗及护理，以减轻其疾病的症状、延缓疾病发展的医疗护理。

◎ 临终关怀不同于安乐死，这既不是促进也不是延迟病人死亡。其主要任务包括对症治疗、家庭护理、缓解症状、控制疼痛、减轻或消除病人的心理负担和消极情绪。所以临终关怀常由医师、护士、社会工作者、家属、志愿者以及营养学和心理学工作者等多方面人员共同参与。

◎ 我认为临终关怀就是在知晓病人并无方法可救治的时候，用医疗手段减轻他们的痛苦，让他们更轻松地去向其他世界。尤其是在最后的时间里对老人的健康的各个方面，包括心理生理社会方面，予以关怀。

◎ 在我看来临终关怀就是在患者将要逝世前几个月给予他们心灵上的关怀，及时关注临终病人的心理活动、心境、想法和愿望，对于无法接受的病人予以疏导和开解，陪伴他们度过最后的时间。

◎ 在最后的人生中，给患者一点关怀，将他们的关注点从疾病转移到生活，开导他们享受生活的乐趣，在生命最后的时光里豁达地面对一切，满足他们的精神需求，使他们有尊严地离开。

◎ 临终关怀就是陪伴临终病人，以沟通为桥梁，尽可能地将他们的注意力转离病痛，使他们能拥有淡然面对死亡的勇气，更加豁达地面对死亡，就像泰戈尔所说"死如秋叶之静美"，使他们更有尊严地去到另一个世界。

◎ 我认为字面意义上来说就是给生命尽头的人送去关怀。但从更深层次来看，临终关怀是一个温暖的词，也是一个严肃的词。温暖在于它真的能给有需要的人带来爱与笑容，让他们不再孤独，感受到温暖。严肃在于"临终"这个词显得凝重，给人的感觉就是要加倍用心对待，认真对待，不能有半点马虎。

◎ 在我看来，临终主要是针对那些即将死亡或等待死亡的病人，即给予病人生理、心理方面的照护，放松他们的心情，缓解面对死亡的恐惧。病人在身体上承受巨大的痛苦，我们可以从心灵上使其得到释放，使用各种护理手段使病人减轻身体上的痛苦，感受心灵上的关怀，安静地度过剩下的日子，让剩下的日子也能变得有意义。

◎ 临终关怀从积极方面来看就是一些志愿者来关心看望陪伴即将死亡的人，让临终者在最后的时间里感受到世界的温暖，让临终者能有尊严、没有遗憾地离去；但从消极的一面看是临终关怀者介入病人生活，有些要强的病人不太愿意与陌生人说话谈论自己，反而让临终者的生活感到不适。

◎ 临终关怀是对处于生命旅途末期的人们提供的一种主要来自情感上的心灵慰藉，帮助其减轻疾病带来的痛苦，延缓疾病的发展；是一种区别于医疗治理的对病患的护理方法；是社会的需求和人类文明发展的标志，最终目的是让生命走得温暖。

◎　临终关怀，并不是一种治愈疗法，而是在人们临终之际给予他们生活上更多的帮助和心理上更多的关怀，减少他们的痛苦。让他们在人生的最后一段路程中拥有更多更美好的记忆。为他们带去开心和快乐，减轻疾病的症状，平静地度过最后的时光。

2. 如果你的家人患了非常严重的疾病，作为家属要隐瞒病情吗？为什么？

◎　视情况而定，如果是病人想要知道，并且能保持稍微良好心态的就会告诉，但如果是老人或者是孩子，承受疾病程度较小的就先不告诉，让他们还能保持希望，这也是让其不做出出格举动的一项保证。

◎　如果我是家属的话，我会主张告诉家人实情的，因为在医学上，"知情权"和"以患者为本"是最重要的。患者本人有权知道自己的真实情况，以便作出遵从本心的决定：生老病死是人生的四部曲，如果结局无法改变，是将最后有限的日子留给医院，接受手术化疗等痛苦的治疗，还是顺其自然、安安静静地走完生命的归途？

◎　我觉得不需要隐瞒，我的家人思想很开明，对待疾病也看得很开，我也一样，所以我会告诉他们，这样他们的心态会好一点，更加坦然一点。生死难料，看开一点就好。我和我的家人都有很强的家庭观念，对我们来说，一个家是一个整体，所以我们会一直尽力相互陪伴。

◎　我认为应该视情况而定。如果隐瞒病情对病人是利大于弊的，且对疾病的治疗有好处，那我比较倾向于隐瞒。因为疾病的最终目的是治愈，是延缓。而且也要考虑病人的承受能力，如果他是一个非常乐观、有很强接受能力的人，我会考虑如实告知病情。因为每个人对自己的身体健康有知情权，应该让他自己对自己的身体状况作出决定。

◎ 在生病的前期，我会隐瞒，毕竟还是希望家人乐观地面对病情，并进行治疗。如果后期病情严重到无法挽回的地步，那时会告诉家人，毕竟他应该有知道自己病情的权利。

◎ 不会隐瞒。因为我觉得这是老人自己的身体，他有权知道一切，这样才可以为接下来的生活做打算，但是告诉老人病情的时候要注意方法，在什么时候、什么地方告诉老人，要依据老人的生理状况和精神状态来决定，以免引起不必要的后果。

◎ 隐瞒。因为不想他痛苦，心态对疾病的治疗有一定影响，作为家人，我不想让他因严重的疾病而失去对生活的希望，整天郁郁寡欢。如果疾病到了没法挽救的地步，心理上的紧张状态会容易加快疾病的恶化。

◎ 我会。尽力隐瞒也是为了让家人更快好起来，让他不会因为惧怕而使病情恶化，但是能不能达到这样的效果呢？我认为不一定。长期痛苦的治疗，不可能不让家人猜到自己实际的病情，但他们又不确定，从而会产生长期猜测的一种状态。这种精神上的折磨反而不利于疾病的治疗。因此，我觉得与其如此，不如告诉他们，让他们心里有数，不让他们在饱受疾病痛苦的同时还每天活在不安焦虑中。

◎ 我认为这应该视情况而定，要考虑病人的承受能力。如果他是一个非常乐观的人，我觉得告诉他对他造成的影响也不大，因为在他心里已经接受了死亡，已经很淡然了。但是大多数的人对待死亡都没有那么乐观，必要的隐瞒虽然一定程度上欺骗了患者，却可以让患者在最后的时间里保持一个良好的心态，也有利于疾病的治愈。这样，有可能情况会出现好转，而不会出现医生口中的最坏的打算。如果是我的家人，我会选择如实告知，因为我尊重我的家人。在我看来，他们其实对自己的身体状况是最了解的，如果我不说，他们有可能会憋在心里默默承受这一切。在这种情况下，不如说出来好，一起面对！

◎　如果隐瞒病情是对病人利大于弊的，且对疾病的治疗有好处，那我比较倾向于隐瞒。因为疾病的最终目的是治愈，是延缓。而且也要考虑病人的承受能力。

◎　对于我个人来说觉得还是不隐瞒比较好，因为没有什么是不能大家一起克服的。一个人的身体如果出了问题，自己是能够感知的，如果还硬是刻意隐瞒，对双方来说都是折磨。如若最终瞒到心力交瘁，在某刻爆发出来，反倒会导致一些连带性的突发疾病发生。

◎　我觉得要看这位家人的心态了，如果他一直都是比较开朗，而且凡事都看得比较开的话，我觉得应该需要慢慢地暗示他，让他明白自己是患了很严重的疾病。相反，如果他平日对一些突发事件就比较敏感和害怕的话，我觉得还是不要告诉他真相，因为毕竟有的时候善意的谎言也是需要的。

◎　不隐瞒。要让家人知道自己的状况，这样能在最后的时间内做自己喜欢的事，至少不会让他至死都在抱怨留下太多的遗憾，也不会让家人产生自责感而影响整个家庭的生活。

◎　不要隐瞒，因为让他有心理准备，让他在最后的时间里做他曾经想做的事情，每个人都会有自己的打算，他可能也曾想过如果自己的生命不长了，要在最后阶段完成什么心愿。如果你不告诉他实际情况，他没能够实现这些念想，最终可能会在极度痛苦的状态下逝去，作为家属，我看了也会觉得十分难受。

◎　具体情况具体分析，这需要考虑家人自身的性格，不能一概而论。要是他属于冲动型，很容易想不开，那我会选择先瞒着，在日后逐渐开导他。如果他很坦然，对自己的身体状况时刻关注，想要隐瞒也瞒不住，我会选择告诉他实情，在往后的时间里尽量满足他的需求，让他在最后这段时间里能好好生活，这样最终即使病逝也能比较安然，做家属的心里也能得到宽慰。

◎ 如果我的家人患了非常严重的病，我会隐瞒病情，我不想让他担心，要让他放心地走完这最后一段路。生病本来就很痛苦了，不想让他在受病痛折磨之外，还要受心灵上的折磨。毕竟人生病后容易变得敏感，如果家人得知病情，可能会一直觉得死亡离自己很近，整日郁郁寡欢，甚至放弃治疗，导致疾病加速恶化。

◎ （1）我认为不用隐瞒。

（2）首先，病人对自己的身体状况应该是最清楚的，家属对病人隐瞒病情可能适得其反，反而加重病人的心理负担从而影响病情。其次，比起隐瞒病情更应该相互鼓励为家人的康复做出努力，让病人保持愉悦的心情。

◎ 若我的家人是那种心理承受力很强又很爱猜疑的人，那么我会告诉他病情，同时我会安慰鼓励他积极接受治疗。现在医学发展得这么快、这么好，一定会有办法的。若我的家人是胆小受不了刺激的人，我会告诉他一点点病情，说你是生病了，但医生说了不用担心，一定会治好的。你现在要做的是调整心态听医生的话好好治病。

◎ 需要隐瞒病情。因为老人的抗压能力不是很强。如果直接告诉他的病情，很可能使老人不论是从身体上还是心理上都会有巨大的波动，很可能会进一步导致病情恶化，加速死亡。如果稍微加以隐瞒，老人的身体可能会继续遭受痛苦，但他的心理上一定是乐观的、积极的，从而延缓病人的死亡。

3.如果得知家人病重，不久即将离去，在这段时间家人接受到了社会上的临终关怀。作为家属的你，对此有什么看法？

◎　我觉得非常有意义，在家人生命的最后一段，有陪伴，有温暖，有幸福。让家人觉得自己不是一个人在战斗，即使是躺在病床上，还能接触到家属和医护人员以外的人，至少自己和社会不那么疏远。接受外界的一些新鲜的信息，让自己有社会参与感，满足自己的社会心理需求，对于他来说是一种坚强活下去的意念支撑。

◎　社会对家人的临终关怀是为了让他能够更好地离开。临终之际，家人没有那么痛苦、没有遗憾，是作为家属的我得到的最大的安慰。没有谁希望自己的亲人在痛苦中死去，临终关怀并不等于放弃治疗，而是为最后的生命阶段服务。有时候病人在陌生人面前反而会毫无保留地释放自己内心的情绪，特别是那些不希望让家人看到后会担忧的坏情绪。

◎　挺好的。不过那需要关怀者有一个好的心态，能跟我的家人聊得起来，能让我的家人开心。我认为最重要的其实是亲人的陪伴，因为你与老人聊天时会发现，其实他们交流的内容大都与自己家人有关。可是亲人都有自己的事情，并不能经常来看他们，所以临终关怀志愿者的存在，很大程度上起到了弥补的作用。

◎　不管怎么说，我对提供临终关怀的人是心怀感激的。是他们伸出了援助之手，主动提供温暖，这善举温暖的不只有病人，还有为病人担惊受怕的家属。这份关怀可能会缓解病人的病痛，使病人心情得到一定放松。对于社会上临终关怀的行动，我是非常支持的。

◎　我会觉得我的家人受到了温柔对待。志愿者的陪伴和开解，让他不会那么痛苦，体会到虽然生命已经走到尽头，但是人世间的温暖仍会照拂着他，让他内心宁静地面对死亡，没有那么的恐慌。更重要的是，家庭以外的人给予关怀，能让他不会感受到孤立无援的不安。

◎　我对提供临终关怀的人是心怀感激的。在一定的程度上，他们的这种做法也许会让病人更加坚强，因此对于这种志愿服务我是非常认可的。

◎　我对他们持着感谢并且支持的态度。他们为病人及家属带来了温暖，这善举使病人及家属感到心情愉悦，这份关怀可能会暂时性缓解病人的病痛，使病人与家属心情得到放松。因此我认为临终关怀的活动是值得鼓励的，是非常有意义的。

◎　我觉得要对社会上的临终关怀志愿者表示深切的感谢。他们能够让即将离世的家人感受到来自这个世界的温暖，让我的家人感受到世间仍存有温暖和善意。如此，我会十分感动。

◎　如果对方表达自己的想法，且是善意的，我会同意让他们陪陪我的家人，我也想让我的家人不要太孤独，也想让他们知道世界上还有很多好人，有很多关心他们的人。希望他们能够在临终前感受到这个世界的温暖，让他们走得安心。我想，没有遗憾就是最好的。

◎　我觉得这完全取决于接受治疗的家人自身的感受与喜好程度。如果他自己不太喜欢这样的服务，以及他人对他这样的照顾的话，我觉得我作为他家人的话也是拒绝这一方面的服务的。但是如果临终关怀的服务让患者，也就是我的家人感受到了深深的温暖，那么我也是非常希望医院或者社会能够继续这方面的服务。

◎　我觉得是一件好事。家人即将离去，在离去之前，能得到来自社会的关心和满满的善意，让他能保持心情的愉悦，能够受到志愿者们朝气的感染，坦然面对死亡，也能够减轻家人们的痛苦，让心里的阴郁也得到社会阳光的驱散，是一件令人感动与感激的事情。

◎　我会很感动。因为有其他的人来照顾关注老人，让他体会年轻人的活力，受到良好的氛围的感染，即使最后真的保不住了，也能在较好的心态中安然离去。

◎　我觉得很有意义。这样一来，他们不仅得到了家属的照顾，还有社会上的帮扶，心灵上会得到更多的关怀。家人生病了，做家属的，除了拿出医疗费让其接受相应的治疗，陪伴他们的同时做一些日常的护理，其他的也没什么能做的。也就是希望他能愉悦地度过晚年，临终关怀符合这一点。

◎　目前我接触到的临终关怀服务，都取得了较好的效果。如果是我的家人接受临终关怀服务，我觉得应该也会让家庭的氛围不会那么压抑，我会对他们心存感激。我以后也会做类似的事情，回馈社会。

◎　当我的家人被关怀，我会感觉到社会对我们的关怀，家人即将离世的阴郁和伤痛得到缓解，即将离世的家人也能得到慰藉。这对我们整个家庭来说都是很大的鼓励，让我们对家人剩下的生活感到有希望。

◎　我会觉得这是一个很好的方法。家人在生病的这段时间，心里一定很不好过，也肯定有很多话不愿对家人说，甚至不愿面对家人。所以，接受临终关怀，会带来温暖，会陪伴他（她）们，他（她）们也可以选择向这些志愿者倾诉。这样更方便于家人了解病人的需要。

◎　作为家属十分感谢临终关怀的开展。由于平时的工作、学习，我们可能不能经常陪伴家人，尤其是老人，他们的内心必然是孤独的，临终关怀让他们的内心更温暖了。即使是陌生人，也能相互传递爱；即使病痛缠身，也微笑面对。临终关怀体现了社会上爱心人士对这群人的关爱，也警醒了我们这些亲属——这些温情更该由我们给予。

◎ 我的内心是很感激临终关怀志愿者的，因为我自己既要工作又要照顾家人，这种情况确实是心有余而力不足。而临终关怀志愿者在我不能陪伴照顾家人的时间里，来关心我的家人，让我的家人在最后的日子里有人陪伴他，陪他说话聊天，对此，我真的感激不尽。

◎ 我是支持这种做法的。有时候作为儿女，因为各种各样的原因不能时常待在老人的身边，给予他们更多的陪伴。社会上的临终关怀，是有爱的，是幸福的。如果在他们人生的最后阶段中有志愿者的陪伴，我想，他们也是愿意的。因为志愿者在一定程度上弥补了我们作为儿女的遗憾，并给予老人爱与关怀。

4.在亲眼看到家属接受临终关怀后，你对面临死亡有了什么新的看法？

◎ 不要畏惧死亡。死亡来临，我们无以抗拒，但是我们有权利让自己在死亡前的所有时间里，努力地活出自己想要的姿态。我们可能难以摆脱疾病带来的痛苦，但也可以选择乐观地面对，以与周围人抒怀的方式来稀释悲伤的情绪。

◎ "生时愿如火花，燃烧到生命最后一刻。死时愿如雪花，飘然落地，化为尘土。"在生命的最后时刻，我拒绝没有价值的救助，拒绝没有生命质量的苟活。生命的最后尽头，应是平静安详的，没有病痛的折磨，没有未实现的遗憾。

◎ 坦然一些吧，强留是留不住的，死亡也许更需要尊严，不需要用眼泪与痛苦加重老人心理上的苦痛。死亡也许并不可怕，但是在痛苦与折磨中死亡真的可怕。能够接受临终关怀的家庭，一般都具有良好的心态与更强大的面对死亡的信心。

◎ 死亡是世间唯一的必然，要学会平静地去接受它，让自己更有尊严地去面对它。但如果有机会的话为他人作一点贡献，让自己的身体实现它最后的价值，我们可以捐献器官。从这个角度看，死亡并不一定是生命的终结，而是另一个开始。

◎ 我觉得自己面对死亡会多一份坦然，多一份平静吧。人在疾病面前都是无能为力的，都是无可奈何的。但是在极度痛苦的情况下，我们更能感受到他人带给自己的温暖，更能体会到生命的温暖与美好。所以，当感受到死亡真正来临时，也许会觉得它也没有那么可怕吧。

◎ 生老病死是自然规律，死亡没有想象中的那么可怕，当我面对死亡，更多的可能是心灵上的平静和慰藉，而不是痛苦和孤独，知道人在疾病中面临死亡时，也可以更多地感受到人世间的美好和关怀。来自陌生人和社会的温暖，让自己觉得在这个社会上是有存在感和存在价值的。

◎ 对死亡，可能多了一些释然和平静。知道人在疾病中即将死亡时，也可以更多地感受到人世间的美好和关怀，而不是只剩病痛的折磨和内心的恐惧。来自陌生人和社会的温暖，让自己觉得是有存在感和存在价值的。让人面对死亡，没有了那么多的恐惧。

◎ 我觉得死亡并不可怕，可怕的是你自己对那点时间不舍而产生的遗憾情绪。我想自己在面临死亡时一定要冷静，知道自己时间所剩不多，那么珍惜那点剩下的时间这才是最重要的。和家里人好好地交流，好好地看看他们，希望他们过得更好，自己在另一个世界里也会安心。

◎ 死亡对于已故人本身是一种生命的结束，有时也许是种解脱，是件好事。至于痛苦和悲伤，那只是已故人活在世上的亲戚朋友对他的离去的一种心情而已。毕竟一个人从自己的生命中消失了，你的生活中就缺少了一样东西，才会有痛苦、悲伤的心情。这些都是针对已故人最亲的人，如至亲、挚友等。所以每年一到清明节，想起已故的人，这些还活着的人的痛苦心情便会油然而生，触景伤情了。活着的人可能觉得死亡很可怕吧，但它未必是坏事，至少警醒了我们要好好生活。

◎ 死亡无法避免，必将到来，虽然害怕，但只能接受。但在活着的时候要活出自己，要活出自己的价值，无论是自我价值还是社会价值，能在世上留下有意义的东西，也无愧于来世间走一遭。

◎ 死亡不仅仅是一个生命的结束，不仅仅是悲伤的，我们不能光顾着这些，还要重视临终病人的各种需要。如果生命是一辆列车，死亡是每个人都会到达的终点站。我们心知肚明，但无法为他们播报到站时间，我们能做的只有陪他们欣赏沿途的风景。

◎ 生与死的问题是永恒的哲学问题，有生就会有死，这是谁都要面临的，在死亡真正来临的时候，这就不再是一个形而上学的问题了。与其担惊受怕地度过临终前的日子，还不如直视死亡，看淡死亡，向死而生，在最后一段时间做自己想做的事。

◎ 死亡就是离开了人世间，看不到最爱的人。同时，最爱你的人也看不到你。或许这是一件想想都觉得害怕的事，但一切都归于不舍之心。但是死亡的确是我们终究要面对的事，我们能做的只有在活着的时候好好地与最爱的人相处，把想为他做的事都做了，同时活出自己喜欢又让他们放心的样子，当死亡真正来临时，我们也就无所畏惧了。

◎ 死亡是不可避免的，我们只能接受，但我们可以拒绝低质量的死亡。如果病痛将我们推向死亡，我们在肉体上无从反抗，但我们可以从精神上改变我们的生活方式。虽然病后的我们没法像从前那样活得自得，但我们仍可以选择做一些自己喜欢的、可行性高的事情来掩盖疾病带来的痛苦，从而提高临终生活的质量。

◎　以前觉得死亡很可怕，总是冷冰冰的。有了临终关怀后，感觉不像原来想的那样灰暗，而是多了温暖，原来在最后这段时间也可以很好地生活，可以减少对死亡的恐惧。这段时间有临终关怀志愿者们的陪伴后，气氛不再那么低沉，而是多了一丝希望。

◎　在这之前，我觉得死亡很恐怖，想着一定要离得远远的。可是临终关怀刷新了我的看法。死亡其实不可怕，一味地等待死亡才是最恐怖的。想象一个人，拒绝所有外界的东西，每天睁开眼，盯着天花板，时钟走得越来越慢，内心就越来越恐惧。接受临终关怀的人们，他们不一样。当志愿者握着他们的手，在耳边鼓励他们坚强，仿佛自己又勇敢了一些。死亡终会来临，它会带走的是尊严、温暖和那快乐的记忆。死亡不再可怕，即使时间不多，也要快乐地生活。

◎　生老病死是人之常情，在生命确实无法挽救的情况下，临终关怀服务真的是能带给病人更好的临终生活。我想对于死亡每个人都很害怕，但我想如果在我临终的时候也能受到这样的关怀，那么比起在医院里挣扎着治病幸福多了。如此，对于死亡也就不再那么痛苦难受了。

◎　我面对死亡，可能多了一些释然和平静。知道人在疾病中即将死亡时，也可以更多地感受到人世间的美好和关怀，而不是只剩病痛的折磨和内心的恐惧。来自陌生人和社会的温暖，让自己觉得是有存在感和存在价值的，让人面对死亡没有了那么多的恐惧。

◎　每个人都在一定程度上惧怕死亡，我也不例外。但是我想，如果能在生命的最后一段时光里拥有更多更美好的记忆，那我想，我是愿意的。因为我已经没有了任何的遗憾，也没有后悔的事情。那么，我的一生是有意义的，就没有什么可怕的了。

5.有了临终关怀服务的经历后，对你在照顾家人这方面产生了哪些影响？

◎ 临终关怀的服务经历让我了解到，在人生命的最后一段时间里，许多人都活在焦虑不安之中。因为他们不知道自己哪一刻就会撒手人寰，去向另一个世界，所以在最后的时间里，他们最需要的是家人的陪伴和安慰，这让我深刻地意识到要多花时间陪伴和照顾家人。

◎ 我除了对家人有照顾，更多的是聊天与陪伴。不仅要给予家人日常的温饱，照顾好他，更多的是温暖和陪伴的给予。每日陪伴在他身边，认真倾听他说的每个故事，听他讲述一生的回忆。

◎ 要让家人尽量开心，不要觉得自己生病是家里的负担，让他们放松心情，不要再承受心理上的病痛了。生病本来就痛苦，如果在心理上得不到安慰，很可能会有轻生的念头，需要我们的陪伴。要多抽出时间陪伴家人，现在能多陪伴就多陪伴，不要等到失去时再追悔莫及。

◎ 让我知道家人最需要的是什么，除了最简单的基本物质需求之外，最重要的是陪伴和温暖的给予。无论是在外学习还是工作，要多抽出一些时间去陪伴家人，即使是一个简单的电话，也可以抚慰家人空虚的心灵，尽量去表达我们心中对于家人的爱意。特别是生病的人，内心对于这些东西是极其渴望的。

◎ 临终关怀服务为我们家属分担了一些劳累与压力，让我们意识到陪伴的重要性，也让我们知道如何更好地去了解家人的真实需要，以更好的方式去帮助家人排解内心的忧愁。虽然做家属的比较熟悉家人的过去，对老人提起的自己年轻的往事不大在意，而对此一无所知的志愿者却是会认真倾听，更容易打开他的话匣子。

这也提醒了我们做家属的要学会倾听和肯定老人觉得有价值、有意义的故事。

◎　让我知道家人最需要的其实是我们的陪伴。在生活中，我们往往会因繁忙的工作和学习而缺少时间或忘记陪伴家人，待真正意识到才后悔莫及。因此，无论是在外学习还是工作，要多抽出一些时间去陪伴家人，去表达我们心中对于家人的爱意。

◎　在照顾家人时，不仅要关注他们的身体，更是要给予他们心灵上的慰藉，比如更多的陪伴，在外工作学习也要常常回家看看爸爸妈妈，或是多打视频电话。

◎　我会更加懂得如何照顾家里人，我也会愿意花更多的时间去关心他们，希望自己在目前的时光里好好照顾他们，让他们感受到子女的感恩，让他们感受到幸福。我也在平时生活中多和他们聊天，让他们了解到我的生活，让他们放心，不再担心我，也不用再为我操心了，好好地享受晚年，过好每一天，开开心心地生活。

◎　就是觉得应该多多陪伴家人特别是老人，因为对于上了年纪的他们，陪伴对他们来说真的太重要了。他们的生活有时真的是太枯燥、单调和乏味，他们需要我们的陪伴，需要与我们交流谈心。

◎　有了临终关怀服务以后，我觉得家人现在每一周的生活又都有了一个新的盼望了，就是等待着一批又一批的年轻志愿者们到来，与这些孤独寂寞的老人们聊天，让他们感觉到温暖，感受这个社会的爱以及社会各界人士对于他们的关怀，不让他们感受到被世界遗忘抛弃无助的感受，给予他们最后一丝生活的曙光。

◎　我会懂得如何更加具有针对性地关怀家人的心情，更懂得他们渴望的是陪伴。虽然他们嘴上总是说你们忙你们的，只要你们过得好，我就很高兴。但是，他们也有生病到难以自理的程度，由于怕子女担心，所以尽量不说。住院时子女不在身边，看到其他病人都有子女照顾，自己也会默默地感慨。我们要多留意家人的感受，别让他们以为的对我们的爱掩盖了他们内心真实的需求。

◎ 我会更加了解老人的各种需求，这样可以使我对家人的关照更全面，平时一般没时间陪在家人身边，也不大懂他们内心的想法，即使会打电话关心问候，也不知道该说些什么，都是处于比较被动的状态。通过参加临终关怀的活动，家人对周围的人更加热情主动，我也懂得如何主动了解家人的需求了。

◎ 以前，我总觉得会有"代沟"存在，没法通过沟通来知晓家人的想法。有了临终关怀活动后，我开始近距离地接触长辈的生活，会更懂得如何去沟通以及了解家人的内心想法。

◎ 我会经常有意识地去关心他们，家庭观念也增强了许多，工作再忙也会抽出时间来给他们打电话，关心他们的身体，询问他们是否有烦心事。

◎ 我会更加懂得与他们沟通的重要性，尝试通过沟通来了解他们的需要，从而拉近彼此之间的距离，努力越过代沟，将更贴心的关怀带给他们。

◎ 在照顾家人方面，会注重去倾听他们所需要的是什么，在条件允许的情况下会满足他们，让他们开心。在照顾方面会多了耐心，愿意慢慢地去听、会陪伴着他们，会和他们做想做的事，也更好地懂得了该怎么去交流。

◎ 通过几次活动后，我发现对待家人更需要有耐心。特别是老人，他们老了，所以很多事都会被他们慢慢遗忘，和他们聊天的时候不要烦躁、不耐烦；他们老了所以喜欢唠叨，不要转身离开，他们只是需要一个听众；他们老了，好像变成了小孩子，喜欢发脾气，爱钻牛角尖。这时家人间要多沟通，是因为他们老了，所以更渴望爱，更害怕孤独，我们能做的就是陪伴。家永远是最温暖的港湾，家人是最坚强的后盾，所以要发自内心地关心家人。

◎　家人方面：家人心态心情好多了，就会更配合我，多和我说话。家人每天都有了期待见到临终关怀志愿者。自己方面：我的家人就不只有我在关怀他，还有临终关怀志愿者，我看到他们如何关怀，也学会了一些技巧，让我的家人更有尊严地度过临终的日子。

◎　对待亲人有了更多的耐心和理解。能够静下心来去了解亲人的内心世界，肯花时间去了解他们心里面到底在想什么，也会把他们当成是小孩子去哄，肯花时间和他们聊天、一起去玩。

6. 如果得知家人病重，不久即将离去，你最大的悔恨和最想为他做的事是什么？

◎　人在最后一刻，最大的愿望就是能够一家团聚，享受所剩不多的和家人在一起的美好时光。如果家人病重，我最大的悔恨是很少抽出时间陪伴他们，最想为他做的事就是放下手中的其他事情，静静地陪伴他走过最后的时光。

◎　最大的悔恨肯定是自己对家人的任性、固执、不懂事和对他的病情的无能为力，还有缺少对家人的陪伴。"子欲养而亲不待"是最悲伤的一件事，在他弥留之际，我最想陪伴他，照顾他，给他多一点关怀，帮助他完成他未完成的心愿。

◎　之前没有和家人一起出去玩过，我们还没有一起拍过合照。我和家人吵过架，没有多陪伴家人，让家人忍受疾病的痛苦。最想做的事情就是替家人承受痛苦，让家人不要这么难受伤心，让他知道我们一直都在、我们是亲人。

◎　我最大的悔恨，就是曾经在不懂事时做的伤害我爱的家人的事，没有珍惜和他在一起的时间，不懂他对我的爱与关心，也有对家人疾病和病痛的无能为力，悔恨为什么没有及早带他去治疗。最想做的事是好好陪伴他，让他感受到我对他的爱，也想尽力去完成家人最想做的事，帮助他完成心愿。

◎　自古以来，诗人们就在诗中表达了对团圆的美好愿望，比如"但愿人长久，千里共婵娟"。所以人在最后的时间里，最看重的就是"团圆"二字。如果有那么一天，我后悔的一定是以前没有更多的时间去陪伴他。如今，最想帮助他完成他最想做的事情。

◎　最大的悔恨是没有珍惜和他在一起的时间，也有对家人疾病和病痛的无能为力，会后悔为什么没有早发现家人身体出毛病，没有早点带家人去治疗。最想做的事是好好陪伴他，尽量弥补没有陪伴他的时光，也想尽力去完成家人最想做的事，帮助他完成心愿。

◎　最大的悔恨是在家人健康的时候没有多陪陪他们，还常和他们吵架。最想做的事是在他们离去前可以满足他们所有的愿望，让他们在最后一段日子里可以开心快乐，只记得人世间的爱与温暖，忘记那些病痛。

◎　我最大的悔恨也许就是当初总让他们操心，没有好好地和他们谈心。小时候不听话，长大后又没法天天陪在他们身边。我最想为他们做的事是帮他们捶捶背、捏捏肩、剪剪指甲，和他们坐在一起吃饭。

◎　最大的悔恨应该就是没有多点时间陪伴他，但是在这高速发展的时代和众生忙碌的社会中，这是难以解决的问题。最想为他做的事，也就是陪伴他，也许不能够带他去做什么特别惊天动地的大事，但只要能够陪他，哪怕是一小会儿，哪怕只是静静地坐着，让他不孤单就够了。

◎ 我觉得我最大的悔恨就是没有好好地陪伴他们，和家人在一起好好聊天。我最想为他们做的事情就是能够为他们亲自做一顿饭，让下班后疲惫不堪的他们也能够享受到一次轻松愉悦的自由时光。

◎ 悔恨和想做的都是陪伴。悔恨之前没有更多地陪伴，最想为他做的就是陪伴在他身边。有句话说得好："陪伴是最长情的告白。"最后的时间里，一定要陪他一起度过；生命的最后，一定要和最重要的家人一起享受所剩不多的温情时光。

◎ 最后悔的是没有认真体会过他的内心感受，了解他的真实需求，最想做的就是陪伴他，和他一起度过最后的时间，给他最温暖的感受，完成他所有想做的事情，尽可能满足他的愿望，陪他做他想做的事情。

◎ 最大的悔恨是没有多陪家人。最想为她做的事是带她去旅行，都说旅行是增进感情的好办法。我也希望通过旅行让我们走进彼此的心灵，同时也想让她看看世界上有很多美好、值得体验的事物，珍惜当下。

◎ 后悔的是没有花很多时间陪她，最想为她做的是做顿饭给她吃，让她体会到我的爱，同时也让她知道我能够照顾好自己，让她不要担心。

◎ 最后悔的莫过于没有意识到陪伴的重要性，最想做的事就是与他待在一起，陪伴是最长情的告白，所有的言语关怀都抵不过一句"有我在"。

◎ 最大的悔恨就是没有抽时间好好陪伴他们，以前总觉得时间还多，他们还很健康。但是现在发现来不及了，追悔莫及……最想做的就是和他做他想做的事情，陪他去他想去的地方，满足他的所有要求。

◎ 我最大的悔恨是没能好好陪陪他，总是嫌他烦。我最想为他做的是学好厨艺为他做一顿饭。

◎　我最大的悔恨就是没能在他健康的时候多陪伴关怀他，没能带他去想去的地方，没能给他过上幸福的生活。我最想为他做的事情就是让他做他想做的事情，并且陪伴在他身边，做他的支柱。

◎　最大的悔恨可能是在他们最需要我的时候没能陪在他们的身边，给予他们更多的陪伴和理解。最想为他们做的事情是好好陪陪他们，让他们最后来一场说走就走的旅行。带他们去看这世界是多么的美好，让他们在最后的时间里充满欢笑和快乐。

7. 你对来关怀你家人的志愿者有哪些意见和建议？

◎　在充分了解临终病人的需求和内心想法后，可以目的性和针对性更强一些，根据他们的想法进行针对性的疏导和开解。他们本身所剩的时间就不是很多，所以更应该把时间花在刀刃上。

◎　也许家人会感觉自己时间不多了，要想抓紧把自己的人生故事留下来。这个时候志愿者需要做的是一直在他身边，认真倾听他说的每个故事，并且有所反馈，让他知道他讲述的这些他自己觉得重要的人生故事已经被保留了下来。同时，一定不能触及家人的禁忌和痛处，避免使他伤感。

◎　心态乐观一些，能安慰家人心中的苦闷情绪，为了病人着想，我觉得志愿者来了其实都是带着善意的。我们不能苛求太多，只希望志愿者可以以病人为主，不要就想着玩手机，不要把志愿活动当成一种任务，而是要喜欢志愿活动，享受其中的过程。

◎ 可以先从家属这方面对病人的病情进行详细了解，并知道病人的禁忌，以免有一些不经意的行为导致病人的病情加重。临终病人所剩的每一秒钟都十分珍贵，这样做能规避浪费时间的可能，让他们陪伴他们的时间更加有意义。

◎ 他们不清楚患者的情况，在交流过程中可能会不经意间给患者带来很多消极的影响。

◎ 与服务对象交流时语气要尽量温柔；性格要开朗，面对老人有时的悲伤，志愿者要能够控制住情绪不被感染，能够在比较尴尬的氛围中及时转移话题；服务要贴心，有些简单的事情，病人自己能做，就不要抢着去做，毕竟每个人都有自尊心，不希望别人觉得自己不行。

◎ 希望可以不要说那些刺激性的可能会加重病人病情的话，希望可以让家人真正感受到爱与温暖。

◎ 帮助病人实现未了心愿。要让病人尽量发泄他的情绪，如果有未了结的人际冲突，而且还能找到此人的话，请他来到病人前处理旧怨，握手和好，能使病人再度获得心安。当病人表达他的感受、情绪及思想时，要耐心倾听，不要打断，让病人因被尊重而感到自己的存在感，这样病人才不会感到不能被了解而孤独。

◎ 我其实没什么建议。他们辛苦了，希望以后他们在帮助到别人的同时自己也可以从中感受到很多。

◎ 我希望关怀我家人的志愿者能够好好和我父亲谈谈他对于人生的想法，让他能够在暮年时坦然地面对疾病，也希望能够开导他，不要封闭自己，不要感到孤独、害怕。

◎　希望志愿者接受过培训。例如和病人沟通，能够明确地知道临终关怀的目的、过程、方法，照顾到病人的情绪，这样能有效地进行临终关怀服务。

◎　志愿者们最好有较强的专业性，有青春活力，积极乐观一点，有比较强大的心理承受能力。看到病人哭时不能跟着哭，否则就失去了关怀的意义。

◎　希望志愿者们不要询问有关病情的事，除非病人主动向志愿者倾诉疾病给自己带来的痛苦，志愿者要尽量宽慰病人。如果病人感觉不说出来不痛快，志愿者就认真倾听，如果病人倾诉时带有很大的情绪波动，就尽量找时机转移话题，分散病人的注意力，减轻病人的痛苦的同时，尽量让病人的心理需求得以满足。

◎　希望活泼一点。可以用他们的青春活力带动病人们的生活积极性，让他们回想起年轻时的时光，在那段奋斗的时光中肯定自己的价值，让他们把注意力从病痛转向对自身价值的探索。

◎　希望可以放大胆子，不要害怕。有些志愿者是满怀热情来参加临终关怀活动的，但可能由于经验不足，在服务对象面前显得有些紧张、拘束。希望临终关怀志愿团队可以进行相关的培训，平时多加一些实景演练，多练练胆子，以便于实际服务过程中能灵活应对。

◎　态度稍微好一些，耐性好一点。因为本来就是身在一个特殊的环境，如果态度不好，没有耐性，只会让家人更痛苦。再一个就是志愿者在与家人聊天的时候，多注意他们的态度，观察是积极还是消极，听到家人提的要求或是愿望，能告诉我们。

◎　志愿者一定要自主自愿，能够全身心地投入到志愿工作中去，不将自己的不良情绪带给被关怀的人群，用爱心和善意去温暖别人。要守时守约，如若不能确定下一次能否前来服务，得先跟病人说好。不能轻易许诺，以免病人因为没有及时得到关怀而产生失落的心情。

◎　我会告诉他我家人的脾气性格，会告诉他你可以热情地问他问题，同时也要耐心地听他说话，然后希望他能给我家人带来开心，我很感激他。

◎　在去病房和病人交流之前，志愿者们应该进行一些必要的培训，或者在挑选志愿者时，选择沟通技巧比较好的一批。在去到病人病房时，可以先从家属这方面对病人的病情进行详细了解，并知道病人的一些禁忌，以免加重病人的病情。

◎　临终关怀服务的进行，带给了许多临终病人关怀和慰藉，是一个不可多得的好项目。希望他们多来陪伴老人，用热情和活力来抚慰老人的孤独和寂寞。

8.家人在接受了关怀后有哪些明显的改变？

◎　心情更舒畅，更容易接受很多美好的事情，遇到生活中有趣的事情也愿意和别人分享。天气好时，他会出去活动，适当地做一些运动，也主动和同龄人交流，拉家常或者分享生活经验。

◎　能够看到家人与志愿者开心地谈论着他们的过去，谈他们童年的趣事、青年的遭遇、人生的转变，至少他们的心灵上能够得到慰藉，对生活琐事看开了许多，变得开心，受病痛的折磨也没有那么强烈，对死亡也变得更加坦然。

◎　心情变好了吧。本来很无聊，但是现在觉得有意思多了。也希望以后还可以有志愿者来看他，可以让他放松心情。更加喜欢说话了，不会只躺在床上无聊地睡觉或者看电视了。会聊一些关于志愿者的事情，很希望他们再来。

◎ 心情变好了，不再那么惧怕死亡，对过去很多想不通的事情也释然了，不再活得那么揪心。有时候会和我们开玩笑，说起话来也不再那么有气无力了。

◎ 心情没有之前那么阴郁，脸上有了笑容，愿意多说话。有什么想不通的问题，他会主动和我们说，不再是一个人呆呆地躺在病床上望着天花板了。

◎ 家人在接受关怀后，心情明显放轻松了很多，开心了许多，暂时忘记了疾病带来的痛苦，对死亡也变得更加坦然。同时积极地接受治疗，也愿意与人进行交流，更愿意面对陌生人。

◎ 不再那么关注自己的病情，而是把注意力转移到如何过好当下的生活上来。心情会变好，更配合医护人员的治疗，对于之前对医院的医疗检查和所付的费用的误会也逐渐解开了，对治疗的信心也逐渐提高。

◎ 我觉得接受关怀后，心情可能会更好，也许病情会有所好转。对待生活的态度也变得不一样了，对生活充满了希望。他们不再害怕死亡，也许心态会更看得开。

◎ 家人在接受关怀之后，对生活又重新树立起了自信，脸上也重新露出微笑。对生活不再是完全绝望的了，都是从积极的角度看待周围的事物，也从容了许多。

◎ 他能更加开朗地面对病情，对于自己的身体状况，也不再整天抱怨了。身体状况好的时候，也开始与周围的人拉起了家常。面对疾病所致的痛苦也能够用积极的态度对待，生活更加从容了。

◎ 他对疾病的治疗更加有信心，痛苦时也能看到目光中的坚毅，对待生活会更乐观一点，平时叹气也少了一些，对志愿者的下一次到来充满期待，感觉生活多了一些寄托。

◎ 在面对疾病的时候，更加积极地配合治疗，性格变得开朗了，愿意多和周围的人聊天，心中所想会及时和家人分享，不再是自己一个人自言自语。

◎ 心情变得比之前好了，不再说一些消极的话，学会用一些正能量的词汇来激励自己，甚至还去开导其他有相同经历但深陷困苦之中的人。

◎ 家人的心情放松了许多，会主动倾诉自己在治疗过程中的想法和一些心理活动。人明显看开了许多，更加从容了，对志愿者充满感激之情。

◎ 生活态度更好了，不再消极地度过每一天。对待家人的态度也有了很大改观，以前总不愿和家人多说话，而现在能和家人开玩笑了，也愿意听取家人的意见。

◎ 内心变得更强大了，更乐观地面对生活。心中又有了期盼，感觉像是参透了生死的问题，眼中露出坚定的光芒，愿意和别人分享琐碎之事。

◎ 首先我的家人获得了快乐，每天期盼志愿者来，心情也变得好多了。其次，我的家人接受了临终关怀之后能减轻我照顾的负担，让我的压力减轻。

◎ 变得乐观了许多，话变得多了许多，心态也年轻了许多。对待生死也看开了许多。更加珍惜和家人在一起的时光，对周围的一切又提起了兴趣，人仿佛开始有生机了。

9.临终关怀是否需要大面积推广，你觉得临终关怀的推广存在哪些阻碍？

◎ 临终关怀需要推广，但在老龄化日益加速的社会，需要服务的对象太多，人员不够，加上现在科技不太发达，不一定可以大面积推广。

◎ 我认为临终关怀需要大面积地推广，但是它的推广存在诸多障碍：1.传统观念禁锢，文化环境限制，例如传统死亡观的影响，传统"孝道"的影响，大众教育和社会舆论导向不力；2.无适合国情的临终关怀护理模式；3.资金不足，卫生资源分配不合理；4.医疗体制和保险制度不健全；5.慈善组织和志愿服务不能满足需要；6.医护人员总体素质不高。

◎ 国家和社会的关注不够，没有大量人力、物力投入。一些医院不愿投入力量去做，因为开展临终关怀，对医院病人的死亡率、病床周转率和治愈率都会造成影响，甚至影响医院状况评定。于是，很多医院一看病人快不行了，马上送他到急诊病房，而不愿意花力气去发展临终关怀。

◎ 需要大面积推广。许多人可能没有意识到尊重和关怀老人是我们应该做却没能做好的。他们都觉得工作才是最重要的，而老人也是这么想的。是应该做好这方面的事情，让更多人了解这方面的知识，让临终老人能得到来自社会的关爱。

◎ 需要推广。人们对临终关怀的意义不是很了解，不知道该怎么做。想要参与的人员得不到专业的培训，在进行临终关怀过程中得不到医院及病人家属的支持。所以应该推广，让更多人参与其中，壮大临终关怀的队伍。

◎ 需要大力推广。阻碍在于当前的死亡教育还不够全面，大家对于死亡还是有所避讳。应该转变人们的这种想法，虽然这种思想根深蒂固，但我相信，只要志愿者们共同努力，一定会有成果。

◎　有的病人及其家属不愿意接受临终关怀以及没有很多人会自觉地加入这个团体，在社会上大的影响力还不是很大，而且这也需要医院、病人、家属、志愿者的相互接受和沟通。

◎　我认为是需要的。困难在于，在中国临终关怀不属于慈善范围，政府没有专门拨款。由于中国的临终关怀发展较晚，不为大众所熟知，得到的社会捐助也很少。许多临终关怀医院为了应付开支，维持运转，还要向病人收取一定费用。另外，我国绝大多数临终关怀机构没有被纳入国家医疗保障体系，无疑使得部分低收入者和公费医疗的病人望而却步，也使得中国的临终关怀事业的发展受到了不小的阻碍。

◎　需要。很大部分阻碍是患者家属的反对，他们认为这不吉利，可能会是医护人员本身工作任务重没有更多的时间来做临终关怀，以至于这项工作落到社会志愿者的身上。但是，又没有很多的志愿者来做这项工作，致使目前临终关怀只能在小范围内开展。有根本性阻碍，难以提高社会各界对这项工作的重视程度。

◎　需要推广。临终关怀在中国的推广，以及安乐死在中国合法化的过程中，技术问题往往不是最重要的因素，其牵涉到的道德伦理困境才是更加难以解决的矛盾。

◎　我觉得这个需要大面积推广，让更多的人参与其中，让更多病人感受到志愿者的关心。我觉得现在社会上还是比较现实，冷漠的人也有很多。我觉得不仅仅在与医院医务人员这边的协商存在困难，与病人家属的沟通交流也可能存在一定难度，很少有家属愿意让陌生人来打扰到病人的生活。

◎　我国传统文化对于临终关怀的推广有很大的阻力与障碍，尤其是老一辈的家人，他们的思想更加僵化，深深地被儒家文化浸透与影响。道家老子则认为人的生死是自然的规律，这对于老一辈的死亡观又有很大的影响。

◎　需要被扩大。阻碍来自病人和家属对临终关怀的不理解与排斥心理。许多人对临终关怀和生死有所避讳，但正因为如此，我们才更应该加大推广。

◎　我觉得是需要扩大的。局限于忌讳死亡的传统观念，人们大多对此不太感兴趣，也找不到合适的手段进行宣传。但是临终关怀的确是非常有必要的，所以需要大力推广，让更多人知道有这么一种服务的存在。

◎　基于现实需要，我认为应当扩大，但不同人群对临终关怀的看法不一，有的人会有所顾虑，就会阻碍临终关怀的整体发展。推广前进的路上的确会有许多阻碍，正因为如此才更应该大力推广，让更多人了解这种服务。

◎　我觉得需要扩大，但社会上普遍认为对临终病人的关怀是一件家事，不希望有外人介入。这极大打击了志愿者的热情。

◎　是的，志愿者人数太少，而且由于志愿者自身其他事务繁忙，已有志愿者对病人的服务也不能保证定期进行，对临终病人的断断续续的关怀也不能起到很好的效果。阻碍是很难找到一批能够长期参与临终关怀的志愿者。

◎　需要大面积推广。阻碍就是家人不理解，不怎么支持，老人可能也不愿意，导致达不到预期的效果。临终关怀的普及还有很长一段路要走，需要志愿者们努力，也需要有关部门和老百姓们的支持。

10.你觉得临终关怀应该被付费使用吗？你觉得它应该归属于公益性项目还是一个有偿性的服务？

◎ 视情况而定。如果没有人参与，那么以有偿的机制来激励人们的参与，也不是不可以，但是如果有志愿者愿意无偿帮助，那也很好。毕竟这是为临终老人送爱心、传递关怀的服务，相信会有许多人自愿参加的。

◎ 我认为既有付费的医务工作人员的照顾，也有属于公益服务的志愿者的关怀。不同环境、不同场合的临终关怀是不同的。

◎ 不应该，但是我觉得，起码路费要给点补贴，大老远跑过来，花了大量时间，路费钱还要自己掏，哪怕一个人多么的善良，长此以往，内心难免产生不满之情。再加上自己的付出不被理解，临终关怀服务提供者是不一定会坚持下去的。临终关怀可以作为一个公益性项目，但也需要给予志愿者一些支持，要不然是很难让人有动力坚持下去的。

◎ 不应该。应该是归于公益性劳动，这样才能真正体现人文关怀，否则就变成了利益关系。而且这个费用由谁提供也是一大问题，如果是由病人提供，那对于病人所属家庭来说是一大负担。

◎ 不需要。我认为它是一个公益性项目，不应该掺杂任何利益的因素，这是一个爱心传递的过程，要从内心深处出发，真正为病人考虑。而且有一些人家不想对临终老人进行临终关怀，收费可能会阻碍这一服务的推广。

◎ 应该被付费使用。我觉得是有偿性服务，这样就有了责任和义务的关系。

如果实实在在地为病人提供了贴心的服务，应该给予临终关怀服务提供者一定费用；如果没有做好关怀工作，在服务过程中让病人感到不适，就不给予费用。这样能比较有效地让临终病人享受到相应服务。

◎ 我觉得临终关怀不应该被付费使用，都是志愿者，那就不应该付费，而应该是一种无私奉献。我觉得它应该属于一个公益性服务。

◎ 我认为不应该被付费使用，这是一项公益性的服务。临终关怀的目的一方面是帮助病人了解死亡，接受死亡，在人道主义的关怀下享受良好的医疗消费，使他们能够有价值、有意义、有尊严地度过人生的最后阶段，超越躯体的痛苦，安详而无牵挂地离开亲人，离开这个世界；另一方面是给予病人家属精神上的支持与慰藉，帮助他们直面死亡的事实，坦然地接受失去亲人的痛苦和所要面临的问题。这是一项社会性的公益活动，并不应该是有偿的商业活动。

◎ 临终关怀不应由患者付费使用，它应由社会和政府相关方面共同合作实施。其应当属于一个公益性的项目，因为大量的人力物力投入是需要一定花销的。社会志愿者愿意为病人提供服务，也需要得到社会和政府的支持，这样才会有坚持下来的动力。

◎ 我不觉得需要付费。我觉得应该归属于公益性项目，这是个自愿的活动，通过这个活动可能双方受益，希望更多的同伴愿意继续参加。其他的人也愿意奉献自己的力量。

◎ 我觉得长期而且系统的临终关怀服务是需要被付费的。然而，对于我国刚刚发展起来的这一行业，或者说还在发展之中的临终关怀行业的一些试验性志愿活动，应该是不需要付费的，因为能够接受我们的临终关怀服务的是一些老人。他们本身也可以对我们的服务提出反馈，这对于我们这个行业的发展以及系统性的建设有很大帮助。如果一开始就为了谋求较大的利益的话，那么临终关怀这个行业势必会因为经验不足，服务不够系统、完美而被社会尤其是被服务的临终老人们及其家属们唾弃。

◎ 我觉得应该属于公益项目。临终关怀这个项目应该由那些真正愿意关怀他人的志愿者来做，这样的话关怀的力量会更大。

◎ 应该被付费使用。我觉得临终关怀的队伍还不够专业，需要更多资金来培养专业人员。这笔资金可以由社会募捐，也可以由政府拨款，因为专业的服务对于老人来说尤为重要。当前我们国家的老年人口越来越多，临终关怀尤为重要。

◎ 不应该。属于公益性项目，临终关怀最重要的是用心和临终病人交流，只有一个人有心去做才能做好一件事。不应该是功利性的，志愿服务，从心开始。

◎ 不应该。是应该当作公益项目的。病人在最后阶段更渴望的是真诚的关怀，一旦掺杂利益关系，就容易闹矛盾，最后可能弄巧成拙，反而会给病人带来困扰，加重病情的恶化。

◎ 不应该。应是公益性项目，而且应该是全社会共同支持的，由社会各界担任不同的分工，这样能够减轻志愿服务团队的压力，为临终病人带来更好的服务。

◎ 不需要被付费，属于一个公益性项目。让临终病人真切体会到来自社会的自发的、非利益驱使的关怀，才是临终关怀的意义所在。不索取任何报酬，完全属于自愿，真真正正地发自内心表达对临终病人的关心，真挚地送上对临终病人的关爱，为病人送上祝愿，也为自己求得圆满。

感悟生命，遇见自己
——生命关怀志愿者访谈

1.没有参加过这个活动之前，在你想象中它是什么样的？参加之后你又有什么样的感受呢？

◎　参加活动之前，我觉得这应该是个很暖心的活动，旨在通过交谈来了解老人的生活状态和身体状况，然后再对老人进行比较专业的心理疏导，同时以我们的青春活力来感染他们，让他们能够积极地面对生活。参加完这个活动之后，我发现其实大部分老人对生活想得很通透，他们想要的其实真的不多。最实在地讲，就是需要子女的爱和陪伴，虽然有很多现实因素的阻碍。

志愿者：陈啸

◎　没有参加活动之前，我认为这个活动只是陪伴老人，与他们聊天。参加过后，我有了更深的感悟。临终关怀不仅能够减轻甚至消除病痛，还能排解患者的心理问题和精神问题，使其平静地面对死亡。人生如戏，戏如人生，死亡是每个人最终的归宿，即使剧本里的他是在煎熬中逝去，但是最后让生命有尊严地谢幕，也不枉世间走一遭。因此能让患者"无憾、无惧、无痛"地走完生命最后一程，才是临终关怀的终极目标。

志愿者：丁斯琪

◎　我没什么感受，感觉我们就是去医院和老人聊聊天，尽量不要说到他们的敏感话题，让他们可以尽量开心一些、放松一些，减轻一些病痛，不要那么悲观。但是，最主要的是家人的安慰与陪伴。参加了这个活动之后，我觉得这个活动挺好的。老人们其实都有一颗善良的心，你在为他们着想的同时，其实他们也在为你着想。我们以志愿之名服务他们，他们以感恩之心回馈我们，彼此建立了短暂而又真切的温情，这让我加深了对临终关怀的理解。

志愿者：韩婧婧

◎　在没有参加这个活动之前，我想象中的这个活动只是去看看老人们，单纯地聊聊天，但参加完这个活动，我颇有感触，发现老人们是那么可爱，同时也是那么让人心疼。在这次活动中我们可以挖掘出自身潜藏的爱的能力，发现有源源不断的爱从自己的体内释放出来，抵达到我们所帮助过的每位老人的内心深处。从他们的言语和表情，我真切地体验到奉献出爱的时候自己内心的快乐。

志愿者：洪国宁

◎　我以前一直觉得临终关怀仅仅是针对那些即将死亡的、在病床上苦苦呻吟的病人进行的一种服务，这样一来，这个过程就可能是充满悲伤的。但是参加活动后，我却发觉其实根本不是这样的。今天我去看望的这位老人，完全颠覆了我的想象，我发现他还可以坐着写诗。他待人非常和蔼可亲，整个过程下来，他给我讲了很多道理。不说这些道理，光是他对待疾病的乐观态度，就给我带来了很多积极的影响。

志愿者：王秀春

◎　没有参加前，我还不知道这个活动是怎么样的，既有紧张，又有期待，觉得这个活动会很有意义，也很符合我们所学的专业。参加之后，我觉得第一次去的时候很尴尬，不知道从何聊起，但是会遇到很多很友善的病人，他们愿意跟我们分享自己的故事，也愿意教我们许多生活的道理，这是课堂里学不到的。同时也让我感受到了生命的力量——有一个健康的身体真的是最重要的。至此，也使我更加明

271

白了活动的意义。

志愿者：黄静

◎ 在没有参加之前，我觉得这个活动就是让我们去宽慰那些身患绝症或者将要面临死亡的病人们，让他们充分感受到心灵的呵护——即使自己生了病，但是依然有人关心他们，社会上依然存在一个温暖的团体。我的感受是，不是所有的故事都有结局，也不是所有的美好都会不朽。人生这一段漫长的旅途，总有人会先走，这不是电视剧，不是彩排，也不是剧本安排。我们不能左右这一切，但我们可以好好珍惜当下。世界吻我以痛，我却报之以歌。

志愿者：蒋文芮

◎ 没有参加这个活动之前，它在我想象中是一个严肃的、庄重的活动，是给病人及家属带去欢乐的活动。参加了活动之后我发现，在和病人的交谈中几乎没有疾病或生死这些悲伤的词语，他们与我们分享的是他们开心的事，他们的眼中满是喜悦的星星。之前觉得临终关怀这个活动是我们为病人们带去快乐的活动，可事实却是他们带给了我们许多快乐。

志愿者：王瑶

◎ 临终关怀活动在我想象中是一个非常温馨的活动，对处于生命旅途末期的人们提供的主要是情感上的慰藉，帮助其减轻疾病带来的痛苦，延缓病情的恶化。我的感受是，这项活动是一种区别于对病患的医学治疗的护理方法，它从一定程度上体现了人文关怀对于医疗事业发展的重要性，是建立良好的医疗环境的一种重要途径，更是社会的需求所在和人类文明发展的标志。

志愿者：康毅

◎ 在我没参加这个活动之前我觉得它可能非常严肃，需要我小心谨慎，生怕自己做得不好，打扰到病人的休息或者是伤害到病人敏感脆弱的心。参加后发现它并不是我想象的样子，可能有些病人已经很明白自己的身体状况，觉得抱怨无意义，就会和我交流一些比较有趣的话题，这样至少能够让他们暂时从病痛的忧愁里出逃。所以，它是一个能给人带来温暖和快乐并且十分有意义的活动。

志愿者：资金丽

◎ 没有参加之前，我觉得这个活动可能是帮病人做点力所能及的事，其实心里还是比较没底，不太清楚自己能做点什么。自己的基本医学知识还不怎么牢固，在专业上也许帮不到病人，心里有些忐忑。参加过这个活动之后，我知道不管我们做什么，病人都会很欣慰，很开心。我们也只需要用心和他们聊天，让他们感受到我们对他们的关心，让他们感受到温暖就好。

志愿者：佚名

◎ 我觉得这个活动就是给医院里面的那些比较无聊的生活增添一些乐趣，陪他们聊聊天、解解闷，陪他们走走路、说说话。让那些老人们不会感到那么孤单，给他们枯燥的生活带来一些青春的活力、年轻的朝气。参加了这次活动后，我觉得这和我想象的基本相同。我们志愿者没有什么能力为老人们做什么大事，也只有陪伴，让他们感受到生命最后阶段的温暖，让他们知道在病老面前总会有一群像我们这样的志愿者与他们同在。

志愿者：佚名

◎ 没参加这个活动之前我觉得这是一个给予病人关怀的活动，能给冰冷的病房添上一丝温暖的色彩。参加完这个活动后，我的内心有点沉重，不知道我们能给予病人什么，毕竟我们不能够像专业的心理医生一样给他们提供心理辅导。面对病人的抱怨，我只能用苍白无力的言语来安慰他，这短暂的交流，在他们与病魔做斗争的漫长人生余路上，不知道能起多大的支持作用。

志愿者：曦

◎ 我对临终关怀不是很了解，不知道是做什么的。参加之后觉得这个活动挺有意义的，在陪老人们聊天的过程中感觉他们都很亲切。我在这次活动中也收获了很多，除了与病人这个群体建立了更进一步的联系，还感受到了在疾病面前人们虽身体脆弱，但意志坚强勇敢。我们可以将其作为榜样，在生病时可以振作起来，也可以将他乐观的心态传递给以后的病人，至少可以让他们在与疾病抗争时不那么孤单。

志愿者：佚名

◎ 参加之前我想象的是和老人们聊聊天，参加之后果然也是聊聊天，就是聊天聊得很尴尬。有时候我也不明白老人在说什么，接不上老人的话。但是我们的到来让原本感到孤单、吵着要回家的老人变得不那么孤单，说明这个活动是有意义的。这让我明白其实老人内心的需求并不多，只是厌倦了这里，希望有人真心地陪伴他，哪怕只有短短的几句问候。我觉得这就是最大的收获。

志愿者：金纯宜

◎ 在没有参加这个活动之前，我觉得临终关怀应该是志愿者和患者的主治医师一起与患者及其家属进行交流，谈论他们的病情，然后给予慰问与关怀，在心理方面对患者进行疏导，让他们感受到温暖，逐渐释怀。参加过这个活动之后，我发现其实不是这样的，更多时候他们更愿意与我们谈论一些社会现状和自己的一些人生经历与看法。我觉得我们对他们的关怀还不够。毕竟这个活动只是短期的，他们应该需要更多的社会爱心人士与其朋友和家人共同进行长期的关爱。

志愿者：詹潇云

◎ 在没参加之前，从我们的出发点看，我觉得这应该是一个很温馨的活动。参加过后觉得自己的想法没错，不论是老人、家属或是护工，对于我们的到来都十分欢迎。感觉参加这次活动，能给予老人们关怀，激发彼此爱的天性。在交流期间，能将温暖包裹于彼此的心灵，这就能把自己之于他人以及社会的价值也很好地体现出来。作为一名志愿者，我对此感到十分的感动与欣慰。

志愿者：应佳

◎　在没有参加这个活动之前，我觉得这个活动很有意义，可以通过与老人的交流让我更加了解老人的生理、心理和社会情况，以及通过交流可以提升我与老人的沟通技巧和能力。参加了之后，我觉得感受基本和我想象的一样，在交谈过程中我能感受到老奶奶的热情与友善。

志愿者：瞿佳佳

◎　参加活动前，我的心情比较沉重，担心面对的病人会比较压抑，会因找不到太多话题而容易尴尬，怕说了不该说的话而使病人和家属不愉快。参加后发现并没有那么沉重，很多病人还是很积极乐观的，在聊天过程中也比较轻松，能让病人对自己的疾病的认识度和乐观更加明晰，也让我看到了病魔面前人性的可贵之处。

志愿者：郑琳伊莎

◎　没有参加之前，我认为这是一个比较低气压、恐怖的活动，从字面上理解的临终，就是要面对生命接近尽头的老人，可能他们说不了话，可能脸色苍白、交流会很困难。但是参加过活动之后，发现一切并不是我之前想的那个样子，这里面有很多欢笑，有许多温馨，并且能学到很多东西。而且这对我以后的工作会有很大的帮助，多了一些临床知识，也多了一些与病人沟通交流的经验。

志愿者：周金花

◎　参加这个活动前，我觉得这个活动是一个有意义的活动，关心老人，给予他们温暖与帮助。我的感受是，在面对疾病时，不同的人有不同的对待方法，悲伤不是唯一的选择，反而乐观会使生活更加明亮。同时在将来，当我走上临床时，我会多关心他们，而不仅仅是单纯的、机械的医药护理。

志愿者：徐畅

◎ 在没有参加这次活动之前，我认为临终关怀项目就是陪伴那些临终患者聊天，让他们感觉到我们对他的关爱，从而减轻他们的痛苦。参加了这个项目之后，我感觉临终关怀是一个非常有意义的项目。志愿者的服务不仅是在行动上给了患者帮助，更是在精神上给患者支持和慰藉，让他们能以更乐观的心态去面对余生的艰难险阻。

志愿者：马东池

◎ 在没参与这个活动之前，我觉得临终关怀这个活动挺高大上的，是需要一定程度上的专业培训才可以参加的。但是实际上临终关怀十分的"接地气"。临终关怀是从老人的实际情感需求出发的一项志愿服务，因为从实践过程来看，与专业的知识相比，他们对志愿者们的生命热情度要求更高。

志愿者：戴秋实

◎ 在刚接触到"临终关怀"这个词时，我更多地把注意力放在"临终"二字上，总觉得这是一个十分严肃的活动，稍有不慎就会出现差池。在初次去服务前，心里会有各种担忧。在真正实施过临终关怀服务后，我才明白其实"临终关怀"重点在于"关怀"，是以关怀来填补他们内心的空虚，是志愿者用自己的青春活力去带动临终病人对生活的积极性。

志愿者：范高玲

2.你认为临终关怀给医院带来的影响有哪些？为什么？

◎ 会给医院带来更多的温暖和爱，因为它们就不单单只是照顾一个临终的病人，而是通过自己的爱和陪伴让老人们不再害怕痛苦，让他们感受到更多的温暖。这是医院里的机械与药物治疗所不能够做到的，也是医护人员感到心有余而力不足之处。

志愿者：陈啸

◎　临终关怀使得医院更有人情味儿，使得医院更加重视即将死亡的患者，更好地为他们服务。医院会变得十分重视人文关怀，尤其是在院内的临终关怀区，提供服务的人们对临终患者的人文关怀更是大有可为。

志愿者：丁斯琪

◎　可以让医院意识到临终关怀的重要性，让病人有一个更加积极的心态来配合治疗。毕竟医生护士也很忙碌，并不能顾及每一个病人的心理状态，这很容易使医患关系变得更加紧张。但是临终关怀可以让病人感受到被关怀与需要，增加对医院的好感，更加理解医院，从而拉近医护人员与患者之间的距离，更有利于治疗的进行。

志愿者：韩婧婧

◎　实施临终关怀有利于医疗资源的合理配置。医学技术的发展，能够使这类患者较长时间维持濒死状态，虽然延迟了医学界定的死亡，但这种延长，既增加了病人自身的痛苦，也加重了病人家属的经济和心理负担，更造成了卫生资源的浪费。开展临终关怀，既保证病人得到了必要的医疗服务，同时心理方面也是得到治疗的，避免了不必要的资源消耗，保证医疗卫生资源公正、合理地分配，帮助医院减轻人力资源负担。

志愿者：洪国宁

◎　一来临终关怀可节省巨额医疗开支，减少医疗资源浪费；二来临终关怀的开展有助于有限的医疗资源充分发挥效用，减少医疗资源和社会需求之间的落差；三来医护人员有望减少大量的无望救治案例，有利于树立和维护医生的职业信心，同时减少医护人员与患者之间的矛盾。

志愿者：王秀春

◎　对医院的影响有利有弊，但利大于弊。对于一些病人来说，本身就遭受病痛，他们不想跟不认识的人多说什么，临终关怀反而可能让他们觉得反感。但是大多数病人，尤其是年纪大的老人，他们很开心看到有人去看望他们，陪他们聊聊天，他们愿意分享自己的故事，这对他们的心理社会状态是有益的。因而在一定程度上也有助于形成良好的治疗氛围帮助病人康复。

志愿者：黄静

◎ 我认为临终关怀给医院带来了温暖，让病人看到了希望、生机。因为在现在来说，到医院的人都是身患疾病的，更别说那些一年到头都住在医院里的人，谁也不愿意去医院，谁也不想住进去，因为一旦你住进去就意味着你将终日与疾病做斗争，除非痊愈。而临终关怀却给医院带来了不同，在一个充满消毒剂气味的病房里，来了一群可爱的人，给他们原本寂静的房间带来了欢声笑语，给那些将要离去的人们带去温暖，让人们觉得，即使病魔很难战胜，但却想为了更多次的欢声笑语而坚强起来。

志愿者：蒋文芮

◎ 有好有坏吧。好的方面是可以让病人暂时忘记痛苦，心情愉悦，对死亡也变得更加坦然，也更愿意与人进行交流，更积极地接受治疗。坏处是可能会影响到医疗工作者的正常医疗，也有可能会有吵闹的声音出现，影响其他病人的正常休息。

志愿者：王瑶

◎ 让医院有了不一样的一面，让冰冷的病房除了只有冷冰冰的药物与医疗器械外，还有了人文的气息，让病人能够享受这世界最后的温暖，这是社会的进步。

志愿者：康毅

◎ 给医院带来了欢声笑语，医院不再只是一片冰冷，使医院有了生气、朝气。

志愿者：资金丽

◎　我觉得临终关怀其实在很多方面给医院带来了很多益处。我们去关心老人、病人，这样可能会让病人的心情变得更好，随之病情也会转好。我们去帮助老人，间接地帮助护工们分担了一部分工作，这样使得更多医护工作顺利进行。而且我们去做活动，也给医院树立了一定的口碑。这样，医院不仅医疗技术会更好，也会更热情贴心。

志愿者：佚名

◎　我觉得临终关怀对于老人们来讲就是一件很温暖的事情，是一件感到快乐幸福的事情，这很有意义。对于医院来讲就是为他们的病人解决了一些孤单的烦恼，也减轻一点医院护理方面的负担。

志愿者：佚名

◎　我认为给医院带来的有两方面：好的是给病人带来了一些生机，帮医院分担一些压力；不好的是在管理方面可能会出现一些问题，会因为志愿者不了解情况而造成一些误会。

志愿者：曦

◎　通过和病人聊天，能够让病人心情不那么压抑，更配合治疗，进而使医疗服务更顺利有效地进行。

志愿者：佚名

◎　因为临终关怀给患者们带去了温暖，这样有利于患者积极配合医护人员的治疗，有利于早日完成治疗工作，所以便利了医院的工作，也缓解了医院病床的紧张。

志愿者：金纯宜

◎ 医院的临终关怀会使医院的服务体系更加完善，更好地服务临终患者。这不仅是人道主义的一种实现，也是人类社会文明发展的一种必然趋势。这种双向反馈性服务的建立，又会使得医院管理层面的领导对医院未来的服务以及治疗方案提出新的要求。

志愿者：詹潇云

◎ 能够更加配合医院的治疗。志愿者的到来总会让病人们十分喜悦，心情的愉悦应该也能加快病情的好转。

志愿者：应佳

◎ 我认为这是一种给医院添加新活力的形式，可以让医院中的老人在交谈中解除孤单焦虑的困扰，也可以丰富老人的生活，同时这样可以让老人和家属感到医院具有较好的人文关怀。

志愿者：翟佳佳

◎ 辅助医院对病人的心理护理，减轻其疾病症状的严重程度，减轻医护人员的工作负担，让他们能够有更多时间和精力去服务更多的病人。

志愿者：郑琳伊莎

◎ 影响的话，可能有好有坏吧。好的就是可以更好地陪伴着老人，更好地了解老人所需，然后有助于后期治疗。坏的影响可能就是会有一点点破坏医院的宁静氛围，有时候陪伴老人可能达到不好的效果。

志愿者：周金花

◎ 临终关怀可以让医院充满人情味，使医院不再只是冷冰冰的。因为大家可以相互理解，这样可能会减少医护人员与患者及其家属之间的纠纷。

志愿者：徐畅

◎　临终关怀给予了患者心理上的支持。医院的医护人员平时的工作十分繁忙，而患者的总量又非常多，几乎没有多少精力陪伴患者，同他们沟通，与他们交流。志愿者的到来就可以解决这一问题，同他们聊聊天，消磨寂寞的时间，弥补医护人员不能陪伴的遗憾。

志愿者：马东池

◎　临终关怀能够减少医院负荷。从当前社会现状来看，随着人口的不断膨胀，人口的上升趋势使医院不得不面对人满为患的现实，"看病难"已经是一个亟待解决的社会难题。医疗资源如此饱和的状态，使得患者及其家属的心理压力急剧增大，而在死亡边界上的人们的需求往往朝着情感资源的方向倾斜。

志愿者：戴秋实

◎　我认为临终关怀为医护人员减轻了负担。基于当下医院人力资源有限，而患者数量剧增的实情，对于大部分病人来说，他们能从医院这方面得到的只有医护人员基本的医疗服务，医护人员对此也是心有余而力不足。从日常看来，病人是很渴望得到心灵关怀的。临终关怀志愿服务者的到来，让医护人员的心理压力得到了缓解，同时也为医院增添了人文气息。

志愿者：范高玲

3. 你觉得我们的临终关怀志愿服务活动只局限于医学生好呢，还是可以扩大范围呢？为什么？

◎　可以扩大范围。因为爱和陪伴不需要专业限制，只要你有爱并且愿意倾听老人的话，他们很欢迎你去和他们聊天，一起成长。

志愿者：陈啸

◎　有医学知识的志愿者都可以参加临终关怀服务。医学生的医学知识肯定是

281

比较丰富的，也有较好的护理技巧来照顾病人。如果非医学生有较为基础的医学知识，也可以参加临终关怀服务，这样志愿服务的人数也会增多，使队伍扩大。而且非医学专业学生未来的职业多样化，从长远看，这样可以吸引社会各界更多人士的关注，让临终关怀服务社会化。

志愿者：丁斯琪

◎　可以扩大范围。其实对于临终关怀的志愿者，有一颗善良的、愿意帮助他人的心，就可以积极参与临终关怀。这样可以扩大志愿者的队伍，防止人不够，让更多的老人感受到温暖。临终关怀是一种善举，我不觉得需要多高的门槛，不只局限于医学生，不过也需要对非医学生群体进行一定的培训，让临终关怀服务更切实地惠及临终人群。

志愿者：韩婧婧

◎　肯定不会是局限于医学生，也肯定要扩大范围。尊老是我们中华民族的传统美德。老人们为我们这个社会付出了一辈子，培养了我们一代又一代，是我们尊敬的长辈，现在他们年老病弱，作为年青的一代，我们应该更多地陪伴他们、照顾他们。

志愿者：洪国宁

◎　我认为扩大范围好。虽然医学专业学生掌握比较多的医学知识，对死亡有了更多的了解，在做临终关怀的时候能明白该怎么做才能对病人更好。但是也正因如此，在面对病人时的行为表现，可能会让本来对自己还抱一丝希望的病人彻底绝望，从而加速病人的死亡。这可能是医学生和医生之间比较大的一个区别，毕竟学生经验较少。而其他群体来做志愿者，可能可以避免这个问题。

志愿者：王秀春

◎　可以扩大范围。给予关怀是每个人都能做的事情，而不仅仅局限于医学

282

生，可以让所有大学生都体会一下面对临终病人的心情和想法，每个人都会有不一样的触动，引发每个人对生命与死亡的思考。

志愿者：黄静

◎ 我觉得临终关怀不能仅仅局限于医学生。因为临终关怀不仅仅是医学生所需要做的，而是每一个人都应该参与的。不论年龄大小，这本该是全社会共同的活动，临终关怀更多的是需要那些乐于奉献、真正能够发自内心的人们。即使你不是医学生，但你对这一项活动有足够的热诚，你就是一个优秀的临终关怀服务志愿者。当然，如果有一些专门的培训，那更是锦上添花了。

志愿者：蒋文芮

◎ 我认为临终关怀志愿服务活动可以扩大范围，临终关怀志愿者最重要的是有一颗爱心。只要有爱心，再加一些相关方面的学习，谁都可以成为临终关怀志愿者。

志愿者：王瑶

◎ 将来我们的亲人，或者我们自己，都难免会有病死，都有可能会亲身体验到临终关怀这项服务。又或许这将会是面向全社会的一个现实，尽早让社会各界加入志愿服务的队伍中来，有利于达成社会的共识，从而让临终关怀服务得到推广。

志愿者：康毅

◎ 我觉得可以扩大范围，只要有爱心的人都可以参加。老人真的很孤单，有个人陪他们聊聊天，他们就会很开心、幸福。我相信即使不是医学生，也可以做到的。除了医院的治疗，老人更需要的是心灵的慰藉。

志愿者：资金丽

◎ 我觉得可以扩大范围。这样可以让更多的同学了解到医院医生的不易，病

283

人的痛苦让他们更加珍惜生命、热爱生活。也可以让他们通过这个活动，感受到很多，心里对生活态度的改变也让他们努力在大学里实现自己的人生价值，让大学生活变得更加有意义。

志愿者：佚名

◎ 我觉得扩大范围会更好。因为临终关怀并不是一项技能，而是一个人的意愿。情感的交流和抚慰是人的本能，并不需要什么技能与培训。与老人进行交流，是很多人想要去尝试想要去经历的。

志愿者：佚名

◎ 我觉得专门的志愿者比较好，这样可以让更多的病人知道不仅仅家人、医院的医务人员，还有各界的人员，都关心他们，希望他们早点康复。这样，便于病情的好转，最主要的是让他们感受到不同人群的关爱，让他们对生活充满希望。

志愿者：佚名

◎ 可以扩大范围，不止是医学生能够给予临终病人关怀，每个人都可以。给予他人关怀，为社会献出一份爱，是每个人都可以做到的。

志愿者：曦

◎ 扩大范围比较好。因为病人们在医院每天接触的都是医务工作者，缺少与社会接触，与不同工作的人交流能使他们更多了解外面的世界。

志愿者：佚名

◎ 扩大范围好。因为临终关怀并不涉及医学，它是脱离医学而给予病人心灵上的关怀和温暖。这种工作是每个人都有能力去做的，社会各界都参与进来也有利于临终关怀事业的发展。

志愿者：金纯宜

◎ 我觉得临终关怀志愿服务活动可以扩大范围。因为涉及的人群越广泛，被服务与照顾到的人越多，就将会有更多的人受益。

志愿者：詹潇云

◎ 我觉得可以扩大范围。因为这个活动的形式十分简单，就是陪伴。我觉得在这个活动中，只要能给别人带去欢乐，就是一名合格的志愿者。

志愿者：应佳

◎ 扩大范围比较好，这样可以让更多人了解到老人的生活，体会临终关怀，这样有利于营造良好的氛围。

志愿者：瞿佳佳

◎ 扩大。可以让更多的人体验临终关怀志愿服务。志愿不分界限，谁都可以参加，在其中也可以学到很多东西。

志愿者：郑琳伊莎

◎ 扩大范围好。临终关怀活动不需要太多的专业性知识，可以说是不需要专业性知识，需要的就是陪伴，而陪伴每个人都能做到。扩大范围，让更多的人了解，让更多的人参与到这个活动中来，可能会有意想不到的好处。

志愿者：周金花

◎ 扩大范围。志愿服务应该是无边界的。所有人都应该去感受奉献的快乐，而不是一味地向社会索取。

志愿者：徐畅

◎ 我认为扩大范围好。因为临终关怀是一个社会性的项目，不仅仅需要医学生的关注，更需要社会各界的关注。

志愿者：马东池

◎ 我认为我们应该把临终关怀的志愿服务推广出去。首先，人固有一死，在死亡面前医疗资源是极度紧缺的，而医学生的数量和力量都有限。其次，临终关怀不是医疗关怀，临终关怀的侧重点是情感伴护，专业性相对较低。

志愿者：戴秋实

◎ 我认为应该把临终关怀的志愿服务队伍扩大。首先，临终关怀的技巧性并不高，通过训练，即使是非医学生也能学会如何较好地实施关怀服务。其次，参加过临终关怀的志愿者会对此服务更加了解，将来自身或者家人接受此项服务时，也就会有比较好的效果。最后，无论是从实施者看还是从受关怀者来看，临终关怀都是一项社会性服务，因为死亡是众生皆要面对的。"众人齐心，其利断金。"来自社会各界的志愿者共同面对死亡，可以减少个人对死亡的恐惧。

志愿者：范高玲

4. 在你工作以后，你支持这种志愿服务吗？为什么？

◎ 支持。因为这种志愿服务不仅仅是可以让老人得到幸福，对我来说，这种经历能让我成长，让我懂得以后也应该多多陪陪老人。

志愿者：陈啸

◎ 在我工作以后肯定会支持这种志愿服务，因为身为一名医学生，懂得生命的意义，帮助患者减轻痛苦也是我们的职责。我觉得生命就是一首欢乐的歌，这首歌既然有了好的开头，我就不希望以悲伤结尾。所以我希望通过我的爱心、真情、专业技术去服务每个临终的患者。希望通过我的临终关怀服务能让他们在临终前免受病痛的折磨，保持心情愉悦，没有任何遗憾，安详地、有尊严地离开人世。

志愿者：丁斯琪

◎ 支持。我工作以后，如果有条件我还会参与临终关怀，这是很有意义的活动。我们也有亲人，也有孤独的时候。我们长大，父母变老，我们发现父母在自己自立之后，会变得像小孩子一样，会撒娇，会觉得孤独，会对你像孩子一样记仇发脾气。这个时候，如果我们无法陪伴在他们身边，就需要志愿者的存在。

志愿者：韩婧婧

◎ 支持。如果有空闲时间、有机会的话也再去当志愿者。因为临终关怀不仅仅是对老年人的关怀，同时也是对生命的认知和对生命的尊重，临终关怀也正是一种传播正能量的体现。

志愿者：洪国宁

◎ 我不支持。我必须要保证病人的心理状态平衡，稳定病情，如果有外人接触，可能会给我的工作带来不必要的麻烦。

志愿者：王秀春

◎ 支持。临终关怀是社会文明的标志，每一个人都希望活得顺利，死得安详。临终关怀正是为让患者有尊严、舒适地到达人生彼岸而开展的一项社会公共事业，临终关怀体现了医护职业道德的崇高，医护职业道德的核心内容就是尊重患者的价值。

志愿者：黄静

◎ 我工作以后，也会支持这种志愿服务。因为这不仅仅是当今社会发展的需求，也应该是我们每一个人应该承担的责任。每个人都会遇到困境，只有当我们触及死亡这个话题，才会真正意识到，能遇到临终关怀这样的组织是有多么的幸运。虽然现在它还是一个没有太多人参加的志愿服务，但我相信在将来的某一天它一定会壮大起来。所以以后工作了，我还是会继续支持这种志愿服务。

志愿者：蒋文芮

◎ 在我工作以后，我还是非常支持这种志愿服务。我认为活动不仅仅是为病人及家属带去温暖，我们自己也同样收获了幸福感。再者，也更能提醒我们要珍惜生命的每一秒，爱护身体，热爱生活。

志愿者：王瑶

◎ 支持。可以让临终关怀的人们得到这世界的最后一丝慰藉。

志愿者：康毅

◎ 我会支持的。在自己空闲的时候为社会做点什么，我觉得非常有意义。

志愿者：资金丽

◎ 我非常支持这种活动。我经常做志愿活动，每次周末即使专业课程很忙，我也会抽出一定时间参加活动。我知道还有更多的人需要我的帮助。我性格比较外向，我愿意奉献自己的力量，感染身边的一切人或物。我也想让自己的大学生活变得更加有意义。

志愿者：佚名

◎ 我支持这种志愿服务，我觉得这种志愿服务让人觉得很感动，心里暖暖的。我喜欢这种能够真正起到帮助作用的志愿服务，因为那些老人们在我的服务后，我感觉他们真的需要志愿者去和他们聊天解闷。

志愿者：佚名

◎ 支持。有积极意义。

志愿者：曦

◎ 支持。因为这种志愿工作，不仅是对患者、对医院有利的，对我们自己也是一种锻炼，是一种爱的传递。

志愿者：金纯宜

◎　支持这种志愿服务，因为临终关怀目标是提高患者的生命质量，通过消除或减轻病痛与其他生理症状，排解心理问题和精神烦躁，令病人内心宁静地面对死亡。同时，临终关怀还能够帮助病患家人承担一些劳累与压力。

志愿者：詹潇云

◎　支持。为了病人的需求着想，没有理由不支持。

志愿者：应佳

◎　我支持。这样的活动很有意义，可以弥补护士医生照顾的不足，使老人接受到全面的关怀。

志愿者：翟佳佳

◎　支持。这种志愿服务不仅能够减轻病人心里的痛苦，还能够让我们自己学到知识。

志愿者：郑琳伊莎

◎　支持。因为我们国家老龄化越来越严重，空巢老人也越来越多，需要陪伴的人也会越来越多。所以社会上是需要这种服务的存在的，而且这也是一个有意义的活动，值得被支持。

志愿者：周金花

◎　支持。因为这样可以让我们提前感受到医院的氛围，还有了解患者及其家属的想法。

志愿者：徐畅

◎　支持。能够调节病人的心理，使治疗能够更好地进行。

志愿者：马东池

◎ 会支持。因为在帮助别人的同时，自己也会学到不少平时学不到的东西。

志愿者：佚名

◎ 作为一个医学生，我是百分之百支持此类活动。因为在死亡面前，人类十分的弱小，死亡是一件无关性别、种族、年龄的事情。临终关怀虽然不能缓解病人身体上的痛苦，但能给予他们精神上的慰藉，有效提高生存的质量。

志愿者：戴秋实

◎ 我会支持临终关怀进医院。因为作为医生，我们总是希望病人能够身心健康，即使通过治疗只能够延缓病情恶化而不是治愈，我们也还是希望病人能尽量保持乐观的心态，而在实际工作中我们必将很难抽出较多的时间来给予病人关怀。临终关怀契合了我们的想法和病人的实际需求，我觉得只要志愿团队有比较系统的管理，与医院做好协商工作，临终关怀可以在医院得到较好的成效。

志愿者：范高玲

5.你觉得临终关怀是让医院的人员做好呢，还是要有专门的志愿者好呢？为什么？

◎ 两者相结合比较好。医院的人员对他们的服务是义务，但是专门的志愿者也可以有责任地去实施，会对临终关怀的发展有促进作用。

志愿者：陈啸

◎ 我觉得临终关怀还是让专门的志愿者做比较好。因为医务人员的工作时间很紧张，需要救助患者，而具有医学知识的志愿者来专门对患者进行临终关怀，可以减轻医务工作人员的压力。

志愿者：丁斯琪

290

◎　该是专业的志愿者吧。医院的医护人员本来就很忙碌，将心比心，我们不应该给他们增加负担。而专业的志愿者有丰富的经验，可以尽量让老人开心一些，让他们放松心情，而且有一颗爱心，对老人也更加细心，更加尽心尽力。

志愿者：韩婧婧

◎　个人觉得这两部分都应该做好。因为临终关怀是我们每个人都应该关注的事，我们每一部分都是不可或缺的，只有医院人员和志愿者一起努力才能让关怀更温暖。

志愿者：洪国宁

◎　医院的人员好。医院人员更了解病人，他们可以有针对性地对不同的病人在不同时期采取不同的措施，这更有利于病人的健康。

志愿者：王秀春

◎　有专门的志愿者比较好。医护人员的工作压力和责任很大，而且他们的工作中本来也就有关怀的部分。但由于现在的就业状态，医护人员的资源并不是很够，临终关怀主要以关怀为主，不需要很多的医疗知识，所以专门的志愿者从事这个服务，不仅能形成良好的系统，也可以让临终关怀的服务体系更加完善，让医护人员在更加需要他们的地方发挥最大的作用。

志愿者：黄静

◎　我觉得临终关怀有专门的志愿者比较好。因为那些需要临终关怀的人们，基本上每天都与医院的人员交流，要是临终关怀也要用专门的医院的人做的话，让病人没有更多不一样的交流；要是有专门的志愿者的话，可能他们来自各行各业，思维更多元。当然，对于那些需要关怀的人来说，会有不同的感受，在与那些志愿者交流时也就会少了在面对医院人员时的拘谨，反而会聊得更开心。

志愿者：蒋文芮

◎　我认为临终关怀让医院的人员做可能会更好。因为他们有专业的医学知识，他们也知道病人在不同的病程下需要的关爱是不一样的。而专门的志愿者可能会缺少这方面的知识，不能满足患者的实际需求。因此，临终关怀让医院的人员做可能会更好。

志愿者：王瑶

◎　既要有医院人员的参与，也要有志愿者的关怀。因为需要被临终关怀的人们大多数在医院，医护人员是陪伴他们最多的人，理所当然要做好，志愿者的参与也必不可少，既可以让病人得到更多群体的关怀，又可以让更多人体会到生命的意义。

志愿者：康毅

◎　我觉得都可以去做。中国正在步入老龄化社会，老人会越来越多，医院人员和志愿者都可以去做，我们要充分利用资源，给需要帮助的人送去帮助。

志愿者：资金丽

◎　我觉得有专门的志愿者比较好。这样可以让更多的病人知道不仅仅有家人、医院的医务人员，还有外界的人员关心他们，希望他们早点康复。这样，便于病情的好转，最主要是让他们感受到不同人群的关爱，让他们对生活有信心，充满希望。

志愿者：佚名

◎　我觉得临终关怀只是一种个人意愿的事情，因为它不需要什么特定的技能，这种服务需要的其实就是一颗懂得体谅他人的心而已。你可以没有专业技能，只要能敞开心扉聊天就可以了，所以我觉得没有特定身份。

志愿者：佚名

◎ 专门的志愿者好。有专门的志愿者能让病人感觉到社会的关爱。

志愿者：佚名

◎ 我觉得应该医护人员和专门的志愿者配合展开。由于医护人员本身工作任务繁重，不可能会有时间来进行临终关怀的工作，但是医护人员可以给予专门的志愿者病情方面的指导，比如说病人有什么禁忌，在病人面前不能说什么刺激性的言语，等等。

志愿者：金纯宜

◎ 我觉得只要能够做好相应的工作，不论派谁去做，都是好的，关键就是要把临终关怀部门的内部事务处理好，才能更好地以团队的力量推动临终关怀事业的发展。

志愿者：詹潇云

◎ 专门的志愿者。志愿者会让病人眼前一亮，会让他们觉得自己是被重视的。

志愿者：应佳

◎ 我觉得是专门的志愿者做好。因为护士的工作量已经很多，可能余力比较少，这样照顾得不太全面，也不细致。

志愿者：翟佳佳

◎ 专门的志愿者。医院人员工作比较繁忙，不能顾及太多，专门的志愿者比较有针对性，能够更好地进行临终关怀，与我们这种定期的志愿者相比，可能会更加有效。

志愿者：郑琳伊莎

◎ 我觉得是有专门的志愿者更好。因为医生有服务的病人，可能无暇顾及那么多。而专门的志愿者都是经过培训的，也比较了解这方面的知识，服务起来也会更加得心应手，和老人们建立关系也会比较简单。

志愿者：周金花

◎ 还是由医院的专业护理人员做好。因为她们更了解病人的情况。

志愿者：徐畅

◎ 我觉得都需要。专门的志愿者虽然能够给予患者心灵上的慰藉，但毕竟没有专业的医学知识，也容易造成患者的信息暴露等负面的影响。医院的人员和志愿者一起配合，可以达到更好的治疗效果。

志愿者：马东池

◎ 我觉得不需要区分得如此清晰，医院的人员做也可以，专门的志愿者做也可以。但是我个人认为现在一般的医院对临终关怀没有明确的认识。我觉得医院可以和社会上的志愿者加强合作，提高临终关怀在社会上的认知度。

志愿者：戴秋实

6. 你认为参加这个活动对你的大学生活和以后生活有什么影响？

◎ 可以让我更明白家人是多么向往陪伴，每个人都需要关怀，会让我以后更加善良，对我的事业和生活更加负责。

志愿者：陈啸

◎ 参加活动后，我觉得我会更加珍惜生命，实现自我生命的价值。不知道自己是怎样来到了这个世界，但是我们有权利，可以在生命的终点，与这个世界平静地告别。同时我也会努力学好专业知识，为未来从事医疗事业打好基础。

志愿者：丁斯琪

◎　让我明白要尽量以善意对待他人，对在困难中的人勇于伸出援手。志愿活动是对社会创造价值，也许我们得不到什么回报，但是，赠人玫瑰，手有余香，我们可以充实自己的生活，让自己更好，进一步提升自我，进一步发展自我，我们可以变得更加优秀。

志愿者：韩婧婧

◎　我很荣幸能成为以"传递爱心、志愿服务、乐于奉献、不求回报"为宗旨的团队成员之一。作为大学生，我们不能养尊处优，而应该履行义务，肩负起时代赋予的责任。即使我们的能力仍有限，但一颗关爱之心不会磨灭。我们将尽全力伸出双手去帮助、关心孤寡老人、孤残儿童等有困难的群体。哪怕一句问候、一次搀扶、一次弯腰都能为社会公益、慈善、福利事业、社会生态环保及建设和谐文明的社会贡献出自己的微薄之力！

志愿者：洪国宁

◎　可以让大学生对死亡有正确的认识，对死亡不再那么惧怕。让我们更加珍惜健康的时光，关心自己的家人。

志愿者：王秀春

◎　会让我更加珍惜今后的每一天，特别是在大学里的时光。每一次去医院之前，可能觉得生活太忙碌，有点疲惫，不能坚持下去，但看到那些友善的病人，还能乐观面对疾病，告诉我作为一名医学生的意义，并且感谢我们的到来时，就觉得现在所承受的压力也是动力，也明白了生命真的很伟大，要去努力过好每一天。

志愿者：黄静

◎　参加这个活动让我对生命更加敬畏。在疾病面前，生命太过于脆弱，一切都很难测，永远也猜不到下一刻会发生什么。所以现在作为大学生的我，相信自己会更加积极地去参加这样的活动，也会更加关心父母以及周围亲戚朋友的身体健

295

康，会更加珍惜与朋友相处的机会。在以后的工作里，也会坚持做志愿服务活动和鼓励周围的人积极参加这个活动。

志愿者：蒋文芮

◎ 让我珍惜和家人在一起的时光，提醒我要好好保护身体，珍惜时光，过好每一天。

志愿者：王瑶

◎ 可以让我珍惜当下，积极进取。

志愿者：康毅

◎ 一来我对临终关怀有了更深的理解，因此我会更加积极参加志愿活动。二来我更加深刻地意识到自己要好好学习医学知识，将来工作后能为病人减轻痛苦。

志愿者：资金丽

◎ 有一定的影响。我的专业是临床医学，在参加活动中，能更直接地去了解病人，有利于我对这个专业的了解。

志愿者：曦

◎ 对以后的工作和生活都非常有益，让我们懂得健康很重要、生命很可贵。

志愿者：佚名

◎ 没什么特别大的影响，但可能会在不知不觉中改变我的想法，以后可能会更多地参加一些类似的志愿活动。

志愿者：金纯宜

◎ 我觉得参加了这个活动对我的感触还是比较深的。因为当你是一位健康的青年的时候，你一般是不会太在意死亡这种遥远而且十分沉重的话题的，然而当我们亲眼看到了这些被病痛天天折磨的老人时，我们就真的被触动了，也明白了我们工作的意义所在与其价值所在。

志愿者：詹潇云

◎ 让我觉得自己的生活更加充实，更加有意义。觉得自己参加了这个活动，给病人带去了欢乐，自己的价值也体现出来了。

志愿者：应佳

◎ 首先，这个活动有助于我将理论与实践相结合，为我奠定良好的实践能力。同时在照顾老人中，我获得了许多信心，从他的鼓励中，我了解到我自己的喜好。

志愿者：翟佳佳

◎ 丰富了我的大学生活。平时在学校很少陪爷爷奶奶，参加这个活动能多陪陪老人。以后生活中能够知道如何与老人们聊天。

志愿者：郑琳伊莎

◎ 对于大学生活的影响：参加了活动，得到了相应的锻炼，也比别人提前学到了一些东西，让以后的发展有更好的基础，也结识了更多的人，丰富了自己的课余生活。对以后生活有影响：更加理解老人，更加关爱老人，对待自己身边的人都会多一分包容、理解、宽容。

志愿者：周金花

◎ 好好生活，好好学习。

志愿者：徐畅

◎　丰富了我的社会及实践经验，接触到了一些不同的人。今后我在从事医疗工作的过程中会接触到这些病人，因此提早对这种病人有了解，可以为我以后的工作打下基础。

志愿者：马东池

◎　我觉得参加这个活动，对我以后的生活影响很大。我愿意抽出一些时间继续参加志愿服务，这样我的大学生活更加有意义、有价值。以后在生活中，我也会努力地去做好身边的每一件事，努力尽自己的力量帮助别人。希望自己在生活中慢慢进步，继续加油上进。

志愿者：佚名

◎　这次活动就是让我感觉生老病死是人之常情，而我们能做的就是在自己活着的时候让自己过得更好，不要给他人造成负担。要有乐观积极的生活态度，只有你的想法积极乐观，你才会更快乐一点。

志愿者：佚名

◎　每个人都必将面对死亡，我们没有办法去逃避死亡。如何去面对死亡，是每一个人都需要面对的问题。但是现在死亡教育在中国十分匮乏，很多人不知道怎么去面对死亡、怎么去处理自己面对死亡的情绪。通过这个活动我会加深自己对于死亡的思考，如果自己即将要面对死亡，甚至就在下一秒我们遇见死亡，我们怎么处理？

志愿者：戴秋实

◎　临终关怀让我渐渐地学会坦然面对生老病死，在与服务对象的交流过程中，我了解了不同职业的人对所生活的社会的看法，也明白了当死亡离我们很近时，难免会产生无所适从的迷茫，可能我们没法控制疾病的发生趋向，但是我们还是可以选择如何过好死亡前的这段生活。即使目前有"死亡体验"推出，但我们没法真正体会到死亡的痛苦，在没有经历之前，一切的预想与担忧都是徒劳。

志愿者：范高玲

7. 你觉得我们的临终关怀活动对服务对象的影响有哪些?

◎　能让他们感觉到爱，可以陪他们说说话拉拉家常，使他们的心情得到一定程度上的舒缓，去接受更好的世界。

志愿者：陈啸

◎　患者在接受关怀后，心态明显变好，一定程度上减轻了痛苦，变得更加坦然。能够正常进食，愿意与人交流，更积极地配合治疗。

志愿者：丁斯琪

◎　让他们心情更好，更加坦然，少一点思念与悲伤的情绪，更加配合医生的治疗，用更加平和的心态对待死亡，可以不会太无聊孤单，少一点躺在床上发呆，多感受到生命的意义，感受到被人需要的温暖，感受到等待中的期待与希望。

志愿者：韩婧婧

◎　临终关怀能够提高患者最后阶段的生命质量，通过消除或减轻病痛与其他生理症状，排解心理问题和精神烦躁，令病人内心宁静地面对死亡。同时，临终关怀还能够帮助病患家人承担一些劳累与压力。

志愿者：洪国宁

◎　临终关怀可以让患者在死亡时获得安宁、平静、舒适的感受，让家属在病人死亡后不留下任何遗憾。

志愿者：王秀春

◎ 让老人们感受到家之外的温暖，医院不仅仅是看病的地方，不仅仅是阴冷、灰色的，这些志愿者到来后，似乎有了温情。有人陪他们聊天，相信老人们是开心的。那些因家人太忙而无人陪伴的老人，也有了倾诉对象。

志愿者：黄静

◎ 让被服务的人感受到来自陌生人的温暖，改善病人临终前的自我感觉，减轻这种痛苦，让临终者平静、安详地离开人世。或许还可以让那些不愿承受痛苦的人，坚强地面对现实。

志愿者：蒋文芮

◎ 我认为他们在接受关怀后，心情明显轻松了，开心了许多，暂时忘记了疾病带来的痛苦，对死亡也变得更加坦然。同时更积极地接受治疗，愿意与人交流。

志愿者：王瑶

◎ 我们伸出了援助之手，主动提供温暖，可能会缓解病人的病痛，让他们心情更加放松。这样一来，我们的善举温暖的不只有病人，还有病人家属，志愿活动的受益者扩大到一个家庭。

志愿者：康毅

◎ 我觉得这种服务对于参加者来说，是一种积极的生活体验，也是一种挑战，大学生和爷爷奶奶相处的时间不长。这种活动探索了和老人们的相处方式，能让我大胆一点。

志愿者：佚名

◎ 被关怀对象的子女不在身边，志愿者就可以暂时给被关怀者提供温暖。

志愿者：曦

◎ 让他们感觉到了社会对他们的关爱。

志愿者：佚名

◎ 可以转移患者注意力，给予他们心灵上的慰藉，让他们感受到爱与温暖，至少我们在那里的时光可以使他们不那么孤独。

志愿者：金纯宜

◎ 病人进入濒死阶段时，开始为心理否认期，这时病人往往不承认自己病情的严重，否认自己已病入膏肓，总希望有治疗的奇迹出现以挽救生命。当病人得知病情确无挽救希望，预感已面临死亡时，就进入了死亡恐惧期，表现为恐惧、烦躁、暴怒。当病人确信死亡已不可避免，而且瞬间即来，此时病人反而沉静地等待死亡的来临，也就进入了接受期。一般说来，濒死者的需求可分三个层次：①保存生命；②解除痛苦；③没有痛苦地死去。因此，当死亡不可避免时，病人最大的需求是安宁、避免骚扰，亲属随和地陪伴，给予精神安慰和寄托，对美（如花、音乐等）的需要，或者有某些特殊的需要，如写遗嘱，见见最想见的人，等等。病人亲属都要尽量给予病人这些精神上的安慰和照料，使他们无痛苦地度过人生最后时刻。

志愿者：詹潇云

◎ 让服务对象不再孤单，能够更加乐观地对待病情。

志愿者：应佳

◎ 老人大部分都是很孤单的，都靠护工照顾。我们和他们聊天，丰富了他们的生活，并且可以让他们了解到外面的世界，变得开心一些。

志愿者：瞿佳佳

◎ 让他们得到关怀，在冰冷的医院里能够感受到温暖。

志愿者：郑琳伊莎

◎   可能让他们感受到了一丝温暖，让他们平淡无奇、压抑无趣的医院生活多了一丝阳光的色彩。然后给予他们一点点陪伴，可能会让他们的心情变好，不再因为医院的环境而感到郁闷惆怅。对他们来说，也会是多一个愿意倾听的人，多一个打发时间的机会。

志愿者：周金花

◎   可以给他们带来一点关怀，但是也可能会影响他们的休息。

志愿者：徐畅

◎   能够帮助病人打发他们的无聊时光，对于没有家人陪伴的患者来说，志愿者的存在让他们有了一个可以诉说情感的对象。

志愿者：马东池

◎   "如果在黑暗的冰冷里浸泡太久了，会更加渴望阳光的温度。"临终关怀之于服务对象的意义也是如此。老年人最怕的应该是被忘记，被家人忘记，然后被社会抛弃，孤家寡人迷失在岁月的洪流里。而志愿者的存在能够为老年人带来一些心灵的慰藉，提高他们的自我认知，提升自我存在感。

志愿者：戴秋实

8. 你认为越来越多的人关注和参加到我们临终关怀志愿服务的原因有哪些？

◎   客观原因是社会发展的需要，老龄化的发展，加上现在年轻人为事业奋斗，有时候会忽略老人的感受；主观原因是志愿者们想要传达善意，传播关怀。

志愿者：陈啸

◎   临终关怀是一项符合人类利益的崇高事业，对人类社会的进步具有重要的意义。人们像迎接新生命、翻开人生历程的第一页一样；送走、合上人生历程的最后一页，画上一个完美的句号，以便让患者在死亡时获得安宁、平静、舒适，让家属在病人死亡后没有留下任何遗憾和阴影。

志愿者：丁斯琪

◎ 现在，安乐死这个问题一直受到持续关注。中国已经提前进入了老龄化社会，有更多的老人的心理健康需要我们加强关注，有更多的老人去世。这个时候，物理治疗已经没有什么用处了，就需要一些心理辅导，让老人可以更加坦然地面对死亡，了解死亡只是一个过程。

志愿者：韩婧婧

◎ 尊重人权，尊重生命，关怀患者，给临终患者以尊严。

志愿者：洪国宁

◎ 首先应该是因为我们都有一颗想要为社会服务的心，想要奉献自己的爱心，其次可能是对它有一定的好奇心理。

志愿者：王秀春

◎ 随着社会和文明的进步，对于临终患者的医治和照料有了更新的观念，人们更重视如何减轻痛苦和人格尊严如何得到尊重。为病人提供临终关怀服务，是新时代的人新的挑战和贡献。

志愿者：黄静

◎ 因为对于我们常人来说，生老病死是一个自然过程，没人可以例外。每一个生命都会走向终点，对于即将到达终点的病人，大多希望平静而有尊严地离开。在生命的尽头，让他们尽可能地减少痛苦，带着坦然，平静地谢幕；同时帮助家人舒缓压力，做好家人离世的准备。这将是每个人都难以避免的，正是因为如此，现在才会有越来越多的人加入这个组织。

志愿者：蒋文芮

◎ 社会时代发展的需要，也是顺应时代的趋势。

志愿者：王瑶

◎ 因为生命诚可贵。

志愿者：康毅

◎ 一是老人越来越多，需要关怀的人正在增加。

二是临终关怀项目发展得越来越成熟。

三是给需要的人带来了更多的幸福快乐。

志愿者：资金丽

◎ 我觉得加入这个活动中还是本着自己一份对生活热情的心态。想要了解到医院里的病人的情况，让自己以后更加珍爱生命，也想通过活动了解更多的医学服务，一次次改进自己的服务便于以后更好地开展服务，也可以照顾好自己的家人。或者通过照顾医院里的病人，也为了感受到疾病的苦痛，让自己以后照顾好家人和自己。

志愿者：佚名

◎ 我觉得最主要的就是帮助服务对象解决了一定程度的孤单感，因为临终关怀的对象基本上就是一些长期待在医院与儿女不能待在一起的老人们，他们太需要志愿者去和他们交流，和他们分享生活中的故事。

志愿者：佚名

◎　随着素养的提高，人们意识到了临终关怀的重要性。

志愿者：曦

◎　能让我们变得更有爱心和同情心，学会爱别人。

志愿者：佚名

◎　更多的人知道了有临终关怀这样的志愿活动的存在，更多的人意识到临终关怀的重要性，更多的人希望可以通过自己微薄的力量让即将死去的人感受到温暖。

志愿者：金纯宜

◎　患者尽管处于临终阶段，但个人尊严不应该因生命活力降低而递减，个人权利也不可因身体衰竭而被剥夺，只要未进入昏迷阶段，仍具有思想和感情，医护人员应维护和支持其个人权利；如保留个人隐私和自己的生活方式，参与医疗护理方案的制订，选择死亡方式，等等。

志愿者：詹潇云

◎　老年人越来越多，我们也更加关注老年人的精神状态和身体状态。越来越多的人愿意去做志愿活动，也越来越希望能体现自己的价值。

志愿者：应佳

◎　首先，如今社会老年人口越来越多，养老问题越来越严峻。并且如今年轻人的素质教育越来越好，越来越关注到老人等困难群体。

志愿者：翟佳佳

◎　首先，宣传力度越来越大。其次，越来越多的人认为志愿服务是非常有意义的事。

志愿者：郑琳伊莎

◎ （1）社会环境的需要，老龄化越来越严重，这个问题被关注到。

（2）人的文化素质得到了提高，认为这个活动是心灵上的升华。

（3）想重温与自家老人相处的时光，或者让自己以此来弥补从前错失的，而让现在不留遗憾。

志愿者：周金花

◎ 人们的思想道德素质提高，社会意识和服务他人意识增强，愿意为他人做一些力所能及的事情。

志愿者：徐畅

◎ 这个活动可以让我们感受到自己的价值，可以服务于他人，也算是为社会减轻负担作贡献吧。

志愿者：马东池

◎ 首先是经济的发展，随着GDP的增长，人们的自我意识开始得到挖掘，更加关注生命的质量和温度。其次是中国的老龄化逐渐严重的现象，老年人所占比例将越来越大，这已然成为一个严峻的社会问题，如何让老年人最后一段时光的生命质量得到保证引发了全社会共同思考。

志愿者：戴秋实

◎ 首先，目前大部分的临终病人都是老人，而老人在我国人口中占有极大的比例；其次，现代社会生活节奏紧张，临终病人家属能够陪伴病人的时间有限，临终关怀志愿者的到来为他们带来了福音；最后，人们对人文关怀心怀感激，尤其是在临终阶段，这也极大地鼓舞了志愿者的信心。

志愿者：范高玲

9.在你参加这个活动的过程中有过哪些困难和疑问？

◎ 老人的孩子们会隔多久去见他们一次，多久和他们聊聊天。

志愿者：陈啸

◎ 在我参加这个活动的过程中，我觉得最困难的一点就是与老人聊天找不到话题，也许他们是因为疾病没有聊天的欲望。还有就是如果碰到不会讲话或者耳聋的老人也难以沟通，导致交流上存在障碍。我们没法得知病人的需求，就没法将服务带给他们。

志愿者：丁斯琪

◎ 感到艰难的时候就是这个过程中一些路费什么的需要自己补贴，这样子可能会让志愿者失去信心。这对于家庭富裕的人来说也许没有什么，但对于一些家境不好的人来说，虽然有一颗想帮助他人的心，经济实力与一些客观条件却不允许，可能不太会长期坚持。

志愿者：韩婧婧

◎ 没遇到什么困难。

志愿者：洪国宁

◎ 我很疑惑为什么医院会把身体状况相差极大的病人安排在一个病房，这难道对患者不会有影响吗？

志愿者：王秀春

◎ 有时候会遇到一些不愿意接受我们服务的人，或者会遇到一些人对我们的

307

行为和活动充满疑问，他们会觉得我们做临终关怀志愿者或许是抱着某种目的的。这或许是临终关怀的概念和意义没有被普及，可见这还需要我们共同努力去实现。

志愿者：黄静

◎ 在这次志愿过程中的困难主要是在与老人们交流的时候，有时候会因为个别语言不通而产生交流上的困难。

志愿者：蒋文芮

◎ 在整个过程中我没有疑惑和困难。

志愿者：王瑶

◎ 难以与临终关怀的人们打开心扉，做到心灵的沟通。

志愿者：康毅

◎ 首先是对病人不是很了解、熟悉。其次是爷爷奶奶年纪有点大了，交流有些障碍。最后是在要分离的时候，彼此会感到非常的不舍。

志愿者：资金丽

◎ 我刚参加这个活动的时候，并不知道怎么做对病人来说才是最好的，稍微有一点迷茫，也不知道该和老人聊什么话题比较合适。后来自己勇敢地尝试，也许他们会很感兴趣。其实在这个过程中，最大的困难还是心里对那种疾病的恐惧，让自己在服务过程中，为他们心生怜悯之情，希望他们早点痊愈。

志愿者：佚名

◎ 因为不是本地人，我个人认为语言不通对我来说是最大的挑战，但是和爷爷奶奶聊天的那种主动的感觉会让你变得自信起来，你不会觉得自己遇到的这些问题成为什么阻碍，你会觉得这是很好的经历。

志愿者：佚名

◎　对于老人家的悲伤无能为力，而且服务对象很有限，只能限制在那些会普通话的病人。而医院里的病人都是年纪比较大的老人，大都只会方言。

志愿者：佚名

◎　没什么困扰，我感觉和爷爷奶奶聊得很好。

志愿者：佚名

◎　我觉得我自己聊天的能力实在是有些欠缺，在聊天的过程中我常常会感到尴尬和手足无措。

志愿者：金纯宜

◎　临终关怀不同于安乐死，这既不是促进，也不延迟病人死亡。其主要任务包括对症治疗、家庭护理、缓解症状、控制疼痛，减轻或消除病人的心理负担和消极情绪。所以临终关怀常由医师、护士、社会工作者、家属、志愿者以及营养学和心理学工作者等多方面人员共同参与。在临终阶段，癌症病人除了生理上的痛苦之外，更重要的是对死亡的恐惧。美国的一位临终关怀专家就认为"人在临死前精神上的痛苦大于肉体上的痛苦"。因此，一定要在控制和减轻患者机体上的痛苦的同时，做好临终患者的心理关怀。

志愿者：詹潇云

◎　对于一些看似很痛苦，但是又无法听懂他语言的老人，应该怎么办？

志愿者：翟佳佳

◎　有些问题不知道该不该问，有时候容易冷场，不知道如何回复。

志愿者：郑琳伊莎

◎　困难就是第一次去的时候不知道聊些什么，会觉得尴尬，总是找不到话题

309

聊，然后服务的对象热情度也不高，总是会冷场。但是有了第一次，后面会慢慢地好起来，和老人熟络地聊天，仿佛相识很久一样。

志愿者：周金花

◎ 有一些病人因为得病的原因，心情很低沉，然后不好沟通。

志愿者：徐畅

◎ 在与患者沟通的时候害怕触及敏感问题，因此沟通过程会有些尴尬。

志愿者：马东池

◎ 我觉得我们的专业素养太不够了，当然这和我们学生的身份密不可分。但是临终关怀需要的不仅仅是我们，而是更多的志愿者们。医院需要与社会上的志愿组织加强合作。其实临终关怀更需要的是更多的针对性与特异性。

志愿者：戴秋实

◎ 有被关怀的临终病人对于志愿者的感恩之情很浓厚，总觉得自己也要为志愿者做些什么，如果没有能力做到，他们总会表现得很不好意思。这是人之常情，但有时也难以避免尴尬。

志愿者：范高玲

10. 你觉得目前我们的临终关怀有哪些需要改进的？（附加建议）

◎ 时间太短，目的性和针对性太少。可以事先合理地安排好服务对象，让我们每次去医院都可以关怀到一定数量的病人，让我们前去服务时所花的时间有所值。

志愿者：陈啸

◎　我认为目前学院的青年志愿者协会的临终关怀活动做得不错，志愿的完整性也挺好。就本次志愿活动来说，唯一的不足就是没有与家属或病人提前协商好，导致个别志愿者缺少服务对象，需要临时去找，一个挨着一个病房地找，会打扰病人的休息，也会削弱个别志愿者前来服务的热情，不利于志愿队伍的扩大。

志愿者：丁斯琪

◎　如果可以的话，补贴志愿者吧。希望路费要得到保障，这也是一种鼓励。还有，安排要更清楚一些。另外，其他方面的话，我个人觉得还可以，没有什么大问题。希望临终关怀可以进一步得到社会的关注。

志愿者：韩婧婧

◎　不是所有人在这段时间都会感到疼痛，但是对那些感到疼痛的人来说，我们可以做很多事情来帮助他们。专家认为，在护理即将辞世的人时，应当把关注点放在缓解疼痛上，而不必担心长期使用可能会带来药物依赖或者药物滥用的问题。对于医生开的止痛药，不要害怕使用。比起缓解疼痛，预防疼痛的产生更容易，而且极端的痛苦是很难处理的。尽量保证止痛药可以压住疼痛感。一旦疼痛无法控制，请求医生或者护士安排向疼痛治理专家进行咨询。

志愿者：洪国宁

◎　做临终关怀的志愿者应该有一定的医学常识和沟通能力，要有爱心，能时刻关注服务对象的变化。

志愿者：王秀春

◎　关怀的对象可以不仅仅是老人，可以进行扩大，让更多的病人去感受到关怀的力量和温暖。科室也可以不仅仅局限于肿瘤科，志愿者可以去不同科室给予不同情况的病人关怀。对我们来说，不仅是临终关怀，也是青春关怀。

志愿者：黄静

◎ 首先，可以在去做临终关怀志愿服务的时候对志愿者进行相关的培训，避免在做志愿过程中出现很难聊下去、不知道说什么的情况；其次，去医院做志愿服务应注意病人的休息时间，不然适得其反。

志愿者：蒋文芮

◎ 活动很棒，我没有觉得哪里需要改进。

志愿者：王瑶

◎ 应该提前踩点，多了解临终关怀的对象，而且事先应该多提供相关专业的培训。

志愿者：康毅

◎ 可以再扩大范围，组织更多的人参加。

志愿者：资金丽

◎ 我觉得改进的地方是可以让志愿者们提前准备好一些话题，就是开始前负责人可以跟我们做好安排，安排好具体做点什么，这样，以后有经验，就方便很多。

志愿者：佚名

◎ 我的建议，就是让更多人加入进来。临终关怀的队伍力量较小，就很容易让志愿者们感到力不从心。

志愿者：佚名

◎ 在交流方面，志愿者如果会方言，可能更好沟通。

志愿者：曦

◎ 我觉得在去看望老人前，可以买一些水果，也可以带一些新鲜有趣的小玩意儿去逗他们开心，让他们感受一下医院以外的生活气息。

志愿者：金纯宜

◎ 我们需要坚守以下几个原则：以照料为中心，维护人的尊严，提高临终生活质量，坦然面对死亡。

志愿者：詹潇云

◎ 可以面向不只医学生招募志愿者。

志愿者：应佳

◎ 可以多增加几个不同类型的科室。

志愿者：郑琳伊莎

◎ 如果可以的话，为去参加活动的志愿者进行培训，有条件的话，尤其可以先对志愿者进行与病人沟通方面的技能培训。每次可以有个合影，纪念每次有意义的活动，持续推动志愿者的热情。

志愿者：周金花

◎ 扩大团体，可以招收一些比较热情和具有调动氛围的能力的志愿者，来协助队伍中的其他志愿者。

志愿者：徐畅

◎ 希望可以去其他的病房看望其他病人。

志愿者：马东池

◎ 现在还是会有一些家属排斥志愿服务。我觉得临终关怀可以加强与病人家属的沟通，知道病人的一些禁忌。还有一些老人因为自己不想被当作奇怪的人，所以拒绝接受志愿服务。如何加深老人们对于临终关怀的印象？我觉得还是需要用行动去感化他们。

志愿者：佚名

医怀众生，温暖同行
——医疗工作者访谈

1.请问您对我们活动的最初的看法是什么？

◎ 我对此很理解。因为我国人口老龄化日趋严重，老年性疾病患者较多。从临床护理工作中可以看到医院里的确有很多老年人，他们的子女大都工作繁忙，有配偶的尚可由家人照顾，有些丧偶的老人只能由专门的护工来看护，他们特别需要有人给予他们心理上的陪伴与关怀。因此，我很支持志愿者们的关怀活动，同时也赞美志愿者们愿意付出自己的时间和精力来陪伴与关怀病人。

医护人员：严平

◎ 很有意义，可以让病人在生命最后一段旅程里感受到关怀。尤其对于那些自己的子女因繁忙而没能在身边看护，只能请护工照顾的老人来说，更为重要。由于护工职业素养不够高，老人的身体和心理都得不到满意的关怀。很多时候，我们会看到老人在独自哭诉，不仅影响了自身身体的恢复，对同病房的病人的休养也会有影响。

医护人员：朱可雯

◎ 我认为这是个有爱心的、温暖的事业。面对被医院告知"时日无多"的重病患者亲人，无论过度治疗还是放弃治疗，生命的最后一段路都让人感到无奈。临终关怀的活动能帮助这些人以安详平和的表情合眼，也许是一个人善终的最好方式。

医护人员：李盛村

◎ 临终关怀是和谐社会发展到一定阶段所必须面对的问题。在这个老年人口剧增的社会背景下，老人的临终关怀势必是个重要的民生问题。这个活动出发点非常好，迟早有一天也会在全社会推行，成为一项民生大计。

医护人员：楼艳

◎ 觉得对社会还是很有用的吧。因为现在我国的老龄化程度日益加深，在医疗、养老等方面对临终关怀的服务需求在迅速增长。这个活动刚好可以解决一部分"燃眉之急"。

医护人员：高显祺

◎ 非常新颖，符合时代潮流。这个活动本质上是一个"晚霞工程"，十分崇高。临终关怀虽然很早就提出来，但是近几年才慢慢开始有发展。其实，这是一个蛮有挑战的项目。我个人非常感兴趣，也很支持这样的活动。

医护人员：施起富

◎ 对临终老人的关怀，让老人在即将离开的这段时间没有遗憾和悲伤，并且得到更多的关怀。美化生活环境，慰藉患者心灵。临终作为人生的最后阶段，关怀的目的是实现"优死，安乐"。因而，临终关怀应该十分注重患者的生活美化，使其在"有生之年"活得更逍遥自在。

医护人员：周英

◎ 虽然没去看到你们活动，但与参加活动的同学接触过，通过他们的感受，我估计活动很好。而且我觉得这样的想法很好，很能锻炼学生的一些能力。我也比较鼓励学生们多参加一些课外的志愿活动。

医护人员：王钰

◎ 非常支持！能体会你们的良苦用心。临终的病人确实会面临很多问题，需要更多的安慰。看到有那么多同学参加这个活动，我还是觉得很欣慰，因为已经有很多同学意识到老龄化带来的一些问题。

医护人员：赵淑芳

◎ 从字面上来看就是和老人聊聊天，陪伴老人走过生命中最后的时光，让他们减少内心的孤独和对于死亡的恐惧。但从医学角度来讲，这个活动可以让医学生提前体会到医院的氛围，也让非医学专业的学生更了解医学知识。

医护人员：蓝雪芬

2.在志愿服务开展前后，您感觉给服务的病人带来了哪些变化？

◎ 在志愿者带来关怀服务前，病人们在治疗期间的精神状态不佳，有些精神压力大的患者甚至会抗拒治疗，觉得医院实施的治疗是在做无用功。而前来服务的志愿者大都是医护专业的大学生，他们用专业的知识去帮助他们，一定程度上增强了他们治愈疾病的信心，通过沟通与交流，缓解了他们精神上和心理上的压力。

医护人员：严平

◎ 虽然临终关怀服务达不到彻底治愈病情或者延续生命的目的，但是却可以适当控制病情，在病人的生理及心理上加以安慰，让病人从心理上理解生命真正的存在价值。临终关怀服务虽然主要是针对病人的心理进行疏导，但是给病人的家属同样也带来了心理慰藉，不仅减轻了他们的心理负担，更是减轻了他们对病人的负罪感，明白其实死亡就是人世间的一个循环，谁也无法逃脱、无法避免，只是存在一个时间问题。如果是长期饱受病痛的折磨，其实说句实话，不如让病人走得利索一些。

医护人员：朱可雯

◎ 很多患者因为身体痛苦产生抑郁情绪，急需心理支持。志愿服务通过派遣兼职社会工作者，在医院为癌症和其他重症患者提供专业的社会工作服务。这让病人的心态有了很大的好转，心理和精神上的压力有所减轻。

医护人员：李盛村

◎ 临终老人会面临很多生理上的改变，如食欲下降，呼吸功能和循环功能减退，知觉和意识状态改变，等等。针对这些变化，临终关怀志愿者提供了较为恰当的护理。从临终关怀服务的整个过程来看，其主要目标应是协助解决临终老人各种基本生理需要，控制疼痛，缓解症状，尽可能地使老人处于舒适状态，提高临终生活质量。志愿者给病人带来了更多的关心和爱护，让病人感受到了临终前的关怀，减少了临终前不必要的痛苦，可以走得更自然、更体面。

医护人员：楼艳

◎ 病人多多少少会开心一点。毕竟医院的老人平时挺无聊的，很多老人住院的时候，家人都是不在身边陪伴的，他们每天只能和病友们说两句话，和护工交流，如果有你们陪他们的话，他们也会比较开心的。

医护人员：高显祺

◎ 专业的关怀有助于改善老年人临终前的生活状态，减少疾病的痛苦，使他们的身心得到极大的宽慰。看到许多老年人得到关怀后渐渐好起来的心态，我也觉得十分欣慰。

医护人员：施起富

◎ 病人渐渐开始有了更好的心态，每天的笑容增加了。临终关怀的开展有助于有限的医疗资源充分发挥效用，缓解医疗资源和社会需求之间的落差，让病人能够及时得到有效的治疗。

医护人员：周英

◎　没有亲身经历，所以很难去体会。但我想到陪伴，作为护理教育者，也有过临床经验。所以我觉得陪伴可以使得患者安心，可以使得患者不再那么乏味无聊，不再时时沉浸在疾病中。

医护人员：王钰

◎　因为没有接触过这个活动，所以我不是很能想到他们的变化。但我还是觉得他们一定会有一些改变的，比如说越来越习惯有人陪着，越来越习惯和别人讲自己的家里的人，分享自己高兴的事。或许因为这些，会对医院有很大的亲和感。

医护人员：赵淑芳

◎　病人感受到了来自社会的关怀，他们能慢慢打开心扉，愿意和他人交流内心的孤独和恐惧，变得更加坦然。也会慢慢感受到青春的气息，不再整天执着于疾病，可能也还会去回忆往昔的峥嵘岁月，感慨人生。

医护人员：蓝雪芬

3.我们的志愿服务对于现在您所处的工作环境带来哪些改变？

◎　首先，从个体来看，志愿关怀服务增强了病人对治疗疾病的信心，提高了他们对治疗和护理的依从性，有利于病人疾病的康复和治疗；其次，从整体来看，医院的人文关怀气息浓重了许多，也可以缓解我们工作人员紧张的心理情绪，让我们更好地为病人提供医疗服务。

医护人员：严平

◎　临终关怀服务可能在校园里的影响并不很大，但是在校参与的学生都发挥出了自己的能力，发扬了中国传统美德——敬老爱老。在所有志愿者的努力下，社会的临终关怀服务也在变得越加完善，使得国家的人本主义得到升华。

医护人员：朱可雯

◎ 我没有亲自经历。但是应该是会感染周边的人，人们对"临终关怀"的了解，经历这次服务后，应该会更深刻，抵触情绪也应该不会像以前一样大。有了这次活动的宣传，我相信以后人们也会主动想到这个服务。

医护人员：李盛村

◎ 临终关怀志愿活动对我们医护人员的工作起到了很好的协助作用，使我们跟病人的沟通更加顺畅，使病人更加理解我们医护人员的不易，并更加配合治疗。

医护人员：楼艳

◎ 目前没有多大变化。身边也大多是健康的年轻人，你们的志愿服务暂时没有接触到我的身边人，所以改变不是特别大。

医护人员：施起富

◎ 让我与别人接触时能够更多地为他人考虑，没有甘于奉献的人们就没有时代的进步，就没有成果的实现，就没有奇迹的开创，就没有今天的强盛，更没有未来的光明。在这个虽然不是太美好但我们的生活还不算太差的世界，珍惜眼前所有你熟视无睹但一旦失去就明白的幸福吧！善待你的父母，爱你的恋人或配偶，多奉献你的爱与关怀。

医护人员：周英

◎ 对于临床护士会有帮助，特别是肿瘤、心内科、呼吸内科等科室，减少了工作量。而且这样或许也可以使患者的心态变得好些，对于疾病的治疗很有帮助。很多疾病都是心理作用而迁延难愈的。

医护人员：王钰

◎ 有这样一群学生去做志愿服务，我觉得很有意义。应该鼓励更多的人去参与，所以对我来说未来可能会更关注志愿服务工作，来鼓励更多的同学加入其中。

医护人员：赵淑芳

◎　志愿服务让医务人员内心对生命的敬畏更加强烈，在工作时更关注病人的内心，从精神上帮助他们。而且医务人员也可以从志愿者的服务精神来激励自己更加关爱患者。一定程度上可以增加医务人员对病人的耐心。

医护人员：蓝雪芬

4.在医院工作(或在医院陪护)，您对一个人的生命有什么样的看法与感受？

◎　生命可贵，但是生命却很脆弱。很多时候，存亡就在一瞬间，虽然见多了，但是还是会感慨。不管什么时候都要珍惜生命，不能对生活中的小毛病不以为意。"身体是革命的本钱"，身体健康就是最大的幸福，一切以牺牲健康为代价的事情都是不可取的。虽然现在医疗技术比以前先进了许多，可是有很多疾病还是无法治愈，日常的护理也只是起到缓解作用。

医护人员：严平

◎　生命太过短暂，也太过脆弱，失去身体健康，追悔莫及。我们做医护工作的，在临床上见过太多的生老病死，尤其明白身体健康与家庭和睦的重要性。珍惜现在的生活，努力过好当下，给亲人和家人多点陪伴和关心。无论生命多么脆弱，只要还有人愿意付出关怀，有人愿意接受关怀，生命就还有继续活下去的动力。

医护人员：朱可雯

◎　最重要的就是尊重生命。在医院工作，其实就是给予患者治愈病痛的期望，试图将逐渐衰弱的躯体从死亡线上往回拉，却也在很多时候不得不成为职业摆渡人，将病痛之躯摆渡到另一个我们并不熟知的世界里。有时候医生不能仅仅只是挽救生命，应该让生命更有意义。

医护人员：李盛村

◎　在医院工作的这几年，我见过太多的悲欢离合，更能感觉到生命的脆弱和短暂。你永远不知道明天和意外哪个先来临。我们更需要的是珍惜当下，开开心心活好每一天，让自己爱的人和爱自己的人都能感受到幸福。

医护人员：楼艳

◎ 临终时的病人其实内心非常的痛苦，看到他们被疾病折磨得日渐消瘦的身躯，让我们更切实地体会到患者的痛苦。这种感觉令人非常心酸。死亡离我们其实非常近，但我们要花时间让生命更有质量，毕竟生命还是需要尊重的。

医护人员：高显祺

◎ 生命是可贵的，没有任何东西能与之相比。它对每一个人都是平等的，每个人都只有一次机会，一旦失去，就不会再有第二次了。所以，我们必须抓住机会，来好好珍惜和爱护它。

医护人员：施起富

◎ 生命就是一个从无到有、从有到无的过程，每个人都有自己的人生目标，要让生命更完美，不是仅仅在弥留的时候听到一个好消息。

医护人员：周英

◎ 生命应该得到尊重，尤其是临终病人。因为每个生命都有自己的色彩，有自己的运行轨迹。尊重是相互的，现在我们尊重他们，当有一天我们老了，也会期待得到这样的尊重。生命中也是处处充满意外，我们要时刻珍惜，因为不可能预见未来，不一定会等到自己变老的那天。

医护人员：王钰

◎ 我觉得每个人的生命都应该被尊重。每个生命都来自偶然，不分高低贵贱，每一个人也都不能选择自己的出身。尊重他人，也就是尊重自己。

医护人员：赵淑芳

◎　生命的脆弱不仅来自病痛和死亡的摧残，还有来自内心对于孤独和死亡的恐惧。肉体的疼痛也许通过药物和治疗可以缓解，但是内心的疼痛需要来自家人、医护人员以及社会各界的关爱。

医护人员：蓝雪芬

5.在平时我们没有来这边做活动，有听到病人提及志愿者吗？他们一般会提到什么？

◎　平日里经常有听他们念叨志愿者会来陪他们。平时我们都很忙，在患者精神状态好的时候，我们都抽不出身来陪他们散散步，患者就想有个志愿者能带他们到楼下走走。他们对志愿者的到来充满期待，特别是在周六，知道志愿者们会来医院看他们，更是激动，起得也早，让家属给他们把衣服穿好，说是又会有年轻的人来和他们聊天了。

医护人员：严平

◎　经常会有的。因为志愿者的努力，病人的生活也变得更加有趣了，在医院的生活也没有那么的乏味，所以病人们都十分期待志愿者的陪伴。有许多志愿者会来医院做导医，方便了病人看病挂号。还有一些志愿者会参与医院的卫生维持，给病人提供更好更干净卫生的治疗环境，这些都给病人们留下了深刻的印象。

医护人员：李盛村

◎　有啊！有时候会听到那些老病号向我们炫耀，小同志们又要来探望自己了。有些更是将志愿者当作亲人一样，还没到周末就惦记着对方。

医护人员：高显祺

◎　这个不太清楚，因为平时上的白班少，不太能听到这些。但我有听同事们提起过，某位患者又在找人和他下棋了，找不到就一直念叨："什么时候那些志愿者会再来陪我下棋啊？"

医护人员：施起富

◎　有。只有这些平凡中的奉献者，才有今天的社会平安与发展。凡是一个真理的实现都是有奉献者的心血出现。那是沉默，那是无为，那是执着，那是憧憬。尽管没有轰动的场面，有尽心尽力的奉献，就足够了。

医护人员：周英

6. 在接触过这个活动以后，您是否会让您的家人或者在您年纪大了以后接受临终关怀这一类的志愿服务？为什么？

◎　愿意。因为我自己也是做护理工作的，我看过很多人因缺少陪伴而躺在床上偷偷地抹眼泪，但是由于病人多、工作量大而没有太多时间去抚慰他们。如果有这种强烈的心理需求，但是又无法满足，这样会影响到治疗效果和生命质量，而临终关怀恰好可以弥补这一点，并且志愿者也是诚心诚意地对病人施以关怀。这样可以让病人有尊严地死去。

医护人员：严平

◎　会的。因为我们医护工作者年轻时大部分时间都是在医院里工作，年纪大了，就没有心思和力气去闯世界了。如果生活最终为疾病和衰老所困扰，自己没法走出一个混沌的圈，那么可以接受圈外的人们给予的关怀，多感知世界的善意为自己带来新的、有活力的东西。这也算是换个角度看世界，让自己有社会参与感。

医护人员：朱可雯

◎　我一定会的。因为我算是比较了解这类服务，明白志愿者们的良苦用心。而且作为家人的我们的确有时候会很忙，顾不上照顾老人，相信他们会很好地开导我的家人，陪伴他们。我也相信他们一定是非常专业的，的确能够起到很好的作用。

医护人员：李盛村

◎　我想会的。因为临终关怀志愿服务令临终者在生命的尽头能感受到社会和
人性的温暖，减少临终者对死亡的恐惧和不安。安心自然地离世，总比恐惧痛苦地
离开好得多。临终关怀就是以人文关怀的形式减少患者的痛苦，减少患者的恐惧不
安等心理，令患者能够积极勇敢地面对死亡。

医护人员：楼艳

◎　当然会。这样能够让他们感受到生命的最后一点尊严，并且这些服务里面
的心理服务也能够让患者特别是那种癌症患者的家属有倾诉的对象，因为他们的压
力其实很大，而志愿者正好可以听他们倾诉，还是很好的。

医护人员：高显祺

◎　是的。莎士比亚曾说过，人在临近人生终点的时候往往也是这一生中最耀
眼的时刻，就像美丽的夕阳、乐曲的高潮、陈年的佳酿一样，留给他人的记忆最深
刻、最温暖，也最难忘。我希望他们在生命的末端还能感受到来自社会的温暖。

医护人员：施起富

◎　不会。我自己的家人会让他们能够一直得到关怀而不是要离开了才知道
要去给他们关怀。爱是一种习惯，一种有人陪伴的习惯。习惯于清晨在他的电话
中醒来，习惯于一日三餐有他的陪伴；习惯与他牵手漫步夕阳下，习惯在他的蜜
语甜言中入睡；习惯于困了有温暖的臂弯，习惯于他纵容的目光，习惯他宽容的笑
容，习惯他的耐心关怀。当某一天这些习惯因为某个人的离开而消逝，我们顿时惊
慌失措。

医护人员：周英

◎　会。因为家人年长时我们可能因为工作等的原因在照顾他们方面会有些力不从心，所以与其让他们在家待着无趣，还不如让他们去感受一下社会上的这些公益服务。而且这个活动也发展了有几年了，对这方面也有经验，能了解临终病人的需求。当我到了那个年纪时，我也愿意去接受。

医护人员：王钰

◎　会接受的。虽然说这个志愿活动很有意义，但我认为不应该完全代替亲人的职责。我更希望以亲人之间的照顾为主，然后志愿服务可以与家人一起完成，更显得完美。

医护人员：赵淑芳

◎　会。有些话不愿说给家人让他们担心，和志愿者分享可以减少内心的苦痛。家人不能时刻陪伴在病人身边，多个人谈谈心，聊聊新的、开心的话题，能使人开心。

医护人员：蓝雪芬

7. 在志愿者服务过程中，您觉得临终关怀志愿者在服务的过程中还有哪些做得不好？

◎　大学生来自全国各地，而病人主要为本市人，由于地域差异，志愿者与病人的沟通存在很大困难。有些志愿者不善于表达，交流方式单一，需要病人不断地重复讲述，导致病人身体上的疲惫和精神上的困扰加重。在我们前去实施医疗护理的时候，病人会有所抱怨，长期下来，可能会伤害病人的自尊心，觉得自己在沟通方面存在问题，不利于病人身体的恢复。

医护人员：严平

◎　志愿者们都很努力、很优秀，但是或许需要更专业的培训。专业的临终关怀团队成员能够识别垂死前的特别征兆，理解垂死者的需求，懂得如何与垂死者交流、如何让他们的身心得到真正的照护而非简单地延长生命，从而提供更加专业、独特而完整的"舒适护理"。这样一种全新的居家临终护理，是完全不同于当前以治愈为主的医护体系的创新。

医护人员：朱可雯

◎　我觉得做得其实已经很不错，但是仍然有一些不足的地方。比如他们有时候显得并不是那么的专业，语言沟通方面还需要加强。不然，不小心可能会伤害到病人的自尊心，反而适得其反，引起病人的反感，不利于活动的继续进行，也违背我们的初心。

医护人员：李盛村

◎　从事临终关怀的志愿者自己应首先持有这样的生死观，即从生下来的那一刻起，人们便开始了面对死亡。人们最终无一幸免地走向死亡。只有这样，才能教育指导临终老人坦然地面对死亡，接受死亡，珍惜那即将结束的生命价值。同时，工作人员应该和临终老人共同面对死亡，做每一件事都要设身处地为他们着想，站在他们的角度去处理每一个问题。这样，临终老人将不会感到孤独无助、惧怕与痛苦，而会保持一个平静的心理状态，以现实的态度面对死亡，以主动的态度去追求最后的生活质量。

医护人员：楼艳

◎　这个不太好说。一些志愿者因为本身的沟通能力不强，所以他们在探望老人时显得手足无措。这样并不好。他们需要的是志愿者的关怀，而志愿者们如果都这样"腼腆"又羞于表达，是绝对不可能达到效果的。

医护人员：高显祺

◎　临终关怀志愿服务者还需要结合病人及其家属的情况，进行进一步的照

327

顾。志愿者们的专业性也不强，希望能够在去服务之前，请专业的人士为志愿者们进行短期培训指导，这样才能让服务达到预期的效果。

医护人员：施起富

◎ 对细节需要改进，多听老人的话并且多和他们交流。有些人片面地认为临终就是等待死亡，生活已没有价值，病人也变得消沉，对周围的一切失去兴趣，甚至有的医护人员也这样认为，并表现出面孔冷漠，态度、语言生硬，操作粗鲁，不知该如何面对患者。临终关怀则认为：临终也是生活，是一种特殊类型的生活。所以，正确认识和尊重病人最后生活的价值，提高其生活质量，是对临终病人最有效的服务。

医护人员：周英

◎ 因为活动在一直举办下去，会一直有新的志愿者加入，所以可能会存在一个问题就是刚开始的时候有些同学不太了解和老人们聊天的方法和技巧，会导致交流有些尴尬，也会把握不住可以聊的话题。

医护人员：王钰

◎ 因为医院人流量大，志愿者有时也会有特殊原因不能如约参加活动，导致志愿者往往并不固定服务于同一病人。这导致几乎每一次都是新的交流，这样难免双方会再一次经历磨合和尴尬。

医护人员：蓝雪芬

8.您心目中我们的临终关怀活动应该达到什么样的效果？

◎ 好的效果是病人可以欣然接受"死"的过程，对死亡不再那么恐惧。他们可以好好享受剩下的时光，不抱怨，而是选择做一些自己喜欢的、想要去做的事情，让人生不留遗憾。如果身体条件可以的话，他们还能够去开导其他的病人，那是再好不过了。这样一来，医院里的氛围会好一些，不再那么沉闷，也可以让我们的护理工作更好地实施。

医护人员：严平

◎ 缓解病房里紧张的气氛，给患者及其家属带来心理安慰。让患者在陪伴与关怀中有尊严地离世，而且在离世前的较长一段时间里能够放下所有耿耿于怀的心事。使得该病人的家庭乃至同一个病房的另一个家庭，对他们的亲人的离去不至于过度哀伤，将来遇到类似的情况也不会手足无措，而且会以适当的方式来关怀病人。

医护人员：朱可雯

◎ 应该使病人乐意接受。我们的活动也能够提升他们的生命质量，使其没有后顾之忧地到达生命的终点。另外是医院能够主动出面，搭建平台，让这样的志愿服务能够普及更多人。

医护人员：李盛村

◎ 临终阶段，以治愈为主的治疗已转向以对症疗法为辅、以护理照料为主的全方位服务。处在临终阶段的老人对治疗不抱太大的希望，而最需要的是身体舒适、控制疼痛、消除症状和精神与心理支持，而这一切只有靠精心的照料和细致的护理才能获得。因此在临终服务中，志愿者经常考虑的事情是如何给予临终老人以最及时、最适宜的照料。这种照料是以重视老人实际需要为前提的，尽量按照老人和家属的愿望进行护理，最终达到舒适。照料应全面、细致。

医护人员：楼艳

◎ 让患者不留遗憾吧。让他们勇敢、坦荡地面对这样的一个事情。因为他们在知道自己所剩的时日不多的时候，一定是非常难过的，临终关怀活动就是让他们接受事实，并乐观地面对现实。

医护人员：高显祺

◎ 病人去世的时候，内心是舒适的。还有一个很重要的点是应该让他们在走之前有一个平静安详的心态，尽量让他们有尊严地离开。

医护人员：施起富

◎ 让老人每天都有笑容而不是抱怨与担心，让老人明白有生便有死，死亡和出生一样是客观世界的自然规律，是不可违背的，是每个人都要经历的事实，正是死亡才使生显得有意义。而临终病人只是比我们早些面对死亡的人。死赋予生以意义，死是一个人的最终决断。所以，我们要珍惜生命、珍惜时间，要迎接挑战，勇敢面对。

医护人员：周英

◎ 有了志愿者的陪伴，希望病人可以不再局限于疾病和病房，希望病人能感受到来自社会的关怀。临终病人平静安详地面对死亡，生活质量得到提高。对医务人员的工作能起到帮助的积极作用。

医护人员：王钰

◎ 有志愿者的倾听，让他们能把对家人说不出的话说出口。让人们在最后时刻没有遗憾，不害怕死亡，淡然面对死亡。

医护人员：赵淑芳

◎ 病人从志愿者服务中得到慰藉。志愿者从服务中对生命有更深的理解，对未来的人生有更完美的规划。

医护人员：蓝雪芬

9.您对我们的临终关怀活动有哪些建议？

◎ 对于一些有语言障碍的病人来说，可以用将肢体语言和非肢体语言相结合的方式进行沟通。临终关怀不仅局限于言语上的沟通和精神上的安慰，更多的时候需要站在病人的角度，去帮助他们解决他们想解决的问题。即使不能够用实际行动去帮助他们，也可以为他们出谋划策。

医护人员：严平

◎ 在临终阶段，临终病人除了生理上的痛苦之外，更重要的是对死亡的恐惧。美国的一位临终关怀专家就认为，"人在临死前精神上的痛苦，大于肉体上的痛苦"。因此，一定要在控制和减轻患者机体上的痛苦的同时，做好临终患者的心理关怀。

医护人员：朱可雯

◎ 其实现在临终关怀发展得还是比较缓慢的，我认为这与我们所接受的教育有密切关系。一直以来，中国人注重优生，对死总是避而不谈。其实，生老病死是一个人自然的过程。我们还缺乏一节"生命教育"课，希望在后续的活动中添加这样的科普活动。

医护人员：李盛村

◎ 这个临终关怀志愿活动可以招募更多的人参与这项活动，对志愿者进行更多的培训。有人认为，临终只是等待死亡，生活已毫无价值；临终老人的情绪变得异常消沉，对周围一切失去兴趣。临终关怀理论却认为，临终也是生活，是一种特殊类型的生活。临终关怀志愿者应该学习和掌握提高临终老人生活质量的知识与技术，如各种止痛剂的正确运用、心理疏导方法等。

医护人员：楼艳

◎ 更加贴近患者需求吧，其他也没什么。在和患者进行沟通之前，要和他的家人先沟通，了解病人是不是有一些禁忌或避讳的事情，避免在中途使病人心情不佳，反而适得其反。

医护人员：高显祺

◎ 扩大服务范围。不应该只是针对老人的临终关怀，一些身患重病的年轻人其实内心更加"意难平"，他们同样需要关怀和开导。除此之外，还应该对人们进行必要的"死亡教育"，这样人们在死亡突然来临时，心态会好很多。

医护人员：施起富

◎ 临终关怀体现了医护职业道德的崇高。医护职业道德的核心内容就是尊重患者的价值，包括生命价值和人格尊严；临终关怀则通过对患者实施整体护理，用科学的心理关怀方法、高超精湛的临床护理手段，以及姑息、支持疗法最大限度地帮助患者减轻躯体和精神上的痛苦，提高生命质量，平静地走完生命的最后阶段。医护人员作为具体实施者，充分体现了以提高生命价值和生命质量为服务宗旨的高尚医护职业道德。

医护人员：周英

◎ 可创业，单独开设一个临终关怀的场所，不局限在医院内。据了解，活动不需要具有医学知识，所以也不宜只局限于医学生。所以，志愿者应不局限于医学生。

医护人员：王钰

◎ 多开展，扩大服务范围。因为我国进入老龄化社会，而且临终关怀的人群也不只有老年人，需求很大，要扩展团队了。

医护人员：赵淑芳

◎ 由上一次的志愿者或者患者熟悉的人带领新的志愿者和患者交流，可以减少彼此之间最初的不适，也可以使新加入的成员更快地熟悉活动和掌握与老人沟通交流的方法。

医护人员：蓝雪芬

10. 在见证过这类活动后，您是否愿意加入这样的活动中去？为什么？

◎ 如果有机会的话，可以加入。现在我们在医院做护理工作，要负责的工作内容很多，对于病人，我们也只能偶尔提供关怀，以后退休了，可能会选择去加入志愿者的行列。

医护人员：严平

◎ 愿意。近距离面对生死时，更能感知生的珍贵，敬畏生命。同时也能给活着的人一个警醒，让我们学会如何去呵护他人与自己，规避健康道路上的一些阻碍。另外，我们懂得一些临床护理知识与实践经验，对于医疗资源紧张的现代社会来说，我的加入，也是助推临终关怀得到更多关注的点滴力量，我愿意为社会作出这样的付出。

医护人员：朱可雯

◎ 在工作之余，我是非常乐意参加这样的志愿服务的，因为我深知这是一个传递爱心的温暖活动。我也希望自己能够学习更加专业的知识，为临终老人们提供服务，我认为非常有意义。

医护人员：李盛村

◎ 愿意。这是很有意义的一项活动。临终患者的精神创伤和由疾病产生的心理异常，是用药物和手术难以消除的。临终老人最关心的就是心理辅导和疏通。因为药物已无法挽回病情，而如何解除痛苦才是让他们活得有尊严的关键。对于临终老人来说，心理治疗和心理护理是十分必要的。因此，从心理角度上临终关怀可以帮助老人从对死亡的恐惧与不安中解脱出来，以平静的心情面对即将到来的死亡，较舒适地度过临终过程的各个阶段。

医护人员：楼艳

◎ 很愿意。因为这是一项很有意义的公益性活动，可以带我体验一下关怀临终病人的感觉。更重要的是能给他们带来快乐，让更多的人理解生命的意义，我从中也能够领悟到一些新的东西。

医护人员：高显祺

◎ 愿意。因为这样崇高的"晚霞工程"，每个人都应该为之付出自己的努力，做一些力所能及的事情。将来工作之余，有机会的话，我一定会尝试。我相信只要人人都献出一份爱，世界会变得更加美好。

医护人员：施起富

◎ 愿意。临终关怀符合人类追求高生命质量的客观要求。随着人类社会文明的进步，人们对生命的生存质量和死亡质量提出了更高的要求，在送走生命、合上人生历程的最后一页，用临终关怀来画上一个完美的句号，以便让患者在死亡时获得安宁、平静、舒适，让家属在病人死亡后没有留下任何遗憾和阴影。

医护人员：周英

◎ 我愿意参加这样的活动。首先，这是有意义的活动。其次，我觉得去与老人们聊天，也是一种学习。毕竟，每个人都会有变老的那天。

医护人员：王钰

◎ 愿意的，因为这样可以早些去感受老年人的生活和心境。而且，也比较有意义，因为它所带来的力量不可计数。

医护人员：赵淑芳

◎　愿意参加。这样的活动不仅能帮助临终的病人，还能实现自我价值，得到自我提升。也可以使自己在以后照顾自己家老人时有些经验，多些耐心。

医护人员：蓝雪芬